Statistik in Sozialer Arbeit, Pflege und den Humanwissenschaften

herausgegeben von
Prof. Dr. Albert Brühl
Prof. Dr. Peter Löcherbach

Band 1

Johannes Michael Bergmann

Pflegebedürftigkeit unterscheiden

Explorative statistische Verfahren zur Entwicklung einer Typologie

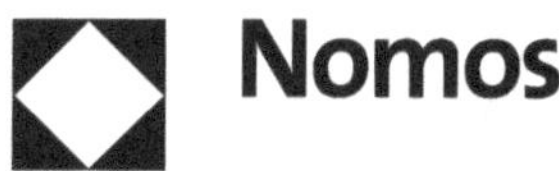

Inaugural-Dissertation zur Erlangung des Doktorgrades der Pflegewissenschaft (Dr. rer. cur.) an der Pflegewissenschaftlichen Fakultät der Philosophisch-Theologischen Hochschule Vallendar

Disputationsdatum: 26.06.2020

Die Deutsche Nationalbibliothek verzeichnet diese Publikation in der Deutschen Nationalbibliografie; detaillierte bibliografische Daten sind im Internet über http://dnb.d-nb.de abrufbar.

Zugl.: Vallendar, Philosophisch-Theologische Hochschule, Diss., 2020

ISBN 978-3-8487-7754-9 (Print)

ISBN 978-3-7489-2374-9 (ePDF)

Onlineversion
Nomos eLibrary

1. Auflage 2021

Danksagung

Ganz herzlich möchte ich mich bei meinem Doktorvater Univ.-Prof. Dr. Albert Brühl bedanken, der mich stets unterstützt hat und mir viele Freiheiten in der inhaltlichen Gestaltung der Dissertationsschrift gelassen hat. Ich habe insbesondere die vielen konstruktiven Gespräche, die wir geführt haben, als sehr lehrreich empfunden und konnte viele Anregungen für weitere und weiterführende Ideen gewinnen. Dieser Austausch hat mich nicht nur entscheidend in meiner Art wissenschaftlich zu denken geprägt, sondern mich auch in meinem beruflichen Werdegang weitergebracht. Dafür gebührt mein ausdrücklicher Dank!

Ein ebenso herzlicher Dank gilt Prof. Dr. Katarina Planer, die mich stets mit ihrer wertschätzenden und motivierenden Art unterstützt hat. Ich habe den intensiven fachlichen Dialog stets als sehr bereichernd wahrgenommen und teile die Liebe zum Detail, die mich inspiriert hat.

Weiterhin möchte ich mich bei meinen Kommilitoninnen und Kommilitonen an der Philosophisch Theologischen Hochschule in Vallendar und bei meinen Kolleginnen und Kollegen vom Deutschen Zentrum für Neurodegenerative Erkrankungen e.V. (DZNE) am Standort Witten für den regen Austausch und die Unterstützung bedanken. Dieser Dank gilt Tobias Stacke, Dr. Sonja Teupen, Jan Dreyer und Dr. Steffen Heinrich. Einen besonderen Dank möchte ich an meinen ehemaligen Kollegen Dr. Armin Ströbel richten von dem ich in der Zusammenarbeit viel zur R-Programmierung lernen konnte und der sich viel Zeit zur Beantwortung meiner Fragen genommen hat.

Des Weiteren möchte ich mich bei Prof. Dr. Hannah Möltner bedanken, die Teile meiner Arbeit gelesen hat und mir hilfreiche Hinweise und wertvolle Rückmeldungen gegeben hat.

Abschließend gilt ein ganz großes Dankeschön an meine Familie, die mich stets unterstützt und mir Mut und Zuversicht zugesprochen hat. Hier möchte ich mich besonders bei meinem Onkel Herbert Freis bedanken, der sich die Zeit genommen hat, die Dissertation zu lektorieren und mir hilfreiche Anmerkungen und Hinweise geben konnte.

Abkürzungsverzeichnis

AHC:	Agglomerative Hierarchische Clusteranalyse
BMG:	Bundesministerium für Gesundheit
CDT:	complete disjunctive table
DIMDI:	Deutsches Institut für Medizinische Dokumentation und Information
GKV:	Spitzenverband Bund der Krankenkassen
ICF:	Internationale Klassifikation der Funktionsfähigkeit, Behinderung und Gesundheit
IPW:	Institut für Pflegewissenschaft
HTA:	Health Technology Assessment
IRT:	item response theory
MCA:	Multiple Korrespondenzanalyse
MDK:	Medizinischer Dienst der Krankenversicherung
NBA:	Neues Begutachtungs-Assessment
PRO:	patient-reported outcome
PSG II:	Zweites Pflegestärkungsgesetz
SGB:	Sozialgesetzbuch

Anmerkung: Zur besseren Lesbarkeit wird im weiteren Verlauf abwechselnd die weibliche und männliche Sprachform bei personenbezogenen Substantiven und Pronomen verwendet. Das impliziert keine Benachteiligung des jeweils nicht genannten Geschlechts, sondern ist im Sinne der sprachlichen Vereinfachung als geschlechtsneutral zu verstehen.

Inhaltsverzeichnis

Abbildungsverzeichnis

Tabellenverzeichnis

1 Einführung

Eine zentrale Aufgabe, die sich in den Pflege- und Gesundheitswissenschaften stellt, ist die Entwicklung von standardisierten Instrumenten, die beispielsweise zur Klassifikation von Pflegediagnosen und zur Bedarfs- oder Risikoeinschätzung (bspw. Sturzrisiko oder Dekubitusrisiko) verwendet werden. Im Regelfall handelt es sich bei solchen standardisierten Instrumenten um unterstützende und handlungsweisende Frage- oder Dokumentationsbögen, die Gegenstandsbereiche wie ein bestimmtes Krankheitsrisiko oder einen spezifischen Behandlungsbedarf qualitativ und/oder quantitativ erfassen, um den Inhalt (bspw. Kriterien/Items die Indikatoren für ein Sturzrisiko beschreiben) entsprechend der Zielsetzung (bspw. quantifizieren des Risikos) auszuwerten. Die Ergebnisse, die durch diesen standardisierten Prozess ermittelt werden, sollen die Pflegenden unterstützen, Risiken frühzeitig zu erkennen oder Bedürfnisse angemessen einzuschätzen. Neben der hier geschilderten praxisrelevanten Zielsetzung werden standardisierte Instrumente auch im Kontext von Forschung eingesetzt, um Outcomes zu messen oder Ein- und Ausschlusskriterien für die Stichproben zu definieren.

Die Anwendungsbereiche, Aufgaben und Zielsetzungen von standardisierten Instrumenten sind weit gefasst und verdeutlichen die mannigfaltigen Anforderungen, die sich an ihre wissenschaftliche Entwicklung stellen können. Dementsprechend wichtig ist es, dass definiert wird, was unter einem „standardisierten Instrument“ zu verstehen ist und welche Aufgabe dadurch konkret erfüllt werden soll. Allerdings kann bereits bei der Beschreibung dessen, was ein „standardisiertes Instrument“ sein soll, nicht auf eine etablierte Begriffsbestimmung in der Pflegewissenschaft zurückgegriffen werden (Planer, 2014), was in der Folge wenig hilfreich für weiterführende Definitionsleistungen (Inhalt, Aufgabe, Struktur, Messmodell) ist, die im Entwicklungsprozess eines standardisierten Instruments expliziert werden müssen. Dies ist u. a. darauf zurückzuführen, dass die Pflegewissenschaft, die als relativ junge Disziplin bezeichnet werden kann, auf keine eigene Methodologie und Tradition der Entwicklung standardisierter Instrumente zurückblickt (Brühl, 2012).

Die Problematik einer fehlenden eingrenzenden bzw. differenzierungsstarken Methodologie wird auch in den Definitionsansätzen des deutschsprachigen Handbuches für Pflegeforschung und -praxis „Pflegebezogene

Assessmentinstrumente“ deutlich, in der eine sehr allgemeine und weit gefächerte Definition zum Begriff „Pflegeassessmentinstrument“ (Skalen, Tests, strukturierte Interviewleitfäden, automatisierte Messungen) vorgenommen wird (Reuschenbach & Mahler, 2011). In seinem Beitrag determiniert der Autor (Reuschenbach) das pflegespezifische Moment an einem „Pflegeassessment“ dadurch, dass das Assessment von Pflegenden durchgeführt wird und/oder eine Fokussierung auf ein Pflegephänomen gegeben ist.

Ausgehend von den vorangegangenen Ausführungen, die in **Kapitel 2 Theoretischer Hintergrund** detailliert dargelegt werden, werden in der vorliegenden Arbeit zwei Schwerpunkte gesetzt: Zum einen werden in einem methodischen Schwerpunkt die angewandten statistischen Verfahren ausführlich beschrieben. Zum anderen wird in einem inhaltlichen Schwerpunkt eine Typologie von „Pflegebedürftigen“ entwickelt, die sich an den Merkmalen des Neuen Begutachtungsassessments für Pflegebedürftigkeit orientiert (Soziale Pflegeversicherung § 15 SGB XI Ermittlung des Grades der Pflegebedürftigkeit, Begutachtungsinstrument, 2017). Die Schwerpunkte sind als übergeordnete Inhaltsbereiche zu verstehen, deren Relevanz in unterschiedlichen Sektionen der Arbeit zum Ausdruck kommt. Aus diesem Grund folgen die Querverweise der Argumentation in der Einführung und nicht der klassischen linearen Gliederung, die im Inhaltsverzeichnis eingesehen werden kann. In den nachfolgenden Absätzen werden die Hintergründe, beginnend mit dem **methodischen Schwerpunkt**, kurz skizziert.

Betrachtet man die Instrumentarien zum Pflegeassessment (Skalen, Tests, strukturierte Interviewleitfäden, automatisierte Messungen) aus wissenschaftlicher Perspektive, wird deutlich, dass es sich bei ihnen um „Werkzeuge zum Erfassen/Messen“ handelt, die sowohl in der Psychologie und Soziologie (Tests, Skalen, Survey Studien) als auch in der Medizin (Diagnostik) eine lange Forschungstradition der Anwendung und Entwicklung haben. Dementsprechend verfügen diese Disziplinen über einen entsprechenden Wissensbestand in der Entwicklung und Anwendung wissenschaftlich fundierter Methodologien und passender Methoden, die die Forschung in der Pflegewissenschaft bereichern können.

Dies zeigt sich auch in dem Bereich von strukturierenden statistischen Verfahren (Brühl, 2019), die in der vorliegenden Arbeit angewandt und diskutiert werden und sich insbesondere für die Analyse und Weiterentwicklung von Inhalt und Struktur zu standardisierten Instrumenten in Form von Frage- und Dokumentationsbögen eignen. Dazu zählen Verfahren, wie die Faktorenanalyse, die Multidimensionale Skalierung und die

Multiple Korrespondenzanalyse, die auf eine viele Jahrzehnte umfassende methodische Entwicklungszeit zurückzuführen sind und in der Psychologie und der Soziologie vielfach Anwendungen in Skalen, Test sowie Frage- und Dokumentationsbogenentwicklung finden (Benzécri, 1992; Borg & Groenen, 2005; Grenfell & Lebaron, 2014).

Während Faktorenanalysen zunehmend im englischsprachigen (Papastavrou et al., 2019; Petersen, Sieloff, Lin, & Wallace Raph, 2019; Ross & Hess, 2019) und vereinzelt auch im deutschsprachigen (Bensch, 2013; Franken, 2010) Raum in der Pflegewissenschaft zur Assessment- und Skalenkonstruktion eingesetzt werden, sind Anwendungen der Multidimensionalen Skalierung (Bergmann, 2015; Planer, 2014, 2014; Teigeler, 2017) und der Multiplen Korrespondenzanalyse (Bergmann, Palm, Ströbel, & Holle, 2020) selten.

Dabei ist anzumerken, dass insbesondere die beiden letztgenannten Methoden einige positive Verfahrenseigenschaften aufweisen, die für Anwendungen in der Pflegewissenschaft hilfreich und praktikabel sind. Dem liegt zu Grunde, dass es sich um vielseitig einsetzbare Methoden handelt, weil keine Verteilungsannahmen erforderlich sind und sowohl ordinale als auch kategoriale Daten analysiert werden können.

Diese „qualitativen" (Weiß, 2013) Datenniveaus werden in der Pflege vorrangig erhoben, weil es in vielen Bereichen (bspw. Selbständigkeit in Alltagsaktivitäten, Präferenzen, Sturzrisiko oder Lebensqualität) schwierig oder gar unmöglich ist, metrische Daten zu erfassen (Brühl, 2016).

Ein weiteres Merkmal der Sozial- und Pflegeforschung, das mit bestimmten methodischen Erfordernissen einhergeht, sind „kleine Fallzahlen". Die Multidimensionale Skalierung und die Korrespondenzanalyse werden auch dieser Anforderung weitestgehend gerecht, weil die Multidimensionale Skalierung mit kleinen Fallzahlen (Teigeler mit n = 14, 2017) durchführbar ist und es im Fall der Korrespondenzanalyse keine Restriktionen auf die Fallzahl gibt (Blasius, 2001). Abschließend kann die Anschlussfähigkeit an weiterführende Analyseverfahren als eine zusätzliche positive Verfahrenseigenschaft aufgeführt werden, weil sowohl die Multidimensionale Skalierung als auch die Multiple Korrespondenzanalyse sinnvoll mit statistischen Methoden, wie beispielsweise Clusteranalysen, kombiniert werden können.

Die vorangegangenen Ausführungen, die problemlos für andere/weitere Methoden und Methodologien geführt werden können, sind Bestandteil einer Methodendiskussion, die in der Pflegewissenschaft bislang unzureichend geführt wird. Für diesen Umstand führt Brühl (2012) als Hauptgründe die Dominanz politischer Handlungsorientierung in Projekten mit stark limitiertem Zeitbudget und den Widerstreit einer Vielzahl nicht gegenstandsbezogener Interessen an, die Entwicklung und Anwendung einer wissenschaftlich fundierten Methodologie und passender Methoden in der noch jungen Disziplin Pflegewissenschaft erschwert. Aus den daraus resultierenden disziplin-bezogenen Herausforderungen ergibt sich eine Zielsetzung des Lehrstuhls für Statistik und standardisierte Verfahren in der Pflegeforschung der Philosophisch-Theologischen Hochschule Vallendar, neue Methoden in die Instrumentenentwicklung der Pflegewissenschaft einzuführen, um zukünftig aus empirischen Ergebnissen Rückschlüsse auf Theorie- und Instrumentenentwicklung besser zu ermöglichen (Brühl, 2012, 2016; Brühl & Fried, 2020). Da die vorliegende Arbeit im Rahmen dieser Schule (Brühl & Fried, 2020) verfasst wurde, liegt ein Schwerpunkt auf einer detaillierten Beschreibung der Methodik (Multiple Korrespondenzanalyse in Kombination mit hierarchischen Clusteranalysen), die an einem Beispiel zur Korrespondenzanalyse mit R-Code eingeführt und in den weiterführenden **Kapiteln 4.5.4 Die Multiple Korrespondenzanalyse & 4.5.5 Agglomeratives hierarchisches Clustering** vertieft wird. Daran anknüpfend wurde auf ein ausführliches Reporting der Ergebnisse, die sich auf die Interpretationshinweise in der Methodenbeschreibung stützen, Wert gelegt.

Der **inhaltliche Schwerpunkt** der Arbeit kann dem Themenbereich „Pflegebedürftigkeit messen“ (Brühl, 2012) zugeordnet werden. Im Fokus der Untersuchung steht die Differenzierungsfähigkeit von Kriterien, die unterschiedliche Aspekte und Ausprägungen der Pflegebedürftigkeit von älteren Menschen in der stationären Langzeitpflege beschreiben. Dazu wird sowohl die Differenzierungsfähigkeit der Kriterien des Neuen Begutachtungsassessments (Soziale Pflegeversicherung § 15 SGB XI Ermittlung des Grades der Pflegebedürftigkeit, Begutachtungsinstrument, 2017) als auch die Differenzierungsfähigkeit einer selbst entwickelten Skala zur Motorik der oberen Extremitäten – Bewegungsabläufe in alltagsrelevanten Handlungen untersucht. Die Analysen werden auf der hierarchischen Strukturebene der sechs Module (Mobilität, Kognitive und kommunikative Fähigkeiten usw.) des Neuen Begutachtungsassessments durchgeführt, um zu prüfen, inwieweit Gruppen (Typen von pflegebedürftigen Menschen mit ähnlichen Merkmalsausprägungen) unterschieden werden können.

Ähnlich zu den Pflegegraden, die sich auf der Basis der Kriterien des Neuen Begutachtungsassessments ermitteln lassen und das Ziel haben möglichst homogene Gruppen von Pflegebedürftigen (gemessen am Grad der Selbstständigkeit) zusammenzufassen, werden in der vorliegenden Arbeit Typen von Pflegebedürftigen gebildet, die möglichst ähnlich in ihren

Profilen sind. Dies geschieht durch die explorative Analyse der Ausgangsdaten auf der untersten Hierarchieebene des Neuen Begutachtungsassessments, also ausschließlich auf den Ausprägungen der Kriterien (Items) zu den jeweiligen Modulen. Die Analysen zu der Differenzierungsfähigkeit der Kriterien und den identifizierten Typen werden im **Kapitel 5 Ergebnisse** dargestellt.

Der Unterschied in dieser Verfahrensweise der Typenbildung zu den Pflegegraden liegt darin, dass die Zugehörigkeit zu einem Pflegegrad in fünf Rechenschritten (1. Berechnen aller Punktwerte über die Items, 2. Summenwerte für die Module, 3. Vier bzw. fünf ordinale Stufen aus den Summenwerten für die Module, 4. Normativ unterschiedliche Gewichtungen der Module, 5. Gesamtpunktwert wird entsprechend der Schwellenwerte in den Pflegegrad überführt) ermittelt wird, deren Systematik auf Annahmen zum Zusammenwirken und zur Bedeutsamkeit der Items basiert.

Diese Informationsverdichtung hat zur Folge, dass viele differenzierende Informationen der Assessment-Items verloren gehen. Dies hat zur Folge, dass Pflegebedürftige, die sich beispielweise in ihrer Fähigkeit, eine stabile Sitzposition zu halten, stark voneinander unterscheiden, dem gleichen Pflegegrad zugeordnet werden können. (Planer & Brühl, 2016). Eine detaillierte Beschreibung zur Bewertungssystematik des Neuen Begutachtungsassessments und die theoretischen Hintergründe zum neuen Pflegebedürftigkeitsbegriff sind im **Kapitel 1.1 Der neue Pflegebedürftigkeitsbegriff und das Neue Begutachtungsassessment** und den Unterkapiteln nachzulesen. Neben den zuvor beschriebenen qualitativen Unterschieden in der Ausprägung der Pflegebedürftigkeit innerhalb der Pflegegrade, weisen auch quantitative Ergebnisse zu den bewohnerbezogenen Versorgungszeiten für die einzelnen Pflegegrade darauf hin, dass die hohen Standardabweichungen zu einer heterogenen Typisierung führen (Rothgang, Hasseler, Fünfstück, Neubert, & Czwilka, 2015). Weitere Ergebnisse zur Varianzaufklärung der bewohnerbezogenen Pflege- und Betreuungszeiten durch die Pflegegrade stützen diese Aussage. So ließen sich nur 21 Prozent der Zeitvarianz auf die aktuellen Pflegegrade zurückführen (Brühl & Planer 2019).

Die Skalenkonstruktion zu den Performanz-Items im **Kapitel 2.2 Performanz-Items zur Motorik der oberen Extremitäten - Bewegungsabläufe in alltagsrelevanten Handlungen** adressiert im Schwerpunkt die Kritik zur Durchführungsobjektivität an den Modulen des Neuen Begutachtungsassessments aus dem **Kapitel 1.1.2 Das Neue Begutachtungsassessment als wissenschaftliches Prüfverfahren**. Dies wird konkret anhand der Konstruktionskriterien zu den Items verdeutlicht. Die Ergebnisse können in den Analysen mit den Modulen des Neuen Begutachtungsinstruments verglichen werden.

Im letzten Schritt werden die Abhängigkeiten zwischen den Modulen (bspw. Mobilität und Selbstversorgung) analysiert, die durch das gehäufte Auftreten bestimmter Profilmustern (ähnliche Ausprägungen in den Kriterien) modulübergreifend beschrieben werden können. Dies stellt einen Versuch dar, das Instrument als „Ganzes" zu analysieren und die Ergebnisse zu den Kriterien in den jeweiligen Modulen in Verbindung zueinander zu setzen. So wird beispielsweise erkennbar, welche Mobilitätstypen (Pflegebedürftige mit ähnlichen Ausprägungen in den Kriterien/Items im Modul 1 „Mobilität") mit welchen Selbstversorgungstypen (Pflegebedürftige mit ähnlichen Ausprägungen in den Kriterien/Items im Modul 4 „Selbstversorgung") korrespondieren. Die Beschreibung zu diesen Zusammenhängen ist im **Kapitel 6 Diskussion** nachzulesen.

Abschließend zur Einführung können zwei Punkte aufgeführt werden, die mit bestimmten Anforderungen und Herausforderungen einhergehen und generell im Kontext dieser Arbeit gesehen werden, weil sich dadurch das besondere Interesse zur Quantifizierung der Pflegebedürftigkeit begründet:

1) *Die Quantifizierung der Pflegebedürftigkeit verfolgt das Ziel, eine angemessene Zuteilung von pflegeversicherungsrechtlichen Leistungen bei bestehender Pflegebedürftigkeit zu gewährleisten. Insofern hat das Begutachtungsverfahren einen besonderen Stellenwert, weil sich an diese Aufgabe Anforderungen der Verteilungsgerechtigkeit stellen.*
2) *Pflegebedürftigkeit gilt als komplexes „biopsychosoziales" Phänomen, das sich auf alle Lebensbereiche eines Menschen auswirken kann und zudem zeitlichen Veränderungen, bedingt durch den natürlichen Alterungsprozess oder einen chronischen Krankheitsverlauf, unterliegt. Aus diesem Grund unterscheidet sich ein Assessment zur Pflegebedürftigkeit in seiner Komplexität deutlich von spezifischeren Messinstrumenten, wie beispielsweise der Norton-Skala (Dekubitusgefährdung) (Norton, McLaren, & Exton-Smith, 1962, pr. 1979) oder dem Mini-Mental-Status-Test (Gedächtnisstörungen) (Folstein, Folstein, & McHugh PR, 1975). So führt die Komplexität des Neuen Begutachtungsassessments, das sich aus 65 Kriterien (Module 1 bis 6) zusammensetzt, die inhaltlich in einer hierarchischen Datenstruktur zu sechs Modulen (Dimensionen) zugeordnet werden, zu methodischen Herausforderungen in den Analysen.*

Zu beiden Punkten bedarf es einer angemessenen Antwort, die jetzt und in Zukunft eine zentrale Aufgabe für die Pflegewissenschaft darstellt. Zwar ist durch die Einführung des Neuen Begutachtungsassessments in die Pflegeversicherung aus einer politischen Perspektive vorerst eine Antwort gegeben, aber aus einer wissenschaftlichen Perspektive ist der Forschungsprozess zu dieser komplexen Thematik nicht abgeschlossen. So ist es weiterhin wichtig an einer grundlegenden Theorie zur Pflegebedürftigkeit zu forschen und in diesem Kontext die Anwendung von Methoden, die der komplexen Thematik gerecht werden, voranzutreiben.

1.1 Der neue Pflegebedürftigkeitsbegriff und das Neue Begutachtungsassessment

Im Rahmen des zweiten Pflegestärkungsgesetzes (PSG II) wurde zum 01. Januar 2017 der neue Pflegebedürftigkeitsbegriff und das Neue Begutachtungsassessment (NBA) in der Pflegeversicherung eingeführt. Im § 14 Abs. 1 des Sozialgesetzbuches (SGB) XI wird der Pflegebedürftigkeitsbegriff wie folgt definiert:

> *„Pflegebedürftig im Sinne dieses Buches sind Personen, die gesundheitlich bedingte Beeinträchtigungen der Selbständigkeit oder der Fähigkeiten aufweisen und deshalb der Hilfe durch Andere bedürfen. Es muss sich um Personen handeln, die körperliche, kognitive oder psychische Beeinträchtigungen oder gesundheitlich bedingte Belastungen oder Anforderungen nicht selbständig kompensieren oder bewältigen können. Die Pflegebedürftigkeit muss auf Dauer, voraussichtlich für mindestens sechs Monate, und mit mindestens der in § 15 festgelegten Schwere bestehen (Soziale Pflegeversicherung § 14 SGB XI Begriff der Pflegebedürftigkeit, 2017).“*

In dieser Definition wurde auf die zuvor vielfach geäußerte Kritik am alten Pflegebedürftigkeitsbegriff eingegangen, der zu verrichtungsbezogen und somatisch definiert wurde (Land Nordrhein-Westfalen, 2005). Der neue Pflegebedürftigkeitsbegriff ist nicht mehr ausschließlich auf die körperlichen Verrichtungen von Aktivitäten im alltäglichen Leben beschränkt, sondern umfasst ebenso psychische und soziale Dimensionen der Fürsorge und Betreuung. Mit der neuen Definition des Pflegebedürftigkeitsbegriffs war die Entwicklung des NBA verbunden, das die Bemessung der Pflegebedürftigkeit am Grad der Selbstständigkeit eines Menschen und dem Angewiesen-Sein auf personelle Unterstützung durch Andere ausrichtet.

Der Entwicklungsprozess zum neuen Pflegebedürftigkeitsbegriff und damit auch zum NBA begann im Jahr 2006, als das Bundesministerium für Gesundheit (BMG) einen Beirat mit der Aufgabe betraute, den bis dato geltenden sozialrechtlichen Begriff der Pflegebedürftigkeit zu überprüfen und eine Empfehlung für eine Neufassung zu erarbeiten. Das Bundesministerium und die Spitzenverbände der Pflegekassen verständigten sich im Vorfeld darauf, diesen Prozess wissenschaftlich zu begleiten. Infolgedessen wurde eine Studie initiiert, welche die notwendigen Beratungs- und Entscheidungsgrundlagen bereitstellen sollte. Hierzu wurde das Modellprojekt „Maßnahmen zur Schaffung eines neuen Pflegebedürftigkeitsbegriffs und eines Begutachtungsinstrumentes zur Feststellung der Pflegebedürftigkeit nach dem SGB XI“, das sich in eine Vorphase, die Hauptphase 1 und die Hauptphase 2 unterteilt, durchgeführt.

Die Vorstudie wurde durch das Institut für Pflegewissenschaft an der Universität Bielefeld (IPW) mit einem Ergebnisbericht im Jahr 2007 abgeschlossen (Wingenfeld, Büscher & Schäffer, 2007). Die Ergebnisse umfassen die Analyse und die Bewertung einer national und international durchgeführten Literaturrecherche zu Pflegebedürftigkeitsbegriffen und Begutachtungs- bzw. Einschätzungs-instrumenten. Damit wurde die Wissensgrundlage geschaffen, auf der die Neufassung des Pflegebedürftigkeitsbegriffes und die Entwicklung des NBA basiert. In der Hauptphase 1 des Modellprojektes, die durch das IPW und den Medizinischen Dienst der Krankenversicherung Westfalen-Lippe (MDK WL) geleitet wurde, bestand die Aufgabe der modellhaften Entwicklung eines neuen, praktikablen und standardisierten Begutachtungsinstrumentes (Wingenfeld, Büscher, & Gansweid, 2008). Anschließend folgte im Jahr 2008 die Hauptphase 2 mit den Zielen, die wissenschaftliche Güte des in der Hauptphase 1 entwickelten Neuen Begutachtungsassessments zu bestimmen und die mit dem Instrument verbundenen inhaltlichen und finanziellen Folgen für die Begutachtung zu eruieren (Windeler et al., 2008).

Die Beschreibungen des Entwicklungsprozesses zeigen, dass es sich bei dem NBA nicht um ein grundständig neu konstruiertes Messinstrument handelt, das einen direkten Bezug zu einer eigens entwickelten Theorie aufweist. Vielmehr erfolgte die Konstruktion des NBA durch eine systematische Analyse von bestehenden Skalen, Theorien und Assessmentinstrumenten, die einen Bezug zur Pflegebedürftigkeit aufweisen. Das bedeutet, dass die Kriterien der Pflegebedürftigkeit aus vielen Skalen ausgewählt und zur Konstruktion des NBA neu zusammengefügt und systematisiert wurden (Brühl, Planer, & Bensch, 2016). Der Begutachtungsunterschied zwischen den Pflegestufen und den neuen Pflegegraden (§ 15 SGB XI) ist durch den höheren Detaillierung- und Differenzierungsgrad über die verschiedenen Module (bezeichnet als: Dimensionen der Pflegebedürftigkeit) des NBA begründet (Wingenfeld et al., 2008). Die Erweiterungen des NBA umfassen kognitive und kommunikative Fähigkeiten, das soziale Verhalten, psychische Problemlagen, das Alltagsleben, soziale Kontakte und konkrete Maßnahmen der Behandlungspflege, die zuvor unzureichend berücksichtigt wurden. Des Weiteren erfolgt die Einschätzung der Pflegebedürftigkeit nicht mehr nach der Pflegezeit, sondern nach dem Grad der Selbstständigkeit bei der Durchführung von Aktivitäten oder der Gestaltung von Lebensbereichen (Büscher & Dorin, 2014).

Das NBA ist als Pflegeassessment definiert, was mit Hilfe der folgenden Definition von Reuschenbach begründet werden kann:

> *„Pflegeassessment bezeichnet jegliche Form der deliberativen und intentionalen Einschätzung pflegerischer Phänomene und Konzepte. Hierzu zählt auch die Nutzung strukturierter Einschätzungs-, Beobachtungs- und Abklärungsinstrumente (Fragebögen, Skalen, Tests, Interview-Leitfäden). Diese werden als Pflegeassessmentinstrumente oder als Pflegeassessmentverfahren bezeichnet und stellen eine Konkretisierung des Pflegeassessments dar." (Reuschenbach & Mahler, 2011)*

Die primäre Aufgabe, die sich im Entwicklungsprozess des NBA stellte, bestand darin, ein Instrument zur quantifizierenden Darstellung von Pflegebedürftigkeit zu schaffen. Die Quantifizierung verfolgt das Ziel, eine angemessene Zuteilung von pflegeversicherungsrechtlichen Leistungen bei bestehender Pflegebedürftigkeit zu gewährleisten. Als sekundäre Aufgabe wurde angestrebt, dass die Ergebnisse des neuen Begutachtungsverfahrens im Rahmen der individuellen Hilfe- oder Pflegeplanung nutzbringend sein sollten (Breithaupt, 2017).

Im folgenden **Unterkapitel 1.1.1 Die Bewertungssystematik des Neuen Begutachtungsassessment** werden die Bewertungsgrundlagen zur Einschätzung der Selbstständigkeit und der Fähigkeiten von Antragstellern mit Hilfe des NBA eingeführt. Dazu werden die NBA-Module und die zugrunde liegenden Bewertungssystematiken zur Bestimmung der Pflegegrade vorgestellt. Anschließend wird im **Unterkapitel 1.1.2 Das Neue Begutachtungsassessment als wissenschaftliches Prüfverfahren** ein Überblick zu wissenschaftlichen Untersuchungen zum NBA, die im Zeitraum des Entwicklungsprozesses und der Implementierung, durchgeführt wurden, gegeben. Dabei werden sowohl ausgewählte empirische Untersuchungen zu den psychometrischen Gütekriterien des NBA benannt als auch theoretische Überlegungen zu den Begutachtungsrichtlinien und der Konstruktion der Items angeführt.

1.1.1 Die Bewertungssystematik des Neuen Begutachtungsassessments

Das NBA ist, wie bereits im vorangegangenen **Kapitel 1.1 Der neue Pflegebedürftigkeitsbegriff und das Neue Begutachtungsassessment** beschrieben, ein Instrument zur Quantifizierung bzw. zur Messung von Pflegebedürftigkeit. Dies geschieht in der Begutachtung, indem die erhobenen Merkmale zur Pflegebedürftigkeit des Antragstellers in Zahlen überführt werden, um unterschiedliche Ausprägungen von Pflegebedürftigkeit zu messen. Dazu werden die gesundheitsbedingten Beeinträchtigungen der Selbstständigkeit oder die Fähigkeiten in unterschiedlichen Lebensbereichen (Modulen) erhoben und mit entsprechenden Punkten anhand einer Ordinalskala bewertet (Sozialgesetzbuch - Elftes Buch - Soziale Pflegeversicherung Anlage 1 [zu § 15], 2017). In weiteren Quantifizierungsschritten werden die ordinalen Daten der einzelnen Items in den Modulen zusammengeführt und in einem letzten Schritt in ein Gesamtergebnis, einen sogenannten Indexwert, überführt. Die fünf Pflegegrade, die über diesen eindimensionalen Index unterschieden werden, bilden die Ausprägungen der Pflegebedürftigkeit ab. Eine ausführliche Beschreibung dieser Berechnungsschritte folgt anhand von konkreten Bewertungsbeispielen an den NBA-Modulen. Die sechs Module, die für die Berechnung der Pflegegrade relevant sind, beziehen auf die folgenden Lebensbereiche:

1) Mobilität (Selbstständigkeit)
2) Kognitive und kommunikative Fähigkeiten (Fähigkeit)
3) Verhaltensweisen und psychische Problemlagen (Häufigkeit)
4) Selbstversorgung (Selbstständigkeit)
5) Bewältigung von und selbstständiger Umgang mit krankheits- oder therapiebedingten Anforderungen und Belastungen (Selbstständigkeit)
6) Gestaltung des Alltagslebens und sozialer Kontakte (Selbstständigkeit)

Eine detaillierte Darstellung der Items und der Antwortoptionen zu den Modulen 1 bis 6 kann in Anlage 1 (zu § 15) des Sozialgesetzbuches (SGB) – Elftes Buch (XI) nachgelesen werden. Zudem findet die Begutachtung in zwei weiteren Lebensbereichen statt, die nicht in die Berechnung des Pflegegrades eingehen:

7) Außerhäusliche Aktivitäten (Selbstständigkeit)
8) Haushaltsführung (Selbstständigkeit)

Diese Informationen (Ziff. 7 und 8) dienen ausschließlich zur Beratung, zur individuellen Pflege- und Hilfeplanung und zur sachgerechten Einbringung von Hilfen bei der Haushaltsführung (Breithaupt, 2017). Insgesamt werden in den acht Modulen des NBA die Daten zu 76 Items erhoben. Die Einschätzungen zu den einzelnen Items erfolgen überwiegend anhand einer vierstufigen Ordinalskala, deren Bewertungskategorien, hier beispielhaft für die Bemessung der Selbstständigkeit zu den fünf Mobilitätsitems angegeben, wie folgt abgestuft sind:

- Selbstständig (0 Punkte)
- Überwiegend selbstständig (1 Punkt)
- Überwiegend unselbstständig (2 Punkte)
- Unselbstständig (3 Punkte)

Der höchstmögliche Punktwert zu den fünf Items beträgt 15 Punkte. Der Pflegegrad eines Antragstellers ermittelt sich, indem die Bewertungen des Gutachters zu den sechs Modulen mit Hilfe von festgelegten Berechnungsregeln zusammengeführt werden. Dazu wird aus den Einzelpunkten der Items ein Gesamtwert, wie zuvor beispielhaft für die Summierung der fünf Mobilitätsitems beschrieben, gebildet. Je nach Modul existieren in der Art und Weise, wie dieser Gesamtwert ermittelt wird, erhebliche Unterschiede in den Berechnungsregeln. So müssen beispielsweise für das Modul 5 die Anzahl der Hilfen, die wöchentlich oder monatlich notwendig sind, zunächst in einen durchschnittlichen Tageswert umgerechnet werden. Anschließend werden diese durchschnittlichen Tageswerte, die für mehrere Subgruppen von Items innerhalb des Moduls 5 ermittelt werden, wieder in gewichtete Punktwerte (Zahlenwerte) übertragen. Hierbei ist zu berücksichtigen, dass die Umrechnung von durchschnittlichen Tageswerten in Punktwerte zwischen den Subgruppen von Items innerhalb des Moduls variiert, also jedes Mal anders gewichtet wird. Für die ersten sieben Items, die zu einer Subgruppe zusammengefasst werden, gelten andere Umrechnungsregeln (Maximal können drei Punkte erzielt werden, wenn die Kriterien mehr als achtmal täglich auftreten) als für die Items acht bis elf (Maximal können drei Punkte erzielt werden, wenn die Maßnahmen mindestens dreimal täglich vorkommen). In einem weiteren Schritt wird der Summenwert über die Punktwerte aller Subgruppen für das gesamte Modul 5 gebildet (Medizinischer Dienst des Spitzenverbandes Bund der Krankenkassen e.V., 2017). Insgesamt können maximal 15 Punkte für das Modul 5 erreicht werden.

Die ermittelten Gesamtwerte pro Modul werden erneut in einen gewichten Punktwert überführt. Diese Gewichtungen variieren je Modul, sodass die Module mit unterschiedlicher Wertung in das Ergebnis, der Berechnung des Pflegegrades, eingehen. Die *Tabelle 1* aus dem SGB XI veranschaulicht die beschriebene Bewertungssystematik anhand der jeweiligen Punktwerte pro Modul.

Tabelle 1: Bewertungssystematik (Summe der Punkte und gewichtete Punkte) Schweregrad der Beeinträchtigungen der Selbständigkeit oder der Fähigkeiten im Modul (Sozialgesetzbuch - Elftes Buch - Soziale Pflegeversicherung Anlage 2 (zu § 15), 2017)

Module	**Gewichtung**	**0 Keine**	**1 Geringe**	**2 Erhebliche**	**3 Schwere**	**4 Schwerste**	
1 Mobilität	**10 %**	0 – 1	2 – 3	4 – 5	6 – 9	10 – 15	Summe der Einzelpunkte im Modul 1
		0	**2,5**	**5**	**7,5**	**10**	**Gewichtete Punkte im Modul 1**
2 Kognitive und kommunikative Fähigkeiten	**15 %**	0 – 1	2 – 5	6 – 10	11 – 16	17 – 33	Summe der Einzelpunkte im Modul 2
3 Verhaltens-weisen und psychische Problemlagen		0	1 – 2	3 – 4	5 – 6	7 – 65	Summe der Einzelpunkte im Modul 3
Höchster Wert aus Modul 2 oder Modul 3		**0**	**3,75**	**7,5**	**11,25**	**15**	**Gewichtete Punkte für die Module 2 und 3**
4 Selbstversorgung	**40 %**	0 – 2	3 – 7	8 – 18	19 – 36	37 – 54	Summe der Einzelpunkte im Modul 4
		0	**10**	**20**	**30**	**40**	**Gewichtete Punkte im Modul 4**
5 Bewältigung von und selbständiger Umgang mit krankheits- oder therapiebedingten Anforderungen und Belastungen	**20 %**	0	1	2 – 3	4 – 5	6 – 15	Summe der Einzelpunkte im Modul 5
		0	**5**	**10**	**15**	**20**	**Gewichtete Punkte im Modul 5**
6 Gestaltung des Alltagslebens und sozialer Kontakte	**15 %**	0	1 – 3	4 – 6	7 – 11	12 – 18	Summe der Einzelpunkte im Modul 6
		0	**3,75**	**7,5**	**11,25**	**15**	**Gewichtete Punkte im Modul 6**
7 Außerhäusliche Aktivitäten	Die Berechnung einer Modulbewertung ist entbehrlich, da die Darstellung der qualitativen Ausprägungen bei den einzelnen Kriterien ausreichend ist, um Anhaltspunkte für eine Versorgungs- und Pflegeplanung ableiten zu können.						
8 Haushaltsführung							

Wie der *Tabelle 1* zu entnehmen ist, weist das Modul 4 „Selbstversorgung“ mit 40 Prozent die höchste Gewichtung und das Modul 1 „Mobilität“ mit 10 Prozent die niedrigste Gewichtung auf. Erreicht man beispielsweise zwischen 10 und 15 Punkten in dem Modul 1 „Mobilität“, was eine Unselbstständigkeit bzw. nahezu eine Unselbstständigkeit für alle Items bedeutet, dann entspricht das einem gewichteten Punktwert von 10 Punkten. In der *Tabelle 1* sind diese Werte dem höchsten Schwergrad 4 (schwerste Beeinträchtigungen der Selbstständigkeit im Modul 1 „Mobilität“) zugeordnet.

Abschließend werden die gewichteten Punktwerte der Module zur Bestimmung des Pflegegrades zusammengezählt, wobei der Gesamtpunktwert zwischen 0 und 100 Punkten liegen kann. Die Schwellenwerte zwischen den fünf Pflegegraden sind so definiert, dass ab einem Punktwert von 12,5 der erste Pflegegrad, ab 27 Punkten der zweite Pflegegrad, ab 47,5 Punkten der dritte Pflegegrad, ab 70 Punkten der vierte Pflegegrad und ab 90 Punkten der fünfte Pflegegrad erreicht wird. Der Pflegegrad fünf wird zudem, unabhängig vom erzielten Punktwert, vergeben, wenn der Antragsteller seine Steh-, Greif- und Gehfunktionen vollständig verloren hat.

Der Bewertungsprozess mit Hilfe des NBA wird in Folge der Antragstellung bei der Pflegekasse, die den Medizinischen Dienst der Krankenversicherung (MDK) oder einen unabhängigen Gutachter mit der Begutachtung zur Pflegebedürftigkeit beauftragt, durchgeführt. Da die Durchführungsverantwortung beim Gutachter liegt, kann man diesen Vorgang als Fremdassessment bezeichnen (Reuschenbach & Mahler, 2011). Ein Orientierungsrahmen, der die Datenerhebung durch ausführliche Angaben zur Durchführung für die Assessmenterhebung reglementiert, ist in den Begutachtungsrichtlinien des Spitzenverband Bund der Krankenkassen (GKV) zu finden. (Medizinischer Dienst des Spitzenverbandes Bund der Krankenkassen e.V., 2017). Im folgenden **Unterkapitel 1.1.2 Das Neue Begutachtungsassessment als wissenschaftliches Prüfverfahren** werden Beispiele zu den Begutachtungsrichtlinien vor dem Hintergrund der wissenschaftlichen Gütekriterien an ausgewählten NBA-Items diskutiert.

Abschließend sei an dieser Stelle darauf hingewiesen, dass die Begutachtung von Kindern seit dem 01. Januar 2017 ebenfalls durch das NBA erfolgt. Da die Einschätzung zur Pflegebedürftigkeit von Kindern, die weitere Besonderheiten in der Begutachtung aufweist, nicht Gegenstand dieser Arbeit ist, wird die Thematik nicht weiter vertieft.

1.1.2 Das Neue Begutachtungsassessment als wissenschaftliches Prüfverfahren

In diesem Unterkapitel werden Ergebnisse zu den psychometrischen Eigenschaften des NBA vorgestellt. Dazu werden bestimmte Aspekte zur Qualitätsbeurteilung anhand der wissenschaftlichen Gütekriterien, die für Fragebogeninstrumente gelten, diskutiert. Dabei besteht nicht der Anspruch einer vollständigen Analyse aller psychometrischen Eigenschaften oder eine umfassende Reflexion auf der Basis einer systematischen Literaturanalyse zu vollziehen. Vielmehr liegt der Fokus der nachfolgenden Ausführungen auf der Item-Konstruktion und den Vor- und Nachteilen, die sich durch die Durchführungspraxis in der Begutachtung ergeben. Grundsätzlich wird dabei die Annahme zu Grunde gelegt, dass es sich beim NBA um ein wissenschaftliches Messinstrument handelt.

Einführend wird die Datenerhebung durch das NBA hinsichtlich ihrer Objektivität betrachtet. Dafür wird zunächst auf einige erforderliche theoretische Annahmen zu Daten und zur Datenerhebung hingewiesen, bevor konkrete Beispiele aus den NBA-Begutachtungsrichtlinien bezüglich der Durchführungsobjektivität diskutiert werden.

Zur Unterscheidung von Daten bietet sich die Betrachtung einer klassischen Definition in der Psychologie an, die Datenarten in Life Record-Daten (L-Daten), Questionnaire-Daten (Q-Daten) und Test-Daten (T-Daten) klassifiziert (Cattell, 1957). Unter L-Daten sind objektiv erfassbare Lebensdaten zu verstehen, die auf lebensgeschichtlichen Ereignissen oder Verhaltensbeobachtungen der befragten Menschen basieren. Das können beispielsweise Angaben zur Anzahl von Krankheiten, Unfällen oder Häufigkeitsangaben zu jährlichen Arztbesuchen sein.

Q-Daten sind Daten, die aus Selbstmitteilungen der Befragten stammen. Das sind beispielweise Daten aus Fragebogenerhebungen, die Persönlichkeitsbeschreibungen oder andere Arten der Selbstbeschreibungen erfassen. Die Beschreibung der Q-Daten nach Cattell ist den in klinischen und pflegewissenschaftlichen Kontexten angewandten Patient Reported Outcome (PRO)-Instrumenten sehr ähnlich. Mit einem PRO-Instrument werden, ohne beeinflussende Reaktionen, Fremdeinschätzungen oder Interpretationen durch den Pflegenden oder Arzt, Daten bzw. Informationen erhoben, die direkt aus den Selbstmitteilungen vom Patienten stammen. Die Inhalte beziehen sich häufig auf die Gesundheit des Patienten, die Lebensqualität, wahrgenommene Symptome oder die berichtete Funktionsfähigkeit im Zusammenhang mit der Gesundheitsversorgung oder der Behandlungen (Patrick, Guyatt, & Acquadro, 2011).

T-Daten werden durch standardisierte Testverfahren, wie beispielsweise apparative Anordnungen, physiologische Messungen oder Paper-Pencil-Tests, gewonnen. In der speziellen Definition nach Cattell ist es zudem von Bedeutung, dass die Testverfahren weder bezüglich der Testintention noch bezüglich der Auswertungssystematik von der Testperson durchschaut werden. Diese Bedingung ist eine Besonderheit, die vor allem für psychologische Untersuchungen von Bedeutung ist und für Datenerhebung im Kontext von pflegewissenschaftlichen oder klinischen Untersuchungen nicht gänzlich gegeben ist – bzw. nicht gänzlich gegeben sein kann. Es ist davon auszugehen, dass bei Assessments zur Risiko- oder Bedarfseinschätzung, wie beispielsweise bei Assessmentinstrumenten zur Einschätzung von Sturzrisiko, Dekubitusrisiko oder etwa dem NBA, die Testintention der Testperson bekannt ist.

Gemäß des diagnostischen Verständnisses sind solche Tests als Prüfverfahren definiert, die zum Ausschluss systematischer Störvariablen standarisierte Situationen zur Durchführung vorsehen (Fisseni, 1997). Das Assessment- und Testdaten, die zu diagnostischen Zwecken erhoben werden, in möglichst objektiven und standarisierten Situationen erfasst werden sollten, ist zudem eine zentrale Forderung in der Testtheorie. Im Optimalfall ist ein Test dann objektiv, wenn er das Merkmal, das er misst, unabhängig von Testleiter und Testauswerter misst. Objektivität bedeutet demnach, dass dem Testdurchführenden kein Verhaltensspielraum hinsichtlich der Durchführung, der Auswertung und der Interpretation eingeräumt wird (Lienert & Raatz, 1998; Moosbrugger & Kelava, 2012). Betrachtet man das NBA vor dem Hintergrund dieser diagnostischen und testtheoretischen Überlegungen im Hinblick auf die Durchführungsobjektivität, dann ist es naheliegend, dass es sich bei der Datenerhebung zur Fähigkeit oder Selbstständigkeit von Pflegebedürftigen im Optimalfall um Testdaten, die beispielsweise über standarisierte Performanz-Items erhoben werden, handeln sollte. In der Beschreibung der Richtlinien zum gutachterlichen Befund ist für die Durchführung der Datenerhebung folgende Anweisung festgehalten:

> *„Die Gutachterin bzw. der Gutachter muss sich selbst ein Bild von den pflegerelevanten Schädigungen und gesundheitlichen Beeinträchtigungen der Selbständigkeit und Fähigkeiten der antragstellenden Person machen und diese dokumentieren. Dies geschieht durch Befragung, Untersuchung und Inaugenscheinnahme der antragstellenden Person mit „den fünf Sinnen" ohne apparativen Aufwand. Es sind die wesentlichen Funktionen zu prüfen, die für eine selbständige Lebensführung im Hinblick auf die Bereiche des Begutachtungsinstruments erforderlich sind. Hilfreich ist es, die antragstellende*

> *Person den Tagesablauf schildern zu lassen, mit ihr die Wohnung zu begehen und sich ggf. einzelne Aktivitäten exemplarisch demonstrieren zu lassen.“ (Medizinischer Dienst des Spitzenverbandes Bund der Krankenkassen e.V., 2017)*

Die Richtlinie verdeutlicht, dass es sich nicht um standardisierte Situationen und festgelegte Abläufe handelt, in denen die Datenerhebung der NBA-Items durchgeführt wird. Aus testtheoretischer Perspektive hat das zur Folge, dass der dadurch entstehende Handlungsspielraum in der Begutachtung einen Einfluss auf die Durchführungs- und Auswertungsobjektivität der NBA-Items hat (Moosbrugger & Kelava, 2012). Des Weiteren belegt die Begutachtungsrichtlinie, dass die Gegebenheiten der individuellen Wohnsituation des Antragstellers einen Einfluss auf die praktischen Durchführungsmöglichkeiten der NBA-Items haben. Ein explizites Beispiel dafür, ist das Item „Treppensteigen“ aus dem Modul 1 „Mobilität“. In den Begutachtungsrichtlinien steht dazu Folgendes:

> *„So ist beispielsweise die Selbständigkeit beim Treppensteigen auch dann zu beurteilen, wenn die Wohnung im Erdgeschoss liegt und in der Wohnung gar keine Treppen vorhanden sind.“ (Medizinischer Dienst des Spitzenverbandes Bund der Krankenkassen e.V., 2017)*

Demnach ist die Selbstständigkeit für das Item „Treppensteigen“ bei Nichtvorhandensein einer Treppe ohne Performanz des Bewohners und ohne Anhaltsgröße in der Begutachtung zu schätzen. Unter dem Begriff „Performanz“ sind hier Handlungs- und Bewegungsabläufe gemeint, die durch den Bewohner exemplarisch zu demonstrieren sind und unter dem Begriff „Anhaltsgröße“ sind Orientierungshilfen zur objektiven Bewertung dieser Performanz zu verstehen. Ein Beispiel dafür ist die Begutachtungsrichtlinie zum Item „Fortbewegen innerhalb des Wohnbereichs“ aus dem Modul 1 „Mobilität“:

> *„Als Anhaltsgröße für übliche Gehstrecken innerhalb einer Wohnung werden mindestens acht Meter festgelegt.“* (Medizinischer Dienst des Spitzenverbandes Bund der Krankenkassen e.V., 2017)

Auf der Grundlage der zuvor beschriebenen Richtlinien zu den Items „Treppensteigen“ und „Fortbewegen innerhalb des Wohnbereichs“ werden potenzielle Begutachtungsunterschiede anhand der unterschiedlich ausgeprägten Handlungsspielräume zur Durchführung zwischen den Items ersichtlich. Die Items zum Modul 1 „Mobilität“ erfordern eine Einschätzung zur Selbstständigkeit von grobmotorischen Handlungen, welche möglicherweise praktikabler in der Fremdeinschätzung sind als psychosoziale, kognitive oder kommunikative Fähigkeiten. Grundsätzlich eignen sich kognitive und kommunikative Fähigkeiten zur Einschätzung von Pflegebedürftigkeit, weil sie von qualifizierten Pflegefachkräften entsprechend wahrgenommen und unterschieden werden (Bergmann & Brühl, 2017). Schwierigkeiten für eine differenzierte Beurteilung solcher Fähigkeiten können sich jedoch ergeben, wenn ihre Abfrage an komplexe Anforderungen gebunden ist. Exemplarisch für solche komplexen Abfragen sind die Items „Fähigkeit, zielgerichtete Handlungen des Lebensalltags, die eine Abfolge von Teilschritten umfassen, zu steuern“ und „Fähigkeit, folgerichtige und geeignete Entscheidungen im Alltag zu treffen“ aus dem Modul 2 „Kognitive und kommunikative Fähigkeiten“. Für die Einschätzung solcher Items sind festgelegte Performanzen und eindeutige Anhaltsgrößen sinnvoll, um annäherungsweise eine objektive Bewertungsgrundlage für die Begutachtung zu gewährleisten. Zwar enthalten die Begutachtungsrichtlinien, wie hier zu dem nachfolgend zitierten Item „Fähigkeit, folgerichtige und geeignete Entscheidungen im Alltag zu treffen“, ausführliche Beschreibungen, dennoch werden die Handlungsspielräume in der Durchführung und Auswertung der Items dadurch nur unwesentlich eingeschränkt:

> *„Dazu gehört z. B. die dem Wetter angepasste Auswahl von Kleidung, die Entscheidung über die Durchführung von Aktivitäten wie Einkaufen, Familienangehörige oder Freunde anrufen, einer Freizeitbeschäftigung nachgehen. Zu klären ist hier die Frage, ob die Entscheidungen folgerichtig sind, d. h. geeignet sind, das angestrebte Ziel zu erreichen oder ein gewisses Maß an Sicherheit und Wohlbefinden oder Bedürfnisbefriedigung zu gewährleisten, z. B. warme Kleidung.“ (Medizinischer Dienst des Spitzenverbandes Bund der Krankenkassen e.V., 2017)*

Ein weiteres wichtiges Gütekriterium, zu dessen Überprüfung eine Vielzahl von psychometrischen Testverfahren als Standardprozedur für die Fragebogenkonstruktion gehört, ist die Reliabilität. Als reliabel bezeichnet man ein Prüfverfahren, wenn es das Merkmal, das es misst, möglichst ohne Messfehler erfasst (Moosbrugger & Kelava, 2012). Die Reliabilität des NBA wurde auf Basis der einzelnen Modulergebnisse und der Pflegegrade in einem Test-Retest-Verfahren im Rahmen der „Maßnahmen zur Schaffung eines neuen Pflegebedürftigkeitsbegriffs und eines neuen bundesweit einheitlichen und reliablen Begutachtungsinstruments zur Feststellung der Pflegebedürftigkeit nach dem SGB XI“ in der zweiten Hauptphase überprüft. Hierzu wurden nach Erhalt der entsprechenden Erhebungsbögen die Hausbesuche zum Zwecke der Zweitbegutachtung im Rahmen der Reliabilitätsstudie zeitnah terminiert und von einer zweiten Gutachterin durchgeführt.Zur Durchführung des Test-Retest-Verfahren fand also eine zeitversetzte zweimalige Anwendung des neuen Begutachtungsinstruments zu den Zeitpunkten T 1 und T 2-REL durch zwei verschiedene Gutachter statt (Windeler et al., 2008). Die Reliabilitätsergebnisse der sechs messrelevanten NBA-Module, die mit einem gewichteten Kappa bestimmt wurden, sind gemäß der Einteilung von Landis und Koch (1977) für Erwachsene mit einem Kappa von 0,65 als „substantial“ bzw. nach der Einteilung nach Fleiss und Cohen (1973) als „fair to good“ zu bewerten.

Betrachtet man die Reliabilität auf der Ebene der Items unter den theoretisch gegebenen Voraussetzungen, so fällt bei dem Modul 3 „Verhaltensweisen und psychische Problemlagen“ auf, dass die Begutachtungsrichtlinien einer reliablen Einschätzung der Itemkategorien widersprechen:

> *„Manche Verhaltensweisen lassen sich nicht eindeutig nur einem Kriterium zuordnen, z. B. Beschimpfungen zu verbaler Aggression (F 4.3.6) oder zu anderen pflegerelevanten vokalen Auffälligkeiten (F 4.3.7), oder treten in Kombination auf. Ausschlaggebend ist, ob und wie oft die Verhaltensweisen eine personelle Unterstützung notwendig machen. Bei Kombination verschiedener Verhaltensweisen wird die Häufigkeit von Ereignissen mit personellem Unterstützungsbedarf nur einmal erfasst, z. B. wird nächtliche Unruhe bei Angstzuständen entweder unter Punkt F 4.3.2 oder unter Punkt F 4.3.10 bewertet.“ (Medizinischer Dienst des Spitzenverbandes Bund der Krankenkassen e.V., 2017)*

Aufgrund der zuvor zitierten Anweisung ist die Annahme unzulässig, dass sich die verschiedenen Merkmalsprofile der begutachteten „Pflegebedürftigen“ für eine reliable Unterscheidung auf der Ebene der Items eignen. Es ist es naheliegend, dass die Zuordnung der Verhaltensweisen, aufgrund der nicht eindeutig zuordbaren Kriterien, gutachterabhängig ist. Allerdings wird dadurch nicht die primäre Aufgabe des Moduls beeinflusst, weil der Gesamtpunktwert des Moduls, der auf Basis der Items ermittelt wird, durch eine gleichwertige Zuordnung auf verschiedene Items unverändert bleibt. Es ist ausschlaggebend, ob und wie oft die Verhaltensweisen eine personelle Unterstützung notwendig machen. Insofern stellt sich die Frage, warum ein so komplexes Zuordnungssystem, bestehend aus dreizehn Items, entwickelt wurde, obwohl eine eindeutige Unterscheidung in der Begutachtung nicht möglich ist. In der Studie „Praktikabilitätsstudie zur Einführung des Neuen Begutachtungsassessments zur Feststellung der Pflegebedürftigkeit nach dem SGB XI“ (Kimmel et al., 2015) kommen die Autoren zu einer ähnlichen Einschätzung bezüglich der Zuordnungsprobleme im Modul 3 „Verhaltensweisen und psychische Problemlagen“ und betonen, dass sich die Begutachtungsunterschiede (unterschiedliche Zurodnungen) in den einzuschätzenden Verhaltensweisen insbesondere bei Antragstellern, die nur noch eine begrenzte Lebenserwartung haben und palliativ versorgt werden, zeigen.

Weitere testtheoretische Untersuchungen zum NBA beziehen sich auf die Konstruktvalidität. Zur Konstruktvalidität gehören beispielsweise Untersuchungen, in denen überprüft wird, ob sich die Items des NBA auf die konstruktionsrelevanten latenten Variablen zur Pflegebedürftigkeit zurückführen lassen. In einer Untersuchung zur Subskala „Kognitive und kommunikative Fähigkeiten“ zeigen die Ergebnisse der Faktorenanalysen, dass die Skala mehrdimensional ist. Allerdings korrelieren die drei latenten Variablen sehr hoch miteinander, sodass der Autor empfiehlt die Skala zu kürzen oder die Items entsprechend zu präzisieren (Franken, 2010).

In einer weiteren Untersuchung zur Konstruktvalidität „Konstruktvalidität der Module "Mobilität" und "Kognitive und kommunikative Fähigkeiten" des Neuen Begutachtungsassessments zur Feststellung von Pflegebedürftigkeit.“ wird ebenfalls bestätigt, dass die Subskalen der zwei geprüften Module mehrdimensional sind (Bensch, 2013). Zudem zeigt die Anwendung des Rasch-Modells, dass die Items innerhalb der Skala nicht summiert werden dürfen. Die Ergebnisse des einfachen Rasch-Modells basieren auf der Annahme, dass Items summiert werden dürfen, wenn sie ein und dasselbe Merkmal messen. Fasst man diese Ergebnisse zusammen, dann kann man unter den in den Studien gegebenen Annahmen, die einer psychometrischen Betrachtung des NBA entsprechen, nicht von einem konstruktvaliden Messinstrument sprechen.

Neben den zuvor benannten empirischen Untersuchungen zum Struktur- und Messmodell, existieren auch messtheoretische Überlegungen zu den Transformationsschritten in und zwischen den NBA Modulen. Eine kritische Darstellung zu den Umrechnungsschritte, die im **Unterkapitel 1.1.1 Die Bewertungssystematik des Neuen Begutachtungsassessment** beschrieben werden, ist in einer anschaulichen Darstellung auf dem Poster von Planer abgebildet (Planer &Brühl, 2016). Dabei wird aufgedeckt, dass die Umrechnungsschritte teilweise gegen messtheoretische Grundannahmen verstoßen. So sind beispielsweise die Umrechnungsschritte im Modul 5, in denen das Datenniveau gewechselt wird und die Items unterschiedlich und wiederholt gewichtet werden, unzulässig.

Abschließend sei in diesem Kapitel auf eine systematische Literaturarbeit zu Instrumenten zur Erfassung des individuellen Pflegebedarfs des Deutschen Instituts für Medizinische Dokumentation und Information

(DIMDI) hingewiesen. In dem Health Technology Assessment (HTA) Bericht wurden relevante Instrumente über Publikationen identifiziert, in denen Pflegebedarf zum Zweck der Entwicklung oder Evaluation der psychometrischen Eigenschaften eines Instruments oder in einer konkreten Anwendungssituation erhoben wurde (Mathes et al., 2017). Betrachtet man die Beschreibungen der 22 relevanten Instrumente, die im Bericht mitsamt ihrer psychometrischen Eigenschaften aufgeführt sind, ist auffallend, dass keine Untersuchungen zur Güte des NBA angegeben wurden.

Hierbei ist sicherlich zu berücksichtigen, dass das NBA zu einer jüngeren Generation unter den aufgelisteten Instrumenten gehört und somit kein vergleichbarer Zeitraum für die Durchführung von Studien gegeben ist. Dennoch sollte es ein Anliegen im Sinne der Verteilungsgerechtigkeit sein, dass ein Fragebogeninstrument mit der Bedeutung und der Reichweite des NBA einer umfangreichen psychometrischen Testung in einer Vielzahl von Untersuchungen unterzogen wird.

1.2 Pflege in Baden-Württemberg (PiBaWü)

Durch die Einführung des Neuen Begutachtungsassessments für Pflegebedürftigkeit im Jahr 2017 werden knapp 80 Kriterien (Modul 1 bis 8) zur Erfassung der Pflegebedürftigkeit benötigt. Gemäß des Zweiten Pflegestärkungsgesetzes (PSG II) wird die Personalbemessung auf der Grundlage des NBA zur Pflegebedürftigkeit (Pflegegrad) basieren. Unklar ist jedoch, ob und wie gut mit den Pflegegraden des NBA der tatsächliche Pflegeaufwand abgebildet werden kann. Wenn sich der Pflegeaufwand für BewohnerInnen innerhalb desselben Pflegegrads jedoch im tatsächlichen Zeitaufwand sehr unterscheidet, führt die Stellenberechnung auf der Basis von Personalanhaltszahlen über fünf Pflegegrade nicht zwangsläufig zu einer angemessenen Personalausstattung. Abhängig von der Größe der Unterschiede des Zeitaufwandes für BewohnerInnen innerhalb der gleichen Pflegestufe sind die Einrichtungen – je nach ihrem Pflegestufenmanagement – verhältnismäßig besser oder schlechter personell ausgestattet. Diese Unterschiede der Personalausstattung können dann als „zufällige Unterschiede“ bezeichnet werden, weil sie sich nicht auf die Pflegegrade zurückführen lassen. Es ist anzunehmen, dass sie sich auf die Pflegequalität auswirken, die sich dann zwischen den Bewohnern und den Einrichtungen unterscheiden lässt (Brühl & Planer, 2019).

Ein Ziel des Projektes PiBaWü ist die Darstellung der relativen Verteilung der Pflegezeit in Abhängigkeit von Bewohnermerkmalen unter Hinzuziehung von Organisationsmerkmalen und unter Berücksichtigung einiger Mitarbeitermerkmale. Ein zweites Ziel ist die Erklärung der unterschiedlichen Ausprägung (Varianz) von Qualitätsindikatoren. Es soll hierbei einrichtungsspezifisch und, wenn möglich, einrichtungsübergreifend gemessen werden, welche dieser Variablen allein oder in Kombination miteinander die Zeitverteilung und die Varianz von Qualitätsindikatoren erklären. Zur Erklärung der bewohnerbezogenen Pflegezeiten werden Bewohnermerkmale, Mitarbeitermerkmale und Organisationsmerkmale benötigt. Die Zielsetzungen des Projektes können in den folgenden Punkten kurz zusammengefasst werden (Brühl & Planer, 2019):

- Die Erhebung einrichtungsbezogener Erkenntnisse über Pflegebedürftigkeit, Personaleinsatz und Pflegequalität Ihrer Einrichtung (auch im Vergleich mit dem „Durchschnitt" aller beteiligten Einrichtungen in Baden-Württemberg)
- Die Schaffung von Grundlagen zur Entwicklung eines Verfahrens zur Personalbemessung, das die komplexen, interaktiven Zusammenhänge von Pflegebedürftigkeit, Pflegequalität und normativer Personalausstattung berücksichtigt.
- Forschungsbasierte Argumentationen zu den Themen Pflegequalität und Personalbedarf für weitere fachliche und politische Diskussionen in Baden-Württemberg

2 Theoretischer Hintergrund

In diesem Kapitel werden zunächst grundlegende Fachbegriffe definiert, um die theoretische Verortung des Beitrags festzulegen. Anschließend wird die methodische Vorgehensweise vor dem Hintergrund der theoretischen Annahmen beschrieben. Diese Inhalte sind in mehrere Abschnitte untergliedert, sodass einleitend im **Kapitel 2.1 Instrumentenentwicklung und Klassifikation** die grundlegenden Begrifflichkeiten und deren Bedeutungen im Kontext der Instrumentenentwicklung (Mess- und Assessmentinstrumente) erläutert werden. In den weiterführenden **Unterkapiteln 2.1.1 Ein Modell der Instrumentenentwicklung in der Pflege** und **2.1.2 Anwendungen der Multiplen Korrespondenzanalyse in Kombination mit der hierarchischen Clusteranalyse** folgt dann die thematische Einordnung des Beitrags, die sich an einem theoretischen Modell zur Instrumentenentwicklung orientiert (Brühl, 2012). Daran anknüpfend werden die theoretischen Hintergründe zum methodischen Vorgehen beschrieben. Dies beinhaltet, dass die Annahmen zu den Verfahren beschrieben und dass die zentralen Anwendungsbereiche anhand ausgewählter Literaturquellen vorgestellt werden.

In dem letzten **Kapitel 2.2 Performanz-Items zur Motorik der oberen Extremitäten - Bewegungsabläufe in alltagsrelevanten Handlungen** und den dazugehörigen Unterkapiteln wird eine im Rahmen dieser Arbeit entwickelte Subskala vorgestellt.

Dabei wird zum einen durch die vordefinierten Konstruktionskriterien die in **Kapitel 1.1.2 Das Neue Begutachtungsassessment als wissenschaftliches Prüfverfahren** dargelegte Kritik an der Durchführungs- und Auswertungsobjektivität adressiert und zum anderen auf einen inhaltlichen Bereich hingewiesen, der im NBA unzureichend abgebildet wird.

2.1 Instrumentenentwicklung und Klassifikation

Für den Begriff „Instrument" gilt im sozialwissenschaftlichen Kontext, dass darunter der Einsatz eines Fragebogens zu verstehen ist, der als Instrument zur Datenerhebung oder Dokumentation verstanden werden kann. Hierzu zählen im sozialwissenschaftlichen Kontext unter anderem die standardisierten und die testmethodisch konstruierten Fragebogen, die der

Messung von Merkmalen/Phänomenen (bspw. Messungen von Intelligenz oder Lebensqualität) dienen, um eine möglichst genaue quantitative Aussage über den Grad der Merkmalsausprägung zu treffen.

Solche Fragebogen, die in der Pflege und auch in anderen Disziplinen, wie beispielsweise der Psychologie, zur Messung angewandt werden, bezeichnet man als „latente Konstrukte". Der Begriff „latent" meint, dass das Konstrukt als solches nicht direkt beobachtbar ist, sondern durch die Gesamtbetrachtung der Beobachtungen von mehreren manifesten (direkt beobachtbaren) Variablen erfasst werden kann. So wird indirekt die Messung von Phänomenen, wie beispielsweise Lebensqualität, Glück oder Pflegebedürftigkeit, im wissenschaftlichen Kontext über latente Konstrukte möglich (Brühl, 2012). Neben den hier beschriebenen „Messinstrumenten" zum Quantifizieren von Merkmalen, gibt es auch Fragebogen, die zur Zielsetzung das Klassifizieren von Merkmalen (bspw. Persönlichkeitsprofile) haben und somit die Aufgabe erfüllen, die qualitativen Unterschiede zwischen Personen oder Objekten abzubilden bzw. zu messen. Diese Unterscheidung ist abhängig von der Aufgabenstellung. Hierzu werden vertiefende Überlegungen in den folgenden Abschnitten ausgeführt.

Durch die Aufgabenstellung wird deutlich, dass die in **Kapitel 1.1 Der neue Pflegebedürftigkeitsbegriff und das Neue Begutachtungsassessment** gegebene Definition des Pflegeassessments eng mit den Zielsetzungen der Testtheorie und Fragebogenkonstruktion verwoben ist (Moosbrugger & Kelava, 2012; Rost, 2004). Pflegeassessments dienen dem "Messen", "Einschätzen" und "Bewerten" von pflegebezogenen oder pflegerelevanten Zuständen. Das Pflegespezifische begründet sich am Beispiel des NBAs durch den Anwendungskontext, der durch die Fokussierung auf ein Pflegephänomen (Pflegebedürftigkeit) gegeben ist.

„Klassifikation" ist ein weiterer Begriff, der in Zusammenhang mit dem Pflegeassessment gesehen werden kann und dann zum Ziel hat, über individuelle Ausprägungen hinaus übergreifende Beschreibungen von Pflegephänomenen und Ergebnissen zu liefern. Somit verfolgt eine Klassifikation das Ziel der Systematisierung von Phänomenen und der Weiterentwicklung differenzierender Merkmale, sodass daraus ein genaueres Bild über Definitionen, Konzepte und Abgrenzungen entsteht (Reuschenbach & Mahler, 2011). Der Begriff „Typologie", der in diesem Beitrag verwendet wird, und der Begriff „Klassifikation" sind von gleicher Bedeutung und können im Kontext dieser Arbeit als sinnverwandt verstanden werden. Beide Begriffe bezeichnen eine planmäßige Sammlung von abstrakten Klassen, Konzepten, Typen oder Kategorien, die zur Abgrenzung und Ordnung verwendet werden.

So ist beispielsweise unter einer Pflegeklassifikation bzw. einer Typologie zur Pflege die Zuordnung von pflegebedürftigen Menschen entsprechend ihrer Bedarfe oder der Ausprägung (eingeschränkte Selbstständigkeit oder Fähigkeit) ihrer Pflegebedürftigkeit zu bestimmten „Klassen“ oder zu Gruppen, die ähnlich pflegebedürftige Personengruppen definieren, zu verstehen (Brühl & Planer, 2019). Folglich ist auch der Begriff „Typ“ und der Begriff „Cluster“, wie er vorrangig im Methoden- und Ergebnisteil verwendet wird, gleichbedeutend zum Begriff „Klasse“ zu verstehen.

Das NBA, das mit Wirkung zum 01.01.2017 in der Pflegeversicherung eingeführt wurde, kann gemäß den vorangegangenen Ausführungen als Assessmentinstrument zur Klassifikation von Pflegebedürftigen (Pflegeklassifikationssystem) bestimmt werden. Die Messung der Pflegebedürftigkeit, die anhand der Klassifikation der Pflegebedürftigen in verschiedenen Pflegegraden erfolgt, dient dazu, den folgenden Anforderungen gerecht zu werden (Brühl &Planer, 2019):

- Die Personalausstattung von Pflegeinstitutionen wird auf Grundlage der Klassifikation in unterschiedliche Pflegegrade berechnet.
- Eine angemessene Zuteilung pflegeversicherungsrechtlicher Leistungen bei bestehender Pflegebedürftigkeit.
- Qualitätsvergleich von Pflegeinstitiutionen werden entsprechend der Klassifikation in unterschiedliche Pflegegrade der Bewohner und Bewohnerinnen „risiko-adjustiert“.

Ergänzend hierzu sollten die vollstandardisiert erhobenen Daten für Aussagen der Rehabilitationsbedürftigkeit, des Präventionsbedarfs, der Hilfsmittelversorgung und zur Aufstellung des Pflege- und Hilfeplans hinzugezogen werden (Gansweid, Wingenfeld, & Büscher, 2010).

Eine Kernkritik an dem in **Kapitel 1.1 Der neue Pflegebedürftigkeitsbegriff und das Neue Begutachtungsassessment** beschriebenen Entwicklungsprozess und der Vielzahl der zuvor benannten Anforderungen beschreibt Brühl wie folgt:

> *„Politisch definierte Aufgaben, wie z. B. die Entwicklung eines neuen Pflegebedürftigkeits-Einschätzungsinstruments oder der Transparenzkriterien zur Messung der Qualität nach § 115 SGB XI müssen im Rahmen von Auftragsforschungs-Projekten in relativ kurzer Zeit bewältigt werden. Die Dominanz politischer Handlungsorientierung in Projekten mit stark limitiertem Zeitbudget und der Widerstreit einer Vielzahl nicht gegenstandsbezogener Interessen erschwert aber die Entwicklung und Anwendung einer wissenschaftlich*

fundierten Methodologie und passender Methoden in der noch jungen Disziplin Pflegewissenschaft.“ (Brühl, 2012)

Des Weiteren wird als problematisch beurteilt, dass meist ausschließlich reine Abbildungsmodelle und nicht Theorien, also explizierte Erklärungsansätze, aus denen präzise Operationalisierungen für die Quantifizierung der Klassifikation abgeleitet werden könnten, entwickelt werden. Da ein Pflegeklassifikationssystem wie das NBA eine Eingrenzung und Definition des zu erfassenden Messobjekts (Pflegebedürftigkeit) darstellt, ist ein eigenständiger theoretischer Bezug hilfreich, um die Beziehung zwischen Messergebnissen und den Merkmalsausprägungen empirisch zu prüfen. Eine sogenannte Bezugstheorie, aus der sich die Interaktionen der Assessmentkriterien ableiten lassen, wurde für das NBA nicht entwickelt (Brühl et al., 2016). Dies ist darauf zurückzuführen, dass die Konstruktion des NBA durch eine systematische Analyse mehrerer bestehender Skalen, Theorien und Assessmentinstrumente, die einen Bezug zur Pflegebedürftigkeit aufweisen, erfolgte.

Für die Anwendung wissenschaftlich fundierter Methodologien und passender Methoden ergeben sich Schwierigkeiten aus der Komplexität des NBA. Das NBA setzt sich insgesamt aus 65 Items (Module 1 bis 6) zusammen, die inhaltlich in einer hierarchischen Datenstruktur zu sechs Modulen zugeordnet werden (Wingenfeld et al., 2008). Aus einer statistischen Perspektive ist es fraglich, ob eine so komplexe Abbildung von Kriterien (Items) zu einem entsprechend hohen Informationsgewinn führt und somit zu einer besseren Differenzierungsfähigkeit der Pflegebedürftigkeit beiträgt. Eine Beantwortung dieser Frage würde voraussetzen, dass die Zusammenhänge innerhalb und zwischen den NBA-Modulen bekannt sind und dass diese Struktur sinnvolle Unterscheidungen von Pflegebedürftigkeitstypen ermöglichen, die mit den Bedarfen und Bedürfnissen dieser Personengruppen einhergehen.

In dem vorliegenden Beitrag wird der Versuch unternommen, die in diesem Kapitel beschriebene Kritik zur Instrumentenentwicklung zu adressieren, indem eine methodische Vorgehensweise vorgestellt wird, die hilfreich zur Untersuchung von komplexen Fragebogeninstrumenten ist und Erkenntnisse zu den Schwierigkeitsniveaus und der Differenzierungsfähigkeit der Kriterien (Items) liefert. Dazu werden zunächst die Bezüge zwischen Theorie „Inhalt“, „Struktur“, „Aufgabe“ und „Messen“ an einem theoretischen Modell zur Instrumentenentwicklung erläutert, um den methodischen Ansatz der gewählten empirischen Analysen in dieser Arbeit zu verorten. Anschließend wird ein Set von statistischen Methoden vorgestellt, das möglicherweise Antworten auf die zuvor formulierten Fragen und den sich daraus ergebenden methodischen Anforderungen gibt. Diese Vorgehensweise (Diskussion von theoretischen Anforderungen, die sich aus der Anwendung ergeben und den methodischen „empirisch-prüfenden“ Möglichkeiten) ist grundlegend für eine Methodendiskussion, die in dieser Form für die Instrumentenentwicklung in der Pflegewissenschaft nicht ausreichend geführt wird (Brühl, 2012). Das trifft insbesondere dann zu, wenn die Entwicklung von komplexen Assessmentverfahren (bspw. definiert durch eine Vielzahl von Kriterien und unterschiedliche Domänen) die Anwendung von multivariaten Analyseverfahren für ein empirisch-prüfendes Vorgehen erforderlich macht.

2.1.1 Ein Modell der Instrumentenentwicklung in der Pflege

Für den Entwicklungsprozess eines Mess- oder Assessmentinstruments können vier wesentliche Aspekte (Aufgabe, Inhalt, Messmodell, Struktur) in Beziehung zueinander gesetzt werden, die diesen Ablauf strukturieren (Brühl, 2012). Diese Aspekte werden in den folgenden Punkten erläutert und für ein Messinstrument zur Pflegebedürftigkeit diskutiert. In den anschließenden Anmerkungen wird ein Bezug zum NBA und der methodischen Herangehensweise in dieser Arbeit hergestellt:

Aufgabe

Die im Rahmen der Aufgabe formulierte Zielsetzung bestimmt das Messmodell. Somit können, ausgehend von der Aufgabe, die definiert, welchen „Zweck“ das Instrument erfüllen soll, zwei grundlegende Ansätze für das Messmodell unterschieden werden: Ein Messmodell kann klassifizieren oder quantifizieren.

Eine Klassifizierung dient dazu, qualitative Unterschiede zwischen Personen oder Objekten abzubilden, die sich durch bestimmte Eigenschaften, Merkmale oder Besonderheiten zueinander abgrenzen. Das trifft beispielsweise auf die Klassifizierung von Pflegeeinrichtungen zu, die sich anhand struktureller Merkmale (Größe, Personalausstattung, Konzepte usw.) unterscheiden lassen. Das Quantifizieren bezieht sich auf die Ausprägung beziehungsweise den Schweregrad eines Phänomens (bspw. Lebenszufriedenheit, Pflegebedürftigkeit usw.), das sich nach einem geeigneten relationalen Verhältnis zur Maximalausprägung differenzieren lässt. Ein Beispiel dazu ist ein Summenmodell, das durch den additiven Zusammenhang mehrerer Merkmale oder Merkmalsausprägungen einen Schweregrad bestimmt.

Anmerkungen:
Das NBA quantifiziert die Pflegebedürftigkeit anhand von Items (Merkmalsausprägungen), die die Selbstständigkeit oder die Fähigkeit in den entsprechenden Bereichen der Module abbilden. Der daraus ermittelte Indexwert (Punktwert zwischen 0 und 100) wird abschießend in die fünf Pflegegrade unterteilt. Die Klassifizierung in fünf Pflegegrade erfolgt also auf der Basis der Quantifizierung.

So zielt die Aufgabenerfüllung zwar nicht primär auf eine Beschreibung der qualitativen Unterschiede in den Merkmalsausprägungen, also auf die unterschiedlichen Profile der Pflegebedürftigkeit, ab, weil es um die Erfassung eines Hilfe- und Unterstützungsbedarf geht, der sich aus dem Grad der Selbstständigkeit ergibt. Allerdings ist zweierlei zu berücksichtigen: Zum einen, dass ein Pflegegrad eine möglichst homogene Gruppe von Pflegebedürftigen hinsichtlich des Hilfe- und Unterstützungsbedarf beschreiben soll, der sicherlich durch bestimmte Pflegebedürftigkeitsprofile definiert ist und zum anderen, dass dieser Grad an die Ausprägung der Selbstständigkeit (oder Fähigkeiten) der Pflegebedürftigen gekoppelt ist, wodurch der Zusammenhang zwischen der Klassifikation der Pflegegrade und der Quantifizierung der Selbstständigkeit gegeben ist. Insofern kann man hier von einem Klassifikationsinstrument sprechen, das auf der Basis der Quantifizierung der Selbstständigkeit und Fähigkeit der Pflegebedürftigen beruht.

Inhalt

Der Inhalt umfasst die Items, die im Mess- oder Assessmentinstrument berücksichtigt werden müssen, um eine bestimmte Aufgabe zu erfüllen. Der Erklärungsansatz, der die Zusammenhänge zwischen den Items beschreibt, ist im Optimalfall durch eine fundierte Theorie zu begründen. Eine zentrale Aufgabe, die sich für die inhaltliche Definition der Items zur Konstruktion eines solchen Instruments stellt, ist die Beschreibung der dadurch abzubildenden Subbereiche (Module oder Dimensionen). Bei den Modulen oder Dimensionen handelt es sich um strukturierende Konstrukte, die unterschiedliche Abstraktionsebenen innerhalb eines Mess- oder Assessmentinstruments definieren können. Diese Module bilden einen „groben“ Bezugsrahmen (Struktur), die die inhaltliche Ausdifferenzierung durch entsprechend zuordenbaren Items ermöglichen. Diesen Bezugs- oder Theorierahmen kann man sich als Raum vorstellen, in dem die Pflegebedürftigkeit als sinnbildliche Konstruktion über mehrere Bereiche, wie beispielsweise Mobilität, Kommunikation und Selbstversorgung abgebildet wird.

Anmerkungen:
Da sich Pflegebedürftigkeit als komplexes „biopsychosoziales“ Phänomen auf alle Lebensbereiche eines Menschen auswirken kann und zudem den zeitlichen Bedarfsveränderungen eines natürlichen Alterungsprozesses oder chronischen Krankheitsverlaufs unterliegt, wird die Notwendigkeit einer theoretischen Strukturierung der Inhalte deutlich (Bergmann & Brühl, 2017). Aus diesen Gründen ist es unstrittig, dass die inhaltliche Konstruktion eines Mess- oder Assessmentinstrumentes zur Pflegebedürftigkeit mehrere Bereiche, wie beispielsweise Kognition und Kommunikation, Mobilität, Motorik) abdeckt, um verschiedene Bedarfsgrade zu unterscheiden. Eine Theorie zur Pflegebedürftigkeit, aus der sich die Differenzierungsfähigkeit zwischen den verschiedenen Bedarfsgraden und ihrer Schweregrade ableiten lässt, sollte, sofern sie zur Operationalisierung in den Prozess der Instrumentenentwicklung einbezogen wird, über empirische quantitative Verfahren abbildbar sein.

Messmodell
Messmodelle von Konstrukten (bspw. Mobilität) können formativ (lat. formare = bilden) oder reflektiv (lat. Reflectere = zurückdrehen/-beugen/-spiegeln) sein. Grundsätzlich gilt die Annahme, dass die Ausprägung von bestimmten Indikatoren kausal durch das zugrunde liegende Konstrukt determiniert wird. Beispielsweise könnte angenommen werden, dass das Konstrukt „Mobilität“ bedingt, ob ein Mensch noch Treppensteigen (reflektiver Indikator) und Laufen (reflektiver Indikator) kann. Als formativ würde man Indikatoren bezeichnen, wenn sie einen ursächlichen Bezug zum Konstrukt bilden. Am Beispiel der Mobilität könnten Alter, Stürze und bestimmte Krankheitsbilder als formative Indikatoren definiert werden. Ein solches Messmodell kann durch ein statistisches Verfahren definiert sein. Ein einfaches Beispiel hierzu wäre ein multiples Regressionsmodell, bei dem die Indikatoren (bspw. Ursachen der Mobilität) die Prädiktoren und das Konstrukt (Graduierung der Mobilität) das Kriterium repräsentiert. Die geschätzte Ausprägung des Konstruktes entspricht dann der gewichteten Summe der Indikatorausprägungen. Das Beispiel steht für ein formatives Messmodell, das nur dann valide wäre, wenn sämtliche Ursachen der Konstruktausprägung als Indikatoren bekannt bzw. definiert sind (Welpe, 2014).

Inwiefern es sich bei dem neuen Pflegebedürftigkeitsbegriff und dem NBA um ein formatives oder reflektives Modell handelt, bedarf einer ausführlichen Diskussion, die anhand mehrerer Bewertungskriterien zu führen ist (Franken, 2010). Zusammenfassend kommt der Autor (Franken) zu der Einschätzung, dass der Pflegebedürftigkeitsbegriff zweideutig definiert ist. Im NBA scheint Pflegebedürftigkeit als formatives Konstrukt verstanden zu werden, obwohl dessen Bereiche teilweise reflektiv sind. Die Skalen zu den Modulen „Mobilität“ und „Kommunikative und kommunikative Fähigkeiten“ können als reflektive Modelle interpretiert werden. Welpe kommt zu der Schlussfolgerung, dass Konstrukte nicht als formative oder reflektive Konstrukte bezeichnet werden sollten, da jedes Konstrukt im Regelfall sowohl durch eine reflektives Messmodell als auch durch ein formatives Messmodell operationalisiert werden kann (Welpe, 2014).

Allgemein kann festgehalten werden, dass das Ziel für die Übertragung einer theoretisch fundierten Darstellung der Pflegebedürftigkeit in ein Messmodell in der Quantifizierbarkeit dieses Konstrukts liegt, um Aussagen über den Schweregrad zu treffen. Um eine korrekte Quantifizierung durch einen validen Wert (Indexwert) zu gewährleisten, der eine Angabe des Schwergrades ermöglicht, gelten strenge Bedingungen: Ein solcher Wert reduziert das komplexe Konstrukt abschließend auf eine abstrakte Dimension der „Selbstständigkeit“. Die Messung eines Indexwertes bedingt, dass die Items die gleichen Trennschärfen auf unterschiedlichen Schwierigkeitsniveaus aufweisen. Im Optimalfall sind diese Items Teil einer streng eindimensionalen Skala, sodass es unerheblich ist, welche Items als Indikatoren verwendet werden (Welpe, 2014).

Anmerkungen:

Statistische Verfahren, die sich dazu eignen, die zuvor benannten Bedingungen (Eindimensionalität, Trennschärfe und Ordinalität der Items) zu prüfen, gehören zu den Methoden der Item-Response-Theorie (IRT). Dazu zählen beispielsweise Verfahren wie das Rasch-Modell oder Adaptives Testen. Die in dieser Studie angewandten statistischen Methoden gehören zu den explorativen Verfahren und sind besonders geeignet, um in den Prozess der Instrumentenentwicklung einbezogen zu werden als zur abschließenden Prüfung (Struktur und Messmodell) eines Instrumentes. Diese Verfahren beschreiben die Strukturen in den Daten, ohne dass zuvor ein bestimmtes Modell spezifiziert werden muss. Ein wesentlicher Beitrag dieser Arbeit besteht darin, zu zeigen, dass aus solchen Ergebnissen einerseits wichtige Erkenntnisse zur Dimensionalität, Ordinalität und zu den Schwierigkeitsniveaus der Items (Ebene der Variablen) gewonnen werden können und andererseits, dass man hilfreiche Informationen zur Differenzierungsfähigkeit (Typenbildung) der durch das Konstrukt zu quantifizierenden Personengruppen (Ebene der Fälle) erhält. Auf der Basis solcher Informationen können Fragebogeninstrumente weiterentwickelt und optimiert werden.

Struktur

Damit ein latentes Konstrukt wie die Pflegebedürftigkeit als Erhebungsinstrument messbar wird, müssen die Inhalte (bspw. Items, die Pflegebedürftigkeit anzeigen) entsprechend ihrer Verhältnisse und Beziehungen zueinander in eine abbildbare Struktur gebracht werden. Das umfasst Fragen zu den Abstraktionsebenen (Dimensionen) des Konstrukts und den Zusammenhängen der Inhalte zwischen den Dimensionen. Beispielsweise müsste für die Annahme, dass sich Pflegebedürftigkeit in die Dimensionen Kognition, Selbstversorgung, Mobilität und Feinmotorik unterteilt, geprüft werden, welche Einflüsse zwischen den jeweiligen Dimensionen bestehen. Die Anpassungen des Struktur- und Messmodell an die operationalisierte Aufgabe eines Erhebungsinstruments können empirisch durch statistische Verfahren überprüft und weiterentwickelt werden. Dieser Methodeneinsatz zur Validierung des Struktur- und Messmodells ermöglicht einen Erkenntnisgewinn für die Weiterentwicklung der theoretischen Grundlagen (Brühl, 2012).

Anmerkungen:

Der methodische Ansatz in diesem Beitrag zielt darauf ab, die Strukturen innerhalb und zwischen den Modulen zu untersuchen. Dies geschieht durch die Analyse häufig auftretender Profilmuster zu Daten von Pflegebedürftigen, die sich aus bestimmten Merkmalskombinationen der NBA-Items zusammensetzen. Dadurch können Abhängigkeiten zwischen den Modulen aufgedeckt und beschrieben werden.

2.1.2 Anwendungen der Multiplen Korrespondenzanalyse in Kombination mit der hierarchischen Clusteranalyse

Ein zentraler Punkt, der in den vorangegangenen Anmerkungen mehrfach diskutiert wurde, bezieht sich auf die Anwendung der Methoden, die in den Prozess der Instrumentenentwicklung eingebunden werden können. Darin wird gefordert, dass die Inhalte und das zugehörige Struktur- und Messmodell expliziert und während der Instrumenten-Konstruktion immer wieder auf seine Passung hin überprüft werden sollten (Brühl, 2012). Bezugnehmend darauf wird in dieser Arbeit gezeigt, dass neben den Verfahren, die ein explizites Struktur- und Messmodell prüfen können, insbesondere auch explorative Verfahren für den Entwicklungs- und Optimierungsprozess hilfreich sein können. Exploration spielt eine bedeutsame Rolle für die Bildung wissenschaftlicher Theorien in der Grundlagenforschung und kann in den Prozess der Instrumentenentwicklung eingebunden werden (Bergmann & Brühl, 2017). Das liegt darin begründet, dass diese Verfahren keine gezielten Vorannahmen benötigen, um die Strukturen und Zusammenhänge in den Daten aufzudecken. Dennoch ist anzumerken, dass der Forschungsprozess nicht völlig offen ist, weil Entscheidungen über Datenquellen und über die Methodologie die Exploration vorstrukturieren (Teigeler, 2017).

Zu den multivariaten statistischen Analysemethoden, die tendenziell induktiv vorgehen, indem sie Gliederungsvorschläge machen, aus denen die Forschenden nach Maßgabe von Plausibilität und theoretischer Interpretierbarkeit geeignete Varianten auswählen können, gehören datenreduzierende Verfahren. Diese Methoden sind so konzipiert, dass die Art der Systematik nicht durch Hypothesen vorgegeben ist, sondern erst im Wechselspiel der Daten zueinander und den Interpretationen des Forschers entsteht. Aus diesen Gründen eignen sich solche Verfahren dazu, Impulse zur weiteren Anpassung der Inhalte bzw. zu der damit verbundenen Theorieentwicklung beizutragen.

Ein Verfahren, das ein solches Vorgehen ermöglicht, ist die multiple Korrespondenzanalyse (MCA). Die Korrespondenzanalysen sind verwandt mit bildgebenden, strukturentdeckenden Verfahren wie der Faktorenanalyse (metrisches Datenniveau) und der Multidimensionalen Skalierung (ordinales Datenniveau). Die Visualisierung der Daten erfolgt durch ein Skalierungsverfahren, das die „Korrespondenz“ zwischen den Variablen (kategoriales oder ordinales Datenniveau) in einem möglichst niedrigdimensionalen euklidischen Raum plottet. Die Anwendungsmöglichkeiten von Korrespondenzanalysen in der empirischen Sozialforschung wurden insbesondere durch Pierre Bourdieus Studie *„Die feinen Unterschiede“* bekannt. Der Soziologe Bourdieu nutzte die multiple Korrespondenzanalyse zur Strukturierung des sozialen Raums und konnte somit ein probates und leicht verständliches Mittel der Veranschaulichung von Relationen (Geschmack, Lebensstil usw.), die im sozialen Raum der französischen Gesellschaft in den 70er Jahre abbildbar waren, anwenden (Bourdieu & Russer, 2018).

So war Bourdieu wahrscheinlich der "empirischste" der berühmten Intellektuellen des späten 20. Jahrhunderts. Seine Arbeit wird oft anhand umfangreicher Analysen veranschaulicht, die die im Feld gesammelten Daten über verschiedene methodische Zugänge darstellen (Grenfell & Lebaron, 2014):

> *"If I make extensive use of correspondence analysis, in preference to multivariate regression, for instance, it is because correspondence analysis is a relational technique of data analysis whose philosophy corresponds exactly to what, in my view, the reality of the social world is. It is a technique which 'thinks' in terms of relation, as I try to do precisely in terms of field". (Bourdieu & Wacquant, 1992).*

Seitdem ist die Anwendung der MCA, insbesondere zur Analyse kleiner Datensätze aus Erhebungen mit Fragebogen (Survey-Studien), zunehmend (Le Roux & Rouanet, 2010). Diese Entwicklung ist auf Anwendungsvorteile des Verfahrens zurückzuführen. Bei der MCA handelt es sich um eine vielseitig einsetzbare Methode, da keine zugrundeliegenden Verteilungsannahmen erforderlich sind, sodass alle Arten kategorialer Daten analysiert werden können. Des Weiteren kann die MCA sinnvoll mit weiteren statistischen Methoden kombiniert werden, wie Clusteranalysen oder Log-Lineare Modelle (Guinot et al., 2001; Panagiotakos & Pitsavos, 2004). Die Kombination aus MCA und einer agglomerativen hierarchischen Clusteranalyse (AHC) kann im Bereich der Pflegeforschung als innovativ angesehen werden (Brühl & Fried, 2020). So wurden weder diese Methoden noch vergleichbare multivariate strukturentdeckende Verfahren im Entwicklungsprozess des NBA angewandt und werden für die Instrumentenentwicklung im Regelfall nicht berücksichtigt (Brühl, 2012). In anderen forschungsnahen Disziplinen zur Pflegewissenschaft wie beispielsweise den Gesundheitswissenschaften, Public Health oder auch den Wissenschaften, die im Bereich der Versorgungsforschung (Medizin, Gesundheitssoziologie usw.) agieren, finden MCA und AHC Anwendung in der Forschung. Dies kann anhand der nachfolgenden Beispiele konkretisiert werden. So wird in einer Studie von Costa et al. die MCA zur Erkennung und Darstellung von zugrunde liegenden Strukturen in großen Datensätzen für die Untersuchung des kognitiven Alterns genutzt. Ziel ist es, die Zusammenhänge zwischen kognitiven, klinischen, physischen und Lifestyle-Variablen zu erkennen und zu untersuchen (Costa, Santos, Cunha, Cotter, & Sousa, 2013). In einer weiteren Studie werden elektronisch erfasste Gesundheitsdaten untersucht, um ein besseres Verständnis zur Dynamik von Krankenhauseinweisungen zu bekommen. Dazu wurden Krankenhausaufnahme-Daten in Verbindung mit Informationen zum Umfeld, in dem Patienten aufgenommen wurden, wie Personalausstattung und Krankenhaustyp, untersucht. Die Multiple Korrespondenzanalyse wurde angewandt, um wichtige Variablen im Zusammenhang mit Aufnahme- und Mitarbeiterdaten zu untersuchen (Yang, Good, Khanna, & Boyle, 2017).

Weitere Ergebnisse zeigen, dass sich die Methodenkombination von MCA und AHC (MCA-AHC) sinnvoll in der organisationsbezogenen Pflege- und Versorgungsforschung anwenden lassen. Das MCA-AHC-Methodenset eignet sich, um Zusammenhänge von Merkmalen wie die jeweiligen personellen, sozialen, materiellen und versorgungsbezogenen Strukturen und Prozesse, zwischen den verschiedenen Gesundheitsinstitutionen aufzudecken und zu beschreiben (Bergmann et al., 2020).

2.2 Performanz-Items zur Motorik der oberen Extremitäten – Bewegungsabläufe in alltagsrelevanten Handlungen

Die Skalenkonstruktion zu den Performanz-Items adressiert im Schwerpunkt die Kritik zur Durchführungsobjektivität an den NBA-Modulen aus dem **Kapitel 1.1.2 Das Neue Begutachtungsassessment als wissenschaftliches Prüfverfahren**. Dies wird konkret anhand der Konstruktionskriterien zu den Items verdeutlicht. Inhaltlich orientiert sich die gewählte modulare Struktur des NBA in vieler Hinsicht an etablierten Assessmentinstrumenten und Klassifikationssystemen. So weisen die Bereiche Selbstversorgung, Mobilität und Kommunikation auch eine zentrale Bedeutung in der Internationalen Klassifikation der Funktionsfähigkeit, Behinderung und Gesundheit (ICF) auf (Schuntermann, 2009). Diese und weitere Bereiche, wie beispielsweise „Allgemeine Aufgaben und Anforderungen", „Interpersonelle Interaktionen und Beziehungen", „Bedeutende Lebensbereiche" usw., sind in der ICF unter den Konzepten von Aktivitäten und Teilhabe wiederzufinden.

Inhaltlich können die Performanz-Items zur Motorik der oberen Extremitäten als ergänzender Bereich zur Mobilität (überwiegend Kriterien zur Beweglichkeit der unteren Extremitäten) und als Bestandteil der Bereiche „Selbstversorgung" und „Allgemeine Aufgaben und Anforderungen" verstanden werden. Für die Konstruktion der Performanz-Items standen insbesondere die Bewegungsabläufe und die damit verbundene Performanz-Leistung, die die Durchführungsobjektivität für die Bewertung gewährleisten soll, im Vordergrund. Zugleich wurden die Items gezielt so konzipiert, dass sich diese Bewegungsabläufe durch Handlungen im Umgang mit Alltagsgegenständen durchführen lassen. So orientieren sich die Items und die für die Bewertung relevanten Bewegungsabläufe, die in den nachfolgenden Unterkapiteln vorgestellt werden, am Umgang mit Geldmünzen,

Handtüchern, Wasserflaschen und Papierblättern im DIN A4-Format. Dem liegt die Annahme zu Grunde, dass die Menschen im Verlauf ihres Lebens (vor Eintritt der Pflegebedürftigkeit) Tätigkeiten wie Münzgeld handhaben, ein Glas Wasser einschenken, ein Handtuch falten und ein Blatt Papier wenden geläufig sind. Die Bewertungsskala der Performanz-Items orientiert sich an den NBA Modulen und entspricht somit einer 4-stufigen Ordinalskala, die die motorischen Fähigkeiten einstuft. Der Schwerpunkt für die Item-Konstruktion lag auf der Durchführungsobjektivität bei der Bewertung der Fähigkeiten. Dies sollte durch eine strikte Kopplung von Handlungsschritten (Bewegungsabläufen) mit der vierstufigen Punktbewertung gewährleistet werden. Ein Beispiel, bei dem diese Umsetzung gelungen ist, ist das Item „Einschenken". Dabei konnte die Performanz-Leistung in drei separate Handlungsschritte unterteilt werden, sodass sich die Bewertungslogik (0 bis 3 Punkte) an der Umsetzung dieser Schritte orientiert. Jeder dieser Bewegungsabläufe erfordert unterschiedliche motorische Fähigkeiten und kann auch separat, also unabhängig von den anderen Schritten, ausgeführt werden. So erfordert das Wenden eines Glases eine Drehbewegung des Unterarms (Supination) bei gleichzeitigem Greifen und Halten des Glases. Das Ausschenken mit der Flasche erfordert neben der Drehbewegung des Unterarms (Pronation) eine Kraftleistung zum Halten der Flasche. Das Öffnen der Flasche erfordert Fingerfertigkeit durch eine Dreifinger-Zufassung und die notwendige Kraftanstrengung zum Aufdrehen des Verschlusses. Die detaillierte Itembeschreibung ist im **Unterkapitel 2.2.6 Einschenken** dargestellt.

Im Gegensatz zu dem Item „Einschenken", geht es bei dem Item „Münzen stapeln" mehr um Geschicklichkeit und Fingerfertigkeit als um Kraftleistungen. Die Separierung von Bewegungsabläufen gestaltete sich bei dem Item „Münzen stapeln" schwieriger. Aus diesem Grund wurden hier Anhaltsgrößen als Bewertungsgrundlage für die Performanz-Leistung definiert. So ist beispielsweise das Anreichen der Münzen zum Stapeln als Unterstützung definiert, weil eine wesentliche Anforderung des Performanz-Items „Münzen stapeln" im Auflesen der Münzen von der Tischoberfläche liegt. Zwei (Münzen stapeln und Blatt wenden) der insgesamt sechs Performanz-Items beinhalten vergleichbare Bewegungsabläufe und unterscheiden sich ausschließlich hinsichtlich der durchzuführenden Extremitäten. Das bedeutet, dass die Items einmal linksseitig (Durchführung mit linkem Arm/Hand) und einmal rechtseitig (Durchführung mit rechtem Arm/Hand) abgefragt werden. Das ist auf die Überlegung zurückzuführen, dass chronische Erkrankungen im Alter, wie beispielsweise Apoplexie (Hemiparese) zu einseitigen Fähigkeitseinschränkungen führen und diese Fähigkeitsunterscheide anhand Items sichtbar werden.

Eine weitere Konstruktionsanforderung an die Performanz-Items bestand darin, dass die Durchführung möglichst Setting-unabhängig sein sollte. Das bedeutet, dass die zur Anwendung benötigten Materialien einfach zu beschaffen sind und dass keine räumlichen Anforderungen wie beispielsweise das Vorhandensein einer Treppe, zur Durchführung der Items erforderlich sind. So ist der Materialaufwand auf Papierblätter, Münzgeld, eine Flasche Wasser und ein Handtuch begrenzt, um möglichst niederschwellige Anforderungen an die Item-Abfrage zu stellen.

Aus der testtheoretischen Perspektive wurden die folgenden zwei Punkte zur Konstruktion der Performanz-Items in Betracht gezogen und entsprechende Annahmen/Anforderungen formuliert:

- Die Items weisen starke inhaltliche Bezüge zueinander auf, weshalb die Annahme besteht, dass alle Items eine eindimensionale Skala bilden und entsprechend miteinander korrelieren.
- Die Anforderungen variieren zwischen den Performanz-Items. So sind Items zur linksseitigigen und zur rechtseitigen Durchführung konzipiert. Eine Steigerung des Schwierigkeitsniveaus ist durch das Item „Handtuch falten“ gegeben, das den koordinierten Einsatz beider Arme und Hände voraussetzt. Folglich besteht die Annahme, dass sich die Performanz Items in ihren Schwierigkeitsniveaus unterscheiden.

Zusammenfassend ist festzuhalten, dass die Konzeption der Performanz-Items nicht auf einer eigens definierten Bezugstheorie basiert und somit auch kein Anspruch auf eine vollständige Abbildung zur Motorik der oberen Extremitäten erhoben wird. Es geht vielmehr darum, durch die zuvor aufgeführten Konstruktionskriterien, die eine möglichst objektiv zu bewertenden Performanz-Leistung gewährleisten sollen, eine alternative Itemkonstruktion zu den NBA-Modulen abzubilden, die einen Vergleich in den MCA-AHC Ergebnissen ermöglichen.

Es existieren zahlreiche Literaturquellen, die die Vorzüge von Performanz-Tests zu Fremdbeurteilungsinstrumenten thematisieren und hier nicht weiter aufgeführt werden. Um mit einem aussagekräftigen indirekten Zitat das Unterkapitel zu schließen, kann auf Guralnik et. al. verwiesen werden, die die Vorzüge von Performanz-Tests mit einer hohen Augenscheinvalidität, besserer Reproduzierbarkeit und größerer Veränderungssensitivität, insbesondere für quantitative Messungen definieren (Guralnik, Branch, Cummings, & Curb, 1989).

2.2.1 Linkshändig Münzen stapeln

Eine 2-Euro Münze, eine 1-Euro Münze und eine 10-Cent Münze müssen ihrer Größe nach übereinandergestapelt werden, sodass die jeweils kleinere Münze vollständig auf der Kreisoberfläche der größeren Münze(n) aufliegt (Bild 2). Die Münzen liegen zu Beginn der Versuchsanordnung in greifbarer Nähe auf der Tischoberfläche, unmittelbar vor der Versuchsperson, verteilt. Die Verteilung der Münzen erfolgt nach einer zufälligen Anordnung auf dem Tisch (Bild 1). Die beschriebenen Bewegungsabläufe werden mit der linken Hand durchgeführt.

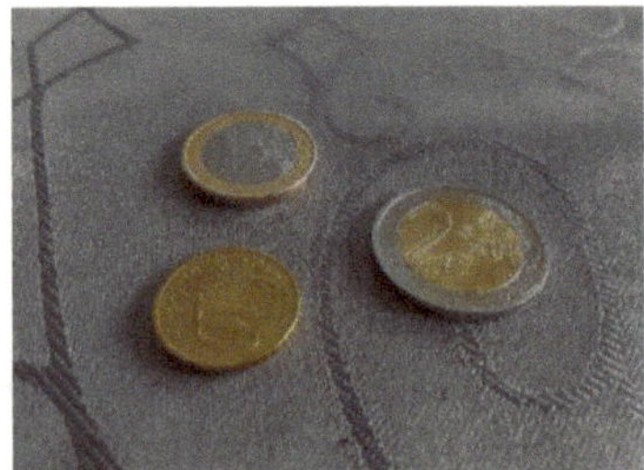

Bild 1: Startverteilung

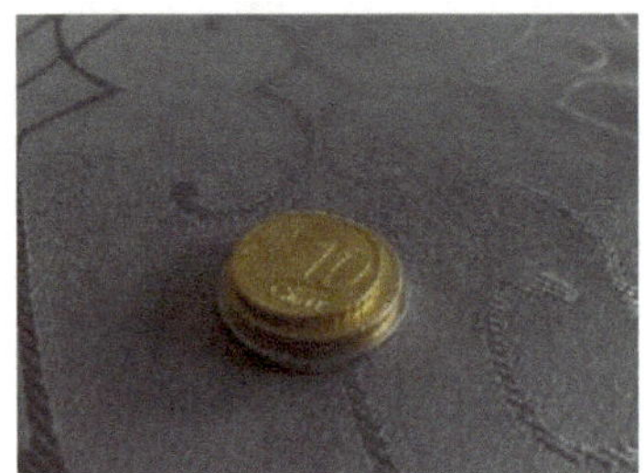

Bild 2: Stapel (fertig)

Anmerkung: Es wird nicht vorausgesetzt, dass der Bewohner „selbstständig“, in stabiler Sitzposition, vor einem Tisch sitzt. Die Prüfung kann in aufrechter Sitzposition im Bett, mit Hilfe eines Nachttischs, durchgeführt werden. Das Item dient der Erfassung von feinmotorischen Fähigkeiten und sollte möglichst unabhängig von der kognitiven Leistungsfähigkeit beurteilt werden. Um diese Anforderung zu erfüllen, ist eine detaillierte (kommunikative) Anleitung zu den einzelnen Bewegungsabläufen notwendig.

Die Fähigkeit ist

0: vorhanden:	Die Person kann die Münzen selbstständig stapeln.
1: größtenteils vorhanden:	Die Person hat leichte Schwierigkeiten beim sorgfältigen Aufstapeln der Münzen. Bsp.: Die Auflageflächen der gestapelten Münzen überlappen die unteren Münzen usw.

2: in geringem Maße vorhanden:	Die Person kann die Münzen nicht ohne aktive Hilfe stapeln. Bsp.: Die Münzen müssen angereicht werden, weil die Person die Münzen nicht von der Tischoberfläche auflesen kann usw.
3: nicht vorhanden:	Die Person kann die Münzen weder vom Tisch auflesen noch stapeln.

2.2.2 Rechtshändig Münzen stapeln

Eine 2-Euro Münze, eine 1-Euro Münze und eine 10-Cent Münze müssen ihrer Größe nach übereinandergestapelt werden, sodass die jeweils kleinere Münze vollständig auf der Kreisoberfläche der größeren Münze(n) aufliegt (Bild 2). Die Münzen liegen zu Beginn in greifbarer Nähe auf der Tischoberfläche, unmittelbar vor der Versuchsperson, verteilt. Die Verteilung der Münzen erfolgt nach einer zufälligen Anordnung auf dem Tisch (Bild 1). Die beschriebenen Bewegungsabläufe werden mit der rechten Hand durchgeführt.

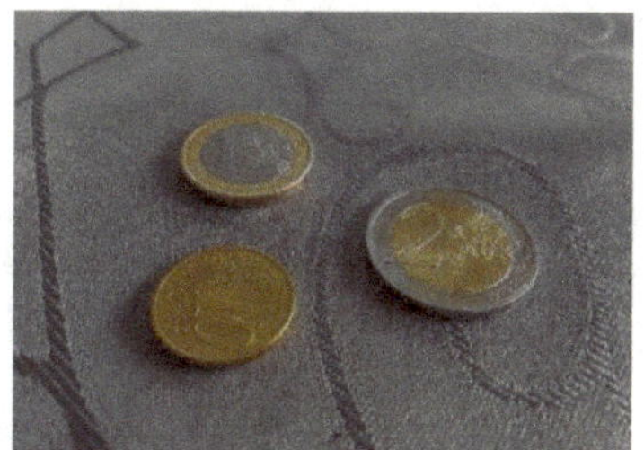

Bild 1: Startverteilung

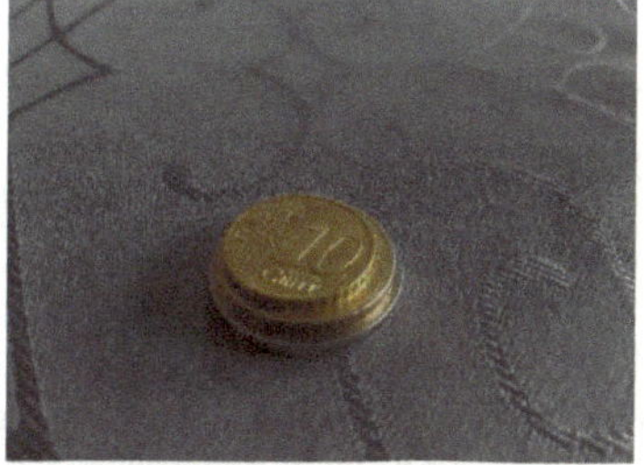

Bild 2: Stapel (fertig)

Anmerkung: Es wird nicht vorausgesetzt, dass der Bewohner „selbstständig“, in stabiler Sitzposition, vor einem Tisch sitzt. Die Prüfung kann in aufrechter Sitzposition im Bett, mit Hilfe eines Nachttischs, durchgeführt werden. Das Item dient der Erfassung von feinmotorischen Fähigkeiten und sollte möglichst unabhängig von der kognitiven Leistungsfähigkeit beurteilt werden. Um diese Anforderung zu erfüllen, ist eine detaillierte (kommunikative) Anleitung zu den einzelnen Bewegungsabläufen notwendig.

Die Fähigkeit ist

0: vorhanden:	Die Person kann die Münzen selbstständig stapeln.
1: größtenteils vorhanden:	Die Person hat leichte Schwierigkeiten beim sorgfältigen Aufstapeln der Münzen. Bsp.: Die Auflageflächen der gestapelten Münzen überlappen die unteren Münzen usw.
2: in geringem Maße vorhanden:	Die Person kann die Münzen nicht ohne aktive Hilfe stapeln. Bsp.: Die Münzen müssen angereicht werden, weil die Person die Münzen nicht von der Tischoberfläche auflesen kann usw.
3: nicht vorhanden:	Die Person kann die Münzen weder vom Tisch auflesen noch stapeln.

2.2.3 Handtuch falten

Ein Handtuch mit den Maßen 40 x 60 muss dreifach in quadratischer Form gefaltet werden. Die Tischoberfläche kann als Ablage zum Falten des Handtuchs verwendet werden. Die einzelnen Faltungsschritte (Bilder 1–3) erfolgen jeweils entlang der längsten Kante des Handtuchs, sodass die Kante des Handtuchs bei jedem Faltungsschritt (insgesamt 3-fach) gewechselt werden muss. Das fertige Ergebnis der Variablen „Handtuch falten“ wird durch Bild 4 dargestellt.

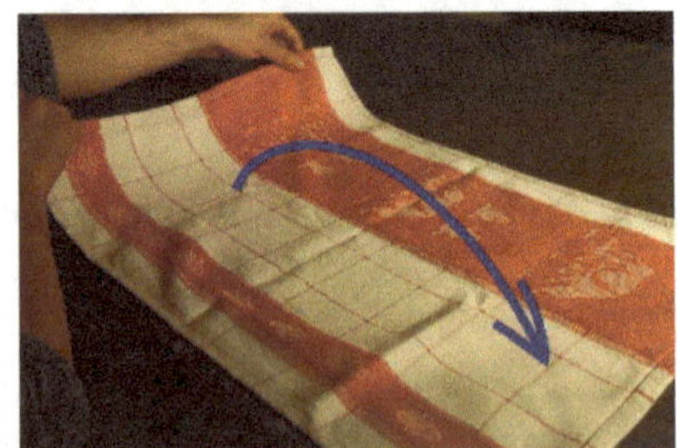

Bild 1: Erste Faltung

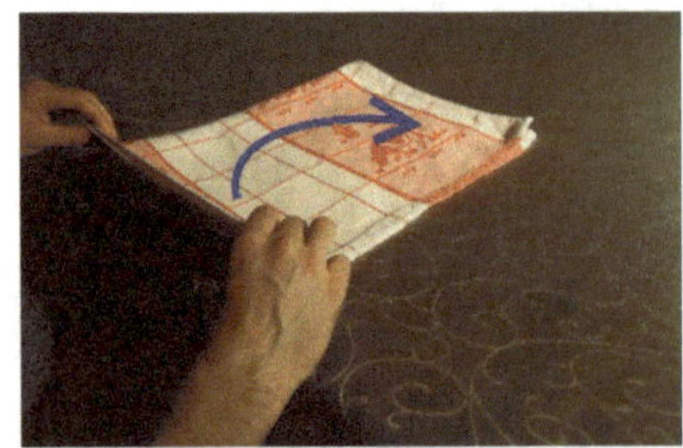

Bild 2: Zweite Faltung

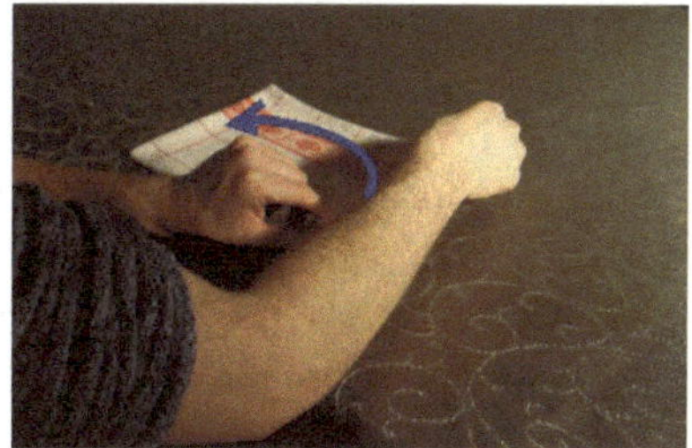

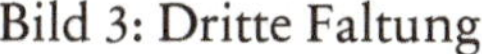

Bild 3: Dritte Faltung

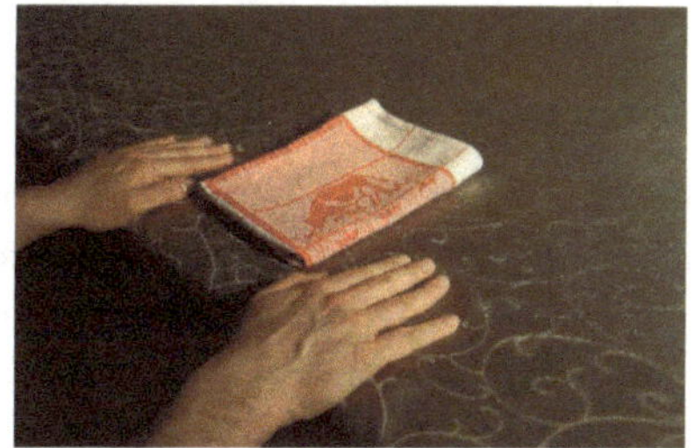

Bild 4: Handtuch falten (fertig)

Anmerkung: Es wird nicht vorausgesetzt, dass der Bewohner „selbstständig“, in stabiler Sitzposition, vor einem Tisch sitzt. Die Prüfung kann in aufrechter Sitzposition im Bett, mit Hilfe eines Nachttischs, durchgeführt werden. Das Item dient der Erfassung von feinmotorischen Fähigkeiten und sollte möglichst unabhängig von der kognitiven Leistungsfähigkeit beurteilt werden. Um diese Anforderung zu erfüllen, ist eine detaillierte (kommunikative) Anleitung zu den einzelnen Bewegungsabläufen notwendig.

Die Fähigkeit ist

0: vorhanden:	Die Person kann das Handtuch sorgfältig mit der Hilfe von beiden Händen (gleichzeitig) falten.
1: größtenteils vorhanden:	Die Person hat leichte Schwierigkeiten beim Falten des Handtuchs. Bsp.: Die Person kann die Enden des Handtuchs nicht mit beiden Händen gleichermaßen gut greifen; die Ecken des Handtuchs liegen nicht sorgfältig übereinander.
2: in geringem Maße vorhanden:	Die Person kann das Handtuch nicht ohne aktive Hilfe selbstständig falten. Bsp.: Die Ecken müssen angereicht werden.
3: nicht vorhanden:	Die Person kann die notwendigen Bewegungsabläufe nicht durchführen.

2.2.4 Linkshändig Blatt wenden

Ein Din A4 Blatt wird entlang der kurzen Seite im Abstand von ca. 5 cm zur Tischkante positioniert. Dies ist die Ausgangsposition vor jedem „einzelnen“ Bewegungsablauf. Das Blatt muss anschließend mit der linken Hand zur Tischkante gezogen werden und in die folgenden Richtungen gewendet werden (die Bilder illustrieren die drei Bewegungsabläufe beispielhaft für die linke Hand):

1) Die lange Seite des Blatts muss nach links gewendet werden.

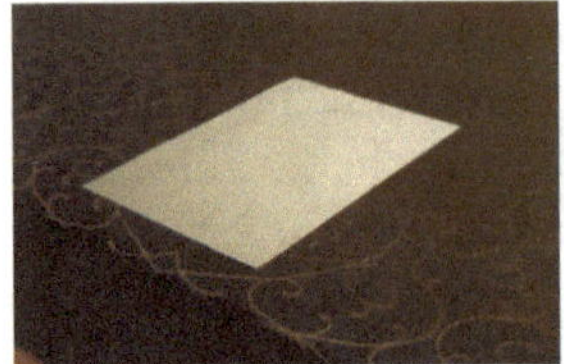

Bild 1: Ausgangsposition

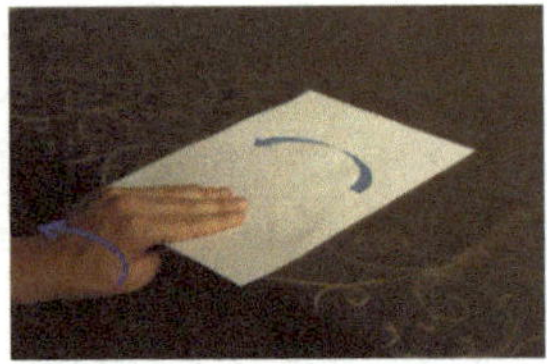

Bild 2: Blatt wenden (links)

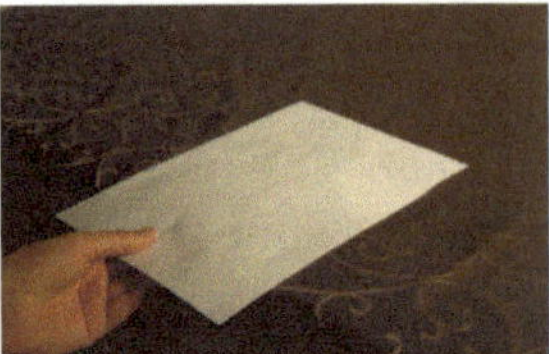

Bild 3: Ablauf 1 (fertig)

2) Die lange Seite des Blatts muss nach rechts gewendet werden.

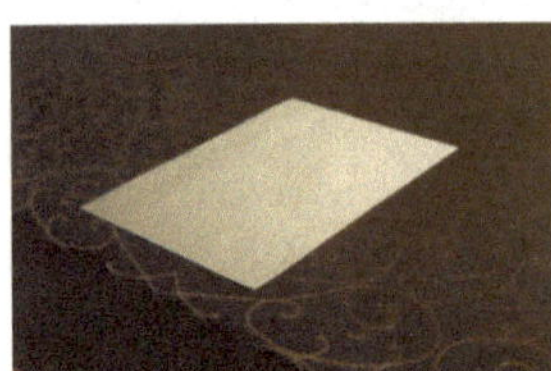

Bild 4: Ausgangsposition

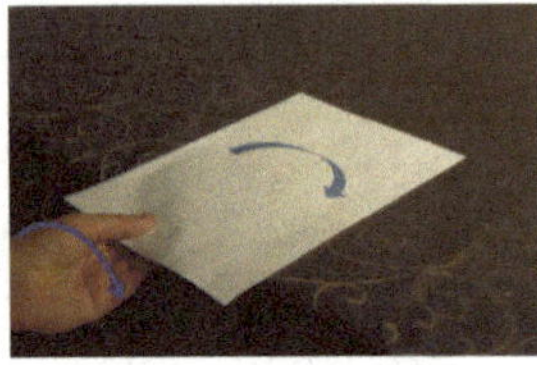

Bild 5: Blatt wenden (rechts)

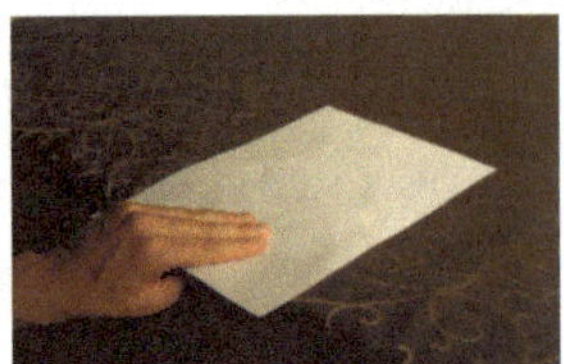

Bild 6: Ablauf 2 (fertig)

3) Die kurze Seite des Blatts muss nach vorne (zum Tisch hin) gewendet werden.

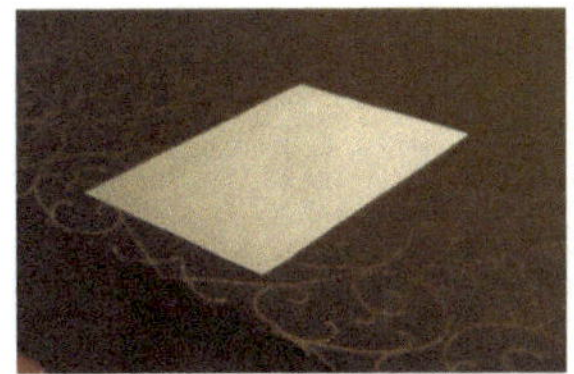

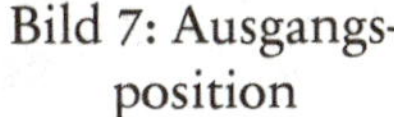

Bild 7: Ausgangsposition

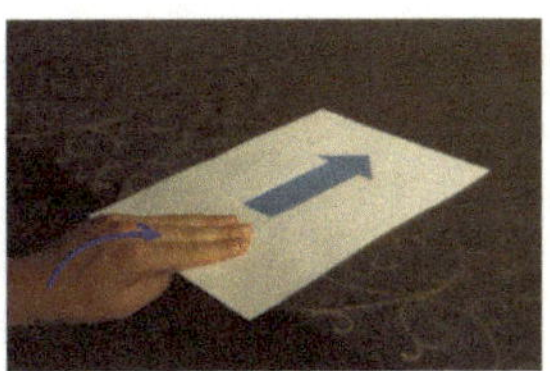

Bild 8: Blatt wenden (frontal)

Bild 9: Ablauf 3 (fertig)

Anmerkung: Es wird nicht vorausgesetzt, dass der Bewohner „selbstständig“, in stabiler Sitzposition, vor einem Tisch sitzt. Die Prüfung kann in aufrechter Sitzposition im Bett, mit Hilfe eines Nachttischs, durchgeführt werden. Das Item dient der Erfassung von feinmotorischen Fähigkeiten und sollte möglichst unabhängig von der kognitiven Leistungsfähigkeit beurteilt werden. Um diese Anforderung zu erfüllen, ist eine detaillierte (kommunikative) Anleitung zu den einzelnen Bewegungsabläufen notwendig.

Die Fähigkeit ist

0: vorhanden:	Die Person kann alle drei Bewegungsabläufe selbstständig durchführen.
1: größtenteils vorhanden:	Die Person kann mindestens zwei Bewegungsabläufe selbstständig durchführen.
2: in geringem Maße vorhanden:	Die Person kann mindestens einen Bewegungsablauf selbstständig durchführen.
3: nicht vorhanden:	Die Person kann keinen Bewegungsablauf selbstständig durchführen.

2.2.5 Rechtshändig Blatt wenden

Ein Din A4 Blatt wird entlang der kurzen Seite im Abstand von ca. 5 cm zur Tischkante positioniert. Dies ist die Ausgangsposition vor jedem „einzelnen“ Bewegungsablauf. Das Blatt muss anschließend mit der rechten Hand zur Tischkante gezogen werden und in die folgenden Richtungen gewendet werden (die Bilder illustrieren die drei Bewegungsabläufe beispielhaft für die rechte Hand):

1) Die lange Seite des Blatts muss nach rechts gewendet werden.

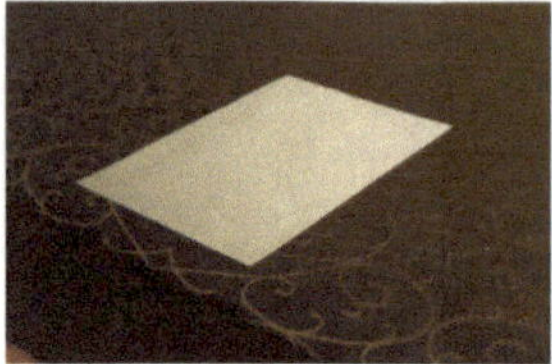
Bild 1: Ausgangsposition

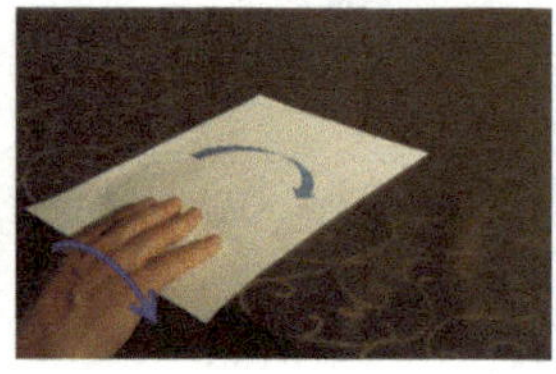
Bild 2: Blatt wenden (rechts)

Bild 3: Ablauf 1 (fertig)

2) Die lange Seite des Blatts muss nach links gewendet werden.

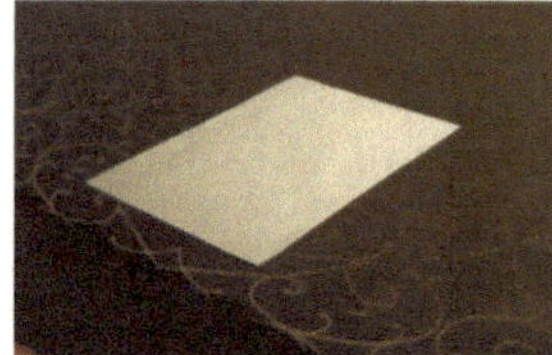
Bild 4: Ausgangsposition

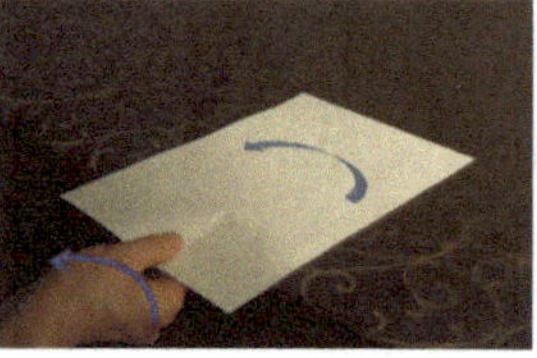
Bild 5: Blatt wenden (links)

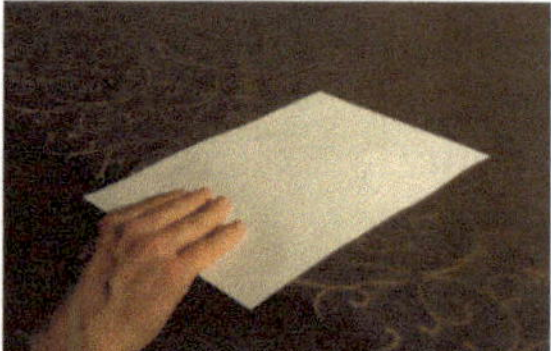
Bild 6: Ablauf 2 (fertig)

3) Die kurze Seite des Blatts muss nach vorne (zur Tischmitte hin) gewendet werden.

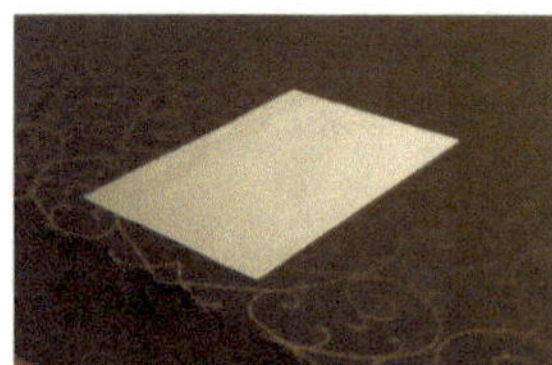
Bild 7: Ausgangsposition

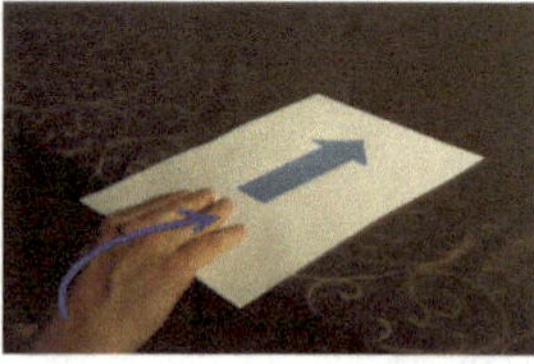
Bild 8: Blatt wenden (frontal)

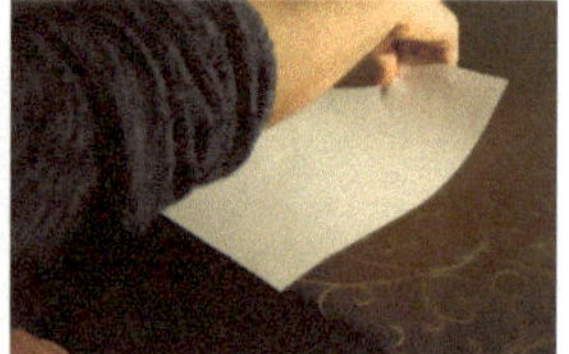
Bild 9: Ablauf 3 (fertig)

Anmerkung: Es wird nicht vorausgesetzt, dass der Bewohner „selbstständig", in stabiler Sitzposition, vor einem Tisch sitzt. Die Prüfung kann in aufrechter Sitzposition im Bett, mit Hilfe eines Nachttischs, durchgeführt werden. Das Item dient der Erfassung von feinmotorischen Fähigkeiten und sollte möglichst unabhängig von der kognitiven Leistungsfähigkeit beurteilt werden. Um diese Anforderung zu erfüllen, ist eine detaillierte (kommunikative) Anleitung zu den einzelnen Bewegungsabläufen notwendig.

Die Fähigkeit ist

0: vorhanden:	Die Person kann alle drei Bewegungsabläufe selbstständig durchführen.
1: größtenteils vorhanden:	Die Person kann mindestens zwei Bewegungsabläufe selbstständig durchführen.
2: in geringem Maße vorhanden:	Die Person kann mindestens einen Bewegungsablauf selbstständig durchführen.
3: nicht vorhanden:	Die Person kann keinen Bewegungsablauf selbstständig durchführen.

2.2.6 Einschenken

Ist der Bewohner in der Lage, ein Glas zu wenden, den Drehverschluss einer 1-Literflasche Wasser zu öffnen und Wasser einzuschenken? Das Item bezieht sich auf die feinmotorischen Fähigkeiten der Bewohner und erfordert die Durchführung von drei unabhängigen Bewegungsabläufen. Die Ausgangsposition (Bild 1) und die Bewegungsabläufe (Bild 2–4) werden, wie nachfolgend abgebildet, durchgeführt:

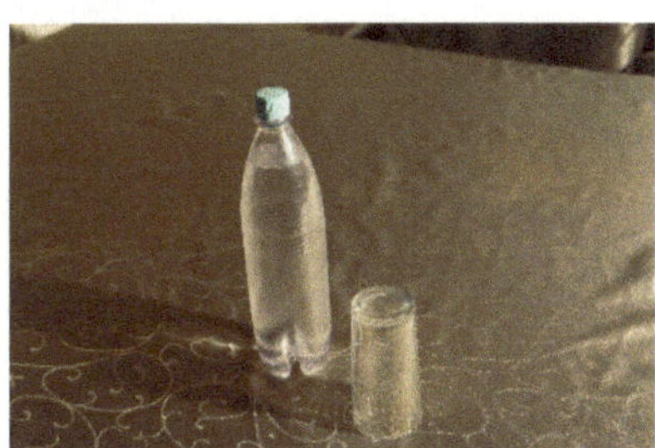

Bild 1: Ausgangsposition

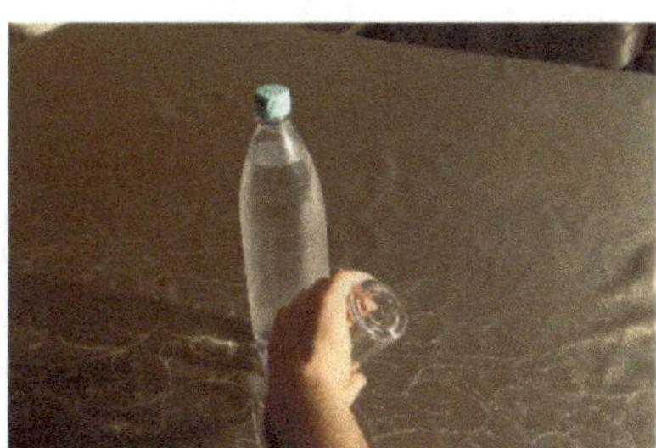

Bild 2: Glas wenden

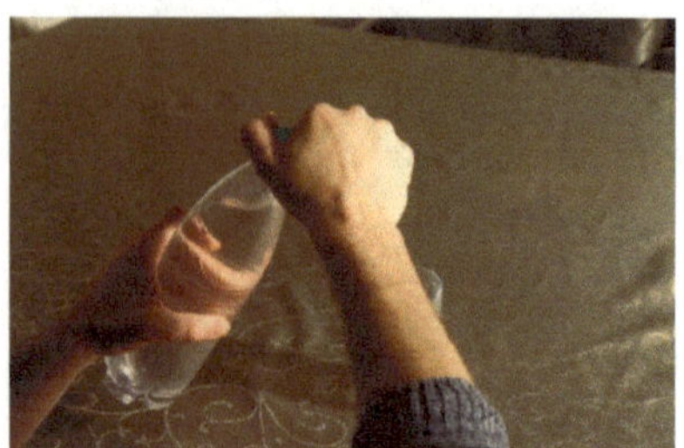

Bild 3: Öffnen (beidhändig)

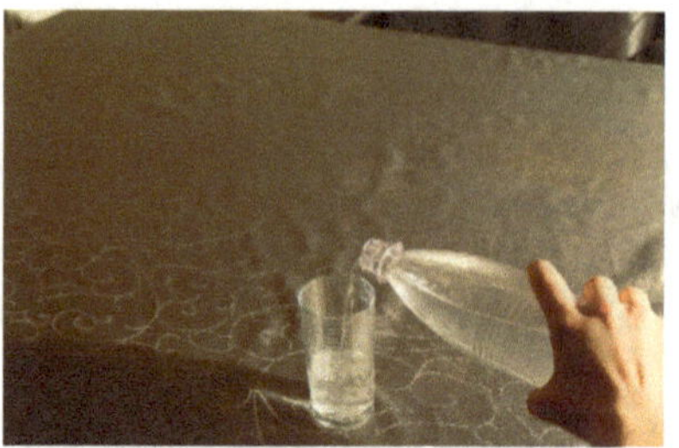

Bild 4: Wasser einschenken

1: Ausgangsposition

2: Bewohner wendet das Glas

3: Bewohner greift (fixiert) die Flasche mit einer Hand und öffnet den Drehverschluss mit der anderen Hand (beidhändig)

4: Bewohner schenkt Wasser in das Glas ein

Anmerkung: Es wird nicht vorausgesetzt, dass der Bewohner „selbstständig", in stabiler Sitzposition, vor einem Tisch sitzt. Die Prüfung kann in aufrechter Sitzposition im Bett, mit Hilfe eines Nachttischs, durchgeführt werden. Das Item dient der Erfassung von feinmotorischen Fähigkeiten und sollte möglichst unabhängig von der kognitiven Leistungsfähigkeit beurteilt werden. Um diese Anforderung zu erfüllen, ist eine detaillierte (kommunikative) Anleitung zu den einzelnen Bewegungsabläufen notwendig.

Die Fähigkeit ist

0: vorhanden:	Die Person kann alle drei Bewegungsabläufe selbstständig durchführen.
1: größtenteils vorhanden:	Die Person kann mindestens zwei Bewegungsabläufe selbstständig durchführen.
2: in geringem Maße vorhanden:	Die Person kann mindestens einen Bewegungsablauf selbstständig durchführen.
3: nicht vorhanden:	Die Person kann keinen Bewegungsablauf selbstständig durchführen.

3 Ziele

Eine allgemeine methodische Zielsetzung dieser Arbeit ist es, die Möglichkeiten der datenstrukturierenden Verfahren MCA und AHC zur Prüfung und Entwicklung von Assessmentinstrumenten in der Pflegewissenschaft zu beurteilen. Dabei wird in der Anwendung auf die NBA-Module und auf die Performanz-Items zur Motorik der oberen Extremitäten geprüft, ob sich die Ordinalität und die inhaltliche Struktur (Dimensionalität) dieser Items dazu eignen, eine stabile Typenbildung von Pflegebedürftigen zu generieren. Dem liegt die Annahme zu Grunde, dass sich die Pflegebedürftigen über die Ausprägungen (je nach Schwere der Pflegebedürftigkeit) der Items voneinander unterscheiden. Die Unterscheidung zwischen den Gruppen (Typen) sollte durch die Bewertungslogik der Items begründet sein, was sich im Falle der NBA-Module und der Performanz-Items auf die differenzierte Erfassung der Selbstständigkeit und Fähigkeiten eines Menschen bezieht. Es ist zu erwarten, dass das Maß der Selbstständigkeit bzw. die Ausprägungen von Fähigkeiten eine Auswirkung auf den Schweregrad der Pflegebedürftigkeit hat und sich darüber hinaus in unterschiedlichen Pflege- und Betreuungszeiten niederschlägt.

Eine weitere Zielsetzung ist durch die Analyse der Performanz-Items der oberen Extremitäten gegeben, die im Gegensatz zu den NBA-Modulen, wie in **Kapitel 1.1.2 Das Neue Begutachtungsassessment als wissenschaftliches Prüfverfahren** beschrieben, ihre Bewertungslogik an Performanz-Tests ausrichten. Hier wird untersucht, ob die dadurch gegebene Interpretations- und Durchführungsobjektivität zur besseren Differenzierung der Fähigkeiten der Pflegebedürftigen führt und inwieweit die Bewertungen der feinmotorischen Handlungsabläufe mit den NBA-Modulen korrespondieren.

Der Schwerpunkt der Arbeit liegt somit auf der Entwicklung einer Typologie von Pflegebedürftigen, die anhand der Variablen des Neuen Begutachtungsassessment und der Performanz-Items exploriert wird. Dadurch sollen Unterschiede zwischen den Pflegebedürftigen aufgedeckt und die Zusammenhänge zwischen- und innerhalb der Module beschrieben werden. Dazu lassen sich die nachfolgenden zwei Ziele konkreter formulieren:

1) Ziel ist es, Analysen zu den einzelnen NBA-Modulen und den Performanz-Items durchzuführen, die eine **Typenbildung von Pflegebedürftigen** ermöglichen. Dabei gilt es Items zu identifizieren, die sich gut zur **Unterscheidung von Pflegebedürftigen** eignen und **Aussagen über den Schweregrad** (Grad der Selbstständigkeit bzw. Fähigkeit) ermöglichen.
2) Im Gegensatz zu den NBA-Items, deren Erhebungen überwiegend auf **Fremdeinschätzungen basieren**, werden die Variablen zur **Motorik der oberen Extremitäten als Performanz-Items** erhoben. Zielsetzung ist es zu untersuchen, ob Unterschiede in der **Differenzierungsfähigkeit und Messgenauigkeit** in den Analysen zu erkennen sind und inwieweit die Performanz-Items der inhaltlichen Bewertungslogik (Erfassung der Selbstständigkeit und Fähigkeiten eines Menschen) des NBA folgen.
3) Ein weiterführendes Ziel besteht darin, **Zusammenhänge (Abhängigkeiten) zwischen den Modulen** zu beschreiben, die durch **häufiges Vorkommen bestimmter Profile** von Pflegebedürftigen beschrieben werden können.

4 Methoden

In diesem Kapitel erfolgt sowohl eine Beschreibung zu dem Studiendesign, den teilnehmenden Personengruppen und der Datenerhebung als auch eine ausführliche Einführung in die statistischen Methoden. Da die hier angewandte Methodik einem selten rezipierten Ansatz in pflegewissenschaftlichen Untersuchungen entspricht, liegt ein Schwerpunkt auf den Erläuterungen zu den Eigenschaften der statistischen Verfahren, die stets an anschaulichen Beispielen dargestellt werden. Somit dienen die Darstellungen dieses Kapitels der besseren Nachvollziehbarkeit der Ergebnisse.

4.1 Studiendesign

Die Erhebung fand für alle Bewohnervariablen einmalig statt, weshalb es sich bei der Untersuchung um eine Beobachtungsstudie im Querschnittdesign handelt. Die Datenerhebung erfolgte vom 01.02.2017 bis zum 30.11.2017. Der Zugang zu den Einrichtungen, in denen diese Datenerhoben wurden, ergab sich durch die PiBaWü-Studie (Brühl & Planer, 2019). Das Studiendesign entspricht einem explorativen Design, was sich auch im methodischen Ansatz zeigt, der als empirisch-quantitative Exploration definiert werden kann (Döring & Bortz, 2016). Diese Einordnung ist dadurch begründet, dass, abgesehen von der vordefinierten Datengrundlage in den **Kapiteln 4.2 Stichprobe und Studienteilnehmer und 4.3 Datenerhebung und Messung**, keine Vorannahmen zu den inhaltlichen Bezügen und zur Anzahl der untersuchten Pflegebedürftigkeitstypen (Cluster) existieren.

4.2 Stichprobe und Studienteilnehmer

Es handelt sich bei dieser Studie um eine Gelegenheitsstichprobe, da sich die Pflegeheime aus der Grundgesamtheit aller baden-württembergischen Pflegeheime freiwillig und somit aus eigenem Antrieb zur Teilnahme angemeldet haben. Insgesamt wurden zu 2693 Bewohnern und Bewohnerinnen Daten erfasst, die sich auf die Bewohnervariablen zur Pflegebedürftigkeit beziehen. Zu 1566 Bewohnern wurden Angaben zum Alter und zum

Geschlecht erfasst. Die Daten, die im Fokus dieser Untersuchung stehen, wurden auf 84 Wohnbereichen erhoben. Diese Wohnbereiche verteilen sich auf 55 Einrichtungen. Dabei handelt es sich um 30 Vollerhebungen, bei denen alle Wohnbereiche einer Einrichtung erfasst wurden und um 25 Teilerhebungen, bei denen nur bestimmte Wohnbereiche erfasst wurden.

Die teilnehmenden Einrichtungen verteilen sich dabei folgendermaßen auf die entsprechenden Spitzenverbände:

Tabelle 2: Anzahl der Einrichtungen nach Zugehörigkeit zu einem Spitzenverband

Spitzenverband	Anzahl
Caritas	21
DPWV	3
Diakonie	13
BPA	6
DRK	8
Kommunal/BWKG	4

Zu den Personengruppen, die entweder direkt in die Datenerhebung involviert waren oder als Probanden in die Studie eingeschlossen wurden, zählen die Pflegebedürftigen, die professionell Pflegenden, die Betreuungskräfte und die Altenpflegeschüler und -schülerinnen. Es folgt eine kurze Beschreibung dieser Personengruppen:

Unter professionellen Pflegenden werden im Kontext dieser Arbeit Altenpfleger und Gesundheits- und Krankenpflegerinnen aus den Einrichtungen verstanden, die in die Datenerhebung der Bewohnervariablen involviert waren. Die Altenpfleger und Altenpflegerinnen sind definiert durch eine dreijährige Ausbildung mit einer staatlich anerkannten Abschlussprüfung an einer Pflegefachschule.

Des Weiteren waren Betreuungskräfte, deren Finanzierung nach dem § 43b SGB XI geregelt ist, an der Datenerhebung beteiligt. Bei der dritten Personengruppe, die in die Datenerhebung involviert war, handelt es sich um ca. 600 Auszubildende der teilnehmenden Pflegeschulen aus Baden-Württemberg.

Im Fokus der Untersuchung standen die Bewohner und Bewohnerinnen der stationären Langzeitpflegeeinrichtungen aus Baden-Württemberg, die als Probanden an der Studie teilgenommen hatten. Diese Personengruppe ist durch verschiedene Personenmerkmale gekennzeichnet, zu denen u.a. Hochaltrigkeit, chronische und dementielle Erkrankungen zählen. Eine empirische Studie in Baden-Württemberg zeigt, dass ca. 62 Prozent der BewohnerInnen als primär psychisch krank zu bezeichnen sind. Dazu zählen Erkrankungen, wie die Demenz, die Schizophrenie und die Sucht (Blankenfeld, Schmückle, Widmaier-Berthold, & Tietze, 2015).

4.2.1 Ein- und Ausschlusskriterien

Die Einschlusskriterien der Studie richten sich nach Auftrag und Forschungsziel: Eingeschlossen in die Studie sind alle Pflegeheime in Baden-Württemberg, die einen Versorgungsvertrag nach § 72 SGB XI abgeschlossen haben, unabhängig vom Sitz des Trägers. Ausgeschlossen sind Einrichtungen bzw. Wohnbereiche, denen durch die Heimaufsicht ein Belegungsstopp auferlegt wurde. Abgesehen von sterbenden Menschen wurden alle Bewohner und Bewohnerinnen in die Studie eingeschlossen, die in diesen Pflegeeinrichtungen versorgt wurden.

4.3 Datenerhebung und Messung

In allen teilnehmenden Einrichtungen wurden die folgenden Daten erfasst:

Tabelle 3: Struktur der Datenerhebung

Variable Einheit	**Organisationsvariablen**	**Mitarbeitermerkmale**	**Bewohnervariablen**	**Qualitätsindikatoren**	**Pflege- und Betreuungszeit**
Einrichtung	Mitarbeiter	Mitarbeiter			
Wohnbereiche ohne Zeiterfassung	Mitarbeiter	Mitarbeiter			
Wohnbereiche mit Zeiterfassung	Mitarbeiter	Mitarbeiter	Mitarbeiter/ Betreuung	Mitarbeiter	Pflegeschüler kooperierender Pflegeschulen (kein Bewohner-kontakt im privaten Bereich)

Die *Tabelle 3* zeigt die Struktur der Datenerhebung. Für die die Datenerhebung wurden Multiplikatoren der teilnehmenden Einrichtungen durch das Projektteam geschult, die dann in den Einrichtungen sowohl die Datenerhebungen anleiteten und überwachten als auch für den Transfer der erfassten Daten zu Verfügung standen (Brühl & Planer, 2019). Dabei wurden die analyserelevanten NBA-Items zu den Modulen 1 bis 6, die in der *Tabelle 3* unter den Bewohnervariablen abgebildet sind, durch die professionell Pflegenden der jeweiligen Einrichtungen erhoben. Eine detaillierte Beschreibung dieser Items kann im Sozialgesetzbuch online eingesehen werden (Sozialgesetzbuch - Elftes Buch - Soziale Pflegeversicherung Anlage 2 (zu § 15), 2017).

Die Performanz-Items zur Motorik der oberen Extremitäten, die in der *Tabelle 3* grün umrandet sind und im **Kapitel 2.2 Performanz-Items zur Motorik der oberen Extremitäten** vorgestellt werden, sind gleichermaßen den Bewohnervariablen zugeordnet. Im Unterschied zu den NBA-Daten wurden die Daten durch die Betreuungskräfte erhoben.

Eine Übersicht zu den Variablen, den Kategorien und deren Kurznamen befindet sich einführend in jedem Ergebnisteil des **Kapitels 5 Ergebnisse.**

Ergänzend zu den Schulungen durch das Projektteam wurden Videos zu den Performanz-Items gedreht, zu denen die Betreuungskräfte jederzeit Zugriff hatten. Die Datenerhebung wurde während der regulären Arbeitszeit durchgeführt, um den gewohnten Ablauf für die Pflegebedürftigen und Menschen mit Demenz nicht zu stören. Da die Betreuungskräfte die BewohnerInnen kennen und mit ihnen regelmäßig spielerische Beschäftigungen und Aktivitäten durchführen, sind sie besonders geeignet für die Erhebung der Performanz-Items.

Aufgrund des regelmäßigen Kontaktes zwischen Betreuungskräften und Probanden war davon auszugehen, dass das Vertrauen groß ist, was möglicherweise zu Verzerrungen in der Datenerhebung führen kann. Um solchen Verzerrungen entgegenzuwirken, wurden u. a. folgende Situationen und Inhalte in den Multiplikatorenschulungen besprochen und kritisch reflektiert:

- Die aktive Übernahme von Handlungsabläufen
- Bevormundung bei der Anleitung
- Bloßstellen während der Durchführung, weil Probanden die Abläufe nicht verstehen oder motorisch nicht umsetzen können.

Des Weiteren wurde über die Eindeutigkeit/Trennschärfe der Bewertungsskala gesprochen. Die Lehrvideos dienten hierzu als Veranschaulichungsmaterial. Für die Datenerhebung der Performanz-Items wurden die folgenden Schritte berücksichtigt:

1.) Eine Bewohnerin wurde nach der Einwilligung zur Teilnahme an den Performanz-Items gefragt. Hierbei gab es eine mündliche Information zum wissenschaftlichen Verwendungszweck der Daten. Zusätzlich wurden die Bewohnerinnen und Bewohner schon im Vorfeld darüber informiert, ebenfalls die Vorsorgebevollmächtigten und gesetzlich Betreuenden.

2.) Einleitend wurden alle Bewegungsabläufe eines Items vorgeführt und erklärt.
3.) Die Durchführung wurde spielerisch gestaltet, sodass kein Leistungsdruck entstand. Keine Teilnehmerin soll sich „vorgeführt" fühlen. Die Erhebung der Performanz-Items fand nur in Gegenwart von Personen statt, die aktiv an den Abläufen teilnehmen.
4.) Bei Verständnisproblemen zu den Bewegungsabläufen wurde die Betreuungskraft dazu aufgefordert, die Bewohner verbal und assistiv zu unterstützen. Allerdings war abzuwägen, ob die Bewohner den Bewegungsablauf selbstständig durchführen konnten.
5.) Abschließend erfolgte eine Danksagung für die Teilnahme.

Die Zeiterfassung der Pflege- und Betreuungszeiten ist in der *Tabelle 3* blau umrandet und wurde durch die Auszubildenden der kooperierenden Pflegeschulen realisiert. Dazu wurde an drei aufeinanderfolgenden Tagen über 48 Stunden eine Vollzeiterhebung der bewohnerbezogenen Pflege- und Betreuungszeiten (keine Einzelleistungszeiten) durch Fremderfassung durchgeführt. Hierbei begleiteten die Auszubildenden über 48 Stunden alle in der Pflege und Betreuung eingesetzten Mitarbeiterinnen der beteiligten Einrichtungen. Dadurch war es möglich, dass die Gesamtleistungszeit je Bewohnerinnen ermittelt werden konnte. Die bewohnerbezogene Gesamtleistungszeit, die sich aus Pflege- und Betreuungszeiten zusammensetzt, umfasst die Arbeitszeit von Pflegefachkräften, Auszubildenden, ehrenamtlichen Arbeitskräften, angelernten Hilfskräften, Arbeitskräften des Bundesfreiwilligendienstes, Betreuungskräften nach dem § 43b SGB XI und Hauswirtschaftskräften. Die Zeiten, die die Bewohnenden in Gruppenbetreuungen verbracht haben, wurden anteilsmäßig den Bewohnerinnen und Bewohnern zugeordnet. Zudem erfolgte die Erhebung der personenbezogenen Bewohnermerkmale parallel im gleichen Zeitraum. Diese Organisation und Durchführung der bewohnerbezogenen Datenerfassung stellte eine Eigenleistung der beteiligten Einrichtungen dar (Brühl & Planer, 2019).

4.4 Forschungsethik

Das Ethikinstitut an der Philosophisch-Theologischen Hochschule Vallendar hat ein ethisches Clearing durchgeführt und kam zu der Beurteilung, dass von ethischer Seite her keine Bedenken zur Nutzung der Daten bestehen. Bei der ethischen Bewertung wurde besonderes Augenmerk auf die Performanz-Items und auf die Datensicherheit gelegt. Die Sicherheit wurde dadurch gewährleistet, dass die Daten unter einem Pseudonym erhoben und gemäß den Vorgaben der Datenschutzverordnung gespeichert wurden. In den nachfolgenden Subkapiteln werden die wesentlichen ethischen Aspekte, die Gegenstand des Clearings waren, thematisiert.

4.4.1 Mögliche Risiken für die Teilnehmenden

Da die Erhebung der Performanz-Items, die aktive Teilnahme der Bewohner erforderte, ergaben sich daraus folgende Risiken:

- Es besteht grundsätzlich die Gefahr, dass sich Bewohner bei den Bewegungsabläufen verletzen könnten.
- Es besteht die Gefahr, dass sich Bewohnerinnen gegen ihren Willen dazu genötigt fühlen, an der Datenerhebung teilzunehmen.

4.4.2 Vorbeugende Maßnahmen

Die Performanz-Items wurden so konzipiert, dass das physische und psychische Verletzungsrisiko möglichst gering ist. Die Datenerhebung erfolgt zu allen Items in sitzender Position am Tisch oder im Bett, sodass kein Sturzrisiko für die Bewohnerinnen bestand. Die Items dienen zur Erfassung von feinmotorischen Fähigkeiten in Alltagssituationen. Alle Bewegungsabläufe wurden anhand von Alltagsgegenständen (Wasserflaschen, Münzen, Handtuch und Papierblätter) durchgeführt und stellten die Bewohner vor keine gänzlich unbekannte Anforderung. Dabei handelt es sich um natürliche Bewegungsabläufe, die mit keinen erhöhten Risiken verbunden sind. Bewohnerinnen, bei denen aufgrund von pflegerischen oder medizinischen Diagnosen eine Gefährdung bestand, wurden von der Datenerhebung ausgeschlossen.

Ein Pretest wurde zur besseren Einschätzung möglicher Risiken und zur Qualitätsverbesserung von Erhebungsinstrumenten in einem der Wohnbereiche durchgeführt. An dem Pretest waren eine verantwortliche Projektmitarbeiterin, die Pflegedienstleitung, die Einrichtungsleitung und die Mitarbeiterinnen und Mitarbeiter des Wohnbereichs beteiligt. Es gab ausschließlich formale Anmerkungen zur Dokumentation der Datenerhebung und keine essenzielle Kritik zur Durchführung der Items.

4.4.3 Datenschutz

Weitere Maßnahmen betrafen den Datenschutz. Die Bewohner und Bewohnerinnen wurden namentlich in dem Tabellenblatt zur „Bewohnercodierung“ aufgelistet. Dadurch wurde automatisch jedem Bewohner und jeder Bewohnerin eine Identifikationsnummer zugeordnet. Es musste lediglich die von der PTHV übermittelte Identifikationsnummer für die Einrichtung eingetragen werden. Der Pseudonymisierungsprozess (Zuordnung der Identifikationsnummern) der Daten erfolgt durch die Datenerheber. Die Identifikationsnummern geben Auskunft über den Wohnbereich und über die Ausprägung der bewohnerbezogenen Variablen. Das Projektteam erhielt dadurch keine Informationen über den vollständigen Namen und das exakte Geburtsdatum, sodass eine direkte Zuordnung zur Person schwierig wird, was gemäß den Datenschutzbestimmungen als „Pseudonymisierung“ bezeichnet werden kann (§ 3 Abs. 6a BDSG). Die Weitergabe der Daten erfolgte ausschließlich auf lokalen Datenträgern und die endgültige Speicherung der Daten fand auf dem Server der PTHV statt, der ständigen Sicherheitskontrollen unterliegt.

Für die Untersuchung in diesem Beitrag sind ausschließlich die Ausprägungen der Bewohnervariablen relevant. Informationen zu Wohnbereichen oder zu anderen organisationsbezogenen Variablen, die mit den Bewohnern in Beziehung stehen, wurden nicht analysiert. Die Informationen zur Entschlüsselung der Identifikationsnummern wurden nicht weitergegeben. Dadurch ist die Identifizierung der betroffenen Bewohner unmöglich, weshalb man hier von anonymisierten Daten sprechen kann: „das Ersetzen des Namens und anderer Identifikationsmerkmale durch ein Kennzeichen zu dem Zweck, die Bestimmung des Betroffenen auszuschließen oder wesentlich zu erschweren.“ (§ 3 Abs. 6a BDSG)

4.4.4 Informierte Einwilligung

Die Einrichtungen wurden über die Dauer, die Ziele und den Zweck der Forschung informiert. Es wurde ausreichend Zeit geben, sodass auf alle aufgekommenen Fragen eingegangen wurde. Vor der Durchführung der Datenerhebung wurden den jeweiligen Zielgruppen angepasste, schriftliche, verständliche und vollständige Informationsmaterialien zur Verfügung gestellt, die es den Teilnehmenden ermöglichten, ihre informierte und freiwillige Einwilligung zur Teilnahme an der Studie zu geben („informed consent“). Eine Aufklärung über die Möglichkeit, die Einwilligung zur Teilnahme für die eigene Person zurückzuziehen, fand ebenfalls statt. Die Anonymität wurde sichergestellt und eine Nichtteilnahme hat keinerlei Folgen für die Betroffenen. Da die Erhebung der Performanz-Items eine aktive Teilnahme der Bewohnerinnen erforderte, wurden die Bewohner unmittelbar vor der Erhebung wiederholt gefragt, ob sie an der Studie teilnehmen möchten. Eine entsprechende Ablehnungsrate wurde einkalkuliert, sodass kein Interessenskonflikt zwischen den Forschungsinteressen und der Nichtteilnahme einzelner Bewohnerinnen bestand.

Die Informationsunterlagen für einwilligungsfähige Personen beinhalten Aussagen über die Ziele, Methoden, den Nutzen, eventuelle Risiken und vorgesehene Maßnahmen sowie über weitere relevante Aspekte der Studie (Schnell & Heinritz, 2006; World Medical Association, 2013). Die Mitarbeiter und Betreuungskräfte wurden 3 Monate vor der Datenerhebung informiert und hatten dementsprechend die Möglichkeit die Teilnahme zu verweigern.

4.5 Statistische Methoden

Die statistischen Analysen umfassen die Anwendung von multiplen Korrespondenzanalysen (MCA) und hierarchischen Clusterverfahren (AHC). Die Wahl der Methodenkombination ist dadurch begründet, dass es sich bei den analysierten Variablen zum NBA und den Motorik-Items überwiegend um kategoriale Daten handelt. Um eine Typologie zur Gruppeneinteilung von Pflegebedürftigen zu erstellen, ist es hilfreich effiziente Cluster-Analysetechniken anzuwenden, die auf Varianz-Minimierung basieren. Diese Verfahren erfordern intervallskalierte Daten. Aus diesem Grund wurde für die Dimensionsreduktion der kategorialen Daten zunächst eine MCA durchgeführt, die anschließend mit einer AHC kombiniert wurde. Die MCA ermöglicht als vorangehende Methode eine Transformation des Datenniveaus, indem die Pflegebedürftigen als geometrische Punktwolke über die sogenannten Standardkoordinaten abgebildet werden. Die AHC-Methode, die in einem weiteren Schritt das Varianz-Kriterium auf die Punktwolke der Pflegebedürftigen anwendet, eignet sich zur Identifizierung (Gruppierung) dieser geometrischen Strukturen (Blasius & Greenacre, 2014; Husson, Lê, & Pagès, 2017; Le Roux & Rouanet, 2010).

Zur Durchführung der statistischen Analysen wurde die Statistiksoftware R angewandt (R Core Team, 2018). Die Analysen der MCA und AHC erfolgten mit dem R-Paket FactoMineR (Lê, Josse, & Husson, 2008) und wurden mit Hilfe der Funktionen MCA und HCPC durchgeführt.

Die Abbildungen der Ergebnisplots wurden mit den R-Packages factoextra (Alboukadel Kassambara and Fabian Mundt, 2017) und corrplot (Wei & Simko, 2017) durchgeführt.

In den nachfolgenden Methodenkapiteln erfolgt zunächst eine Einführung in die Basiskonzepte der Korrespondenzanalyse (CA) und anschließend eine Beschreibung der MCA, die eine spezielle Anwendung der CA auf eine complete disjunctive table (CTD) darstellt. Die Methodenbeschreibung der CA in den Kapiteln **4.5.1 Inertia und Chi-Quadrat-Distanzen** und **4.5.3 Die Theorie zur Korrespondenzanalyse** orientiert sich an einem fiktiven pflegewissenschaftlichen Datenbeispiel. In dem Kapitel **4.5.4 Die Multiple Korrespondenzanalyse** und den zugehörigen Unterkapiteln fokussieren die Methodenbeschreibungen auf die Anwendung der vorliegenden Arbeit. In diesen Kapiteln sind einige Eigenschaften der MCA und der AHC erläutert, die für die Interpretation der jeweiligen Ergebnisplots relevant sind.

4.5.1 Inertia und Chi-Quadrat-Distanzen

In diesem Abschnitt wird das Konzept der Chi-Quadrat Distanzen von Greenacre (Greenacre, 2017) und das damit zusammenhängende Variationsmaß der Inertia vorgestellt. Die Basiskonzepte der Korrespondenzanalyse werden ausführlich erläutert, weil sie grundlegend zum Verständnis der weiterführenden Methodenabschnitte und des Analyseteils im **Kapitel 5 Ergebnisse** sind. Dazu wird ein Erklärungsansatz gewählt, der durch die Anwendung der Chi-Quadrat-Statistik an einer Kontingenztabelle eingeführt wird. Anschließend folgt ein konkretes Rechenbeispiel, wodurch geometrische Besonderheiten der Inertia und der Chi-Quadrat-Distanzen anschaulich dargestellt und beschrieben werden. Diese Vorgehensweise ist angelehnt an Beschreibungen von Greenacre und Blasius, die ausführliche Beiträge zur Korrespondenzanalyse verfasst haben (Blasius, 2001; Greenacre, 2017).

Der sogenannte Chi-Quadrat-Wert einer Kontingenztabelle berechnet sich aus der Summe der quadratischen Abweichungen zwischen den beobachteten und den zu erwartenden Werten aller Zellen, dividiert durch die jeweiligen Erwartungswerte. Die erwarteten Werte berechnen sich unter der Annahme der statistischen Unabhängigkeit der Variablen:

$$\chi^2 = \sum_{i=1}^{I} \sum_{j=1}^{J} \frac{(n_{ij} - \hat{n}_{ij})^2}{\hat{n}_{ij}}$$

Formel 1

Die *Formel 1* zur Berechnung des Chi-Quadrat-Wertes kann, in Worten ausgedrückt, als Summe über alle Zellen folgendermaßen beschrieben werden:

$$\chi^2 = \sum \frac{(beobachtete\ Häufigkeit - erwartete\ Häufigkeit)^2}{erwartete\ Häufigkeit}$$

Durch n_{ij} wird die empirisch beobachtete Häufigkeit, also die ermittelte Anzahl von Objekten oder Personen, in der $i - ten$ Zeile und $j - ten$ Spalte, beschrieben. $\hat{n}_{ij}$ steht für die erwartete Häufigkeit der Zelle (ij) in einer Kontingenztabelle. Die erwartete Häufigkeit einer Zelle wird durch das Produkt der Randsummen, dividiert durch die Gesamtsumme der zu Grunde liegenden Kontingenztabelle, ermittelt. Die Gesamtanzahl der Zellen einer Kontingenztabelle wird durch das Produkt $I*J$ der Spalten und Zeilen bestimmt. Die *Tabelle 4* zeigt eine formale Darstellung einer Kontingenztabelle.

Tabelle 4: Formale Darstellung einer Kontingenztabelle mit Häufigkeitsangaben

j läuft

i läuft

	S_1	S_2	...	S_J	Σ
R_1	n_{11}	n_{12}	...	n_{1J}	n_{1+}
R_2	n_{21}	n_{22}	...	n_{2J}	n_{2+}
⋮	⋮	⋮	...	⋮	⋮
R_I	n_{I1}	n_{I2}	...	n_{IJ}	n_{I+}
Σ	n_{+1}	n_{+2}	...	n_{+J}	$n = n_{++}$

Die Randsummen der Tabelle 4 werden gebildet, indem der entsprechende Index in n_{ij}, für den die Berechnung durchgeführt wird, durch ein Additionszeichen ersetzt wird. Es gelten die folgenden Notationen für die Randsummen und die Gesamtsumme in *Tabelle 4:*

$$n_{i+} = \sum_{j=1}^{J} n_{ij} \ (i - te\ Zeilensumme)$$

Formel 2

$$n_{+j} = \sum_{i=1}^{I} n_{ij} \ (j - te\ Spaltensumme)$$

Formel 3

$$n = n_{++} = \sum_{i} \sum_{j} n_{ij} \ (Gesamtsumme)$$

Formel 4

Mit Hilfe der Gesamtsumme der Kontingenztabelle lassen sich die Wahrscheinlichkeiten der einzelnen Zellen (ij), die auch als gemeinsame Verteilung von Reihen und Spalten bezeichnet werden, durch den folgenden Term bestimmen:

$$p_{ij} = \frac{n_{ij}}{n} \ (Zellenwahrscheinlichkeit)$$

Formel 5

Für die formale Darstellung der Randwahrscheinlichkeiten und der Gesamtwahrscheinlichkeit in der *Tabelle 5* gelten analog zu den Randsummen (*Formel 2* und *Formel 3*) und der Gesamtsumme (*Formel 4*) der *Tabelle 4* die folgenden Notationen:

$$r_i = p_{i+} = \sum_{j=1}^{J} p_{ij} \ (i - te\ Zeilenwahrscheinlichkeit)$$

Formel 6

$$c_j = p_{+j} = \sum_{i=1}^{I} p_{ij} \ (j - te\ Spaltenwahrscheinlichkeit)$$

Formel 7

$$p_{++} = \sum_i \sum_j p_{ij} = 1 \ (Gesamtwahrscheinlichkeit)$$

Formel 8

Tabelle 5: Formale Darstellung einer Kontingenztabelle mit Wahrscheinlichkeiten

j läuft →

i läuft ↓

	S_1	S_2	...	S_J	Σ
R_1	p_{11}	p_{12}	...	p_{1J}	r_1
R_2	p_{21}	p_{22}	...	p_{2J}	r_2
⋮	⋮	⋮	...	⋮	⋮
R_I	p_{I1}	p_{I2}	...	p_{IJ}	r_I
Σ	c_1	c_2	...	c_J	1

Die *Tabelle 5* zeigt eine formale Darstellung einer Kontingenztabelle mit Zellenwahrscheinlichkeiten (relativen Häufigkeiten) und Randwahrscheinlichkeiten. Die Standardbeziehung für die Unabhängigkeit zwischen zwei Ereignissen $P(A \cap B) = P(A) * P(B)$ kann auf zwei kategoriale Variablen in der Kontingenztabelle angewandt werden. Als statistisch unabhängig gelten kategoriale Variablen, wenn für alle Zellen (ij) die folgende Gleichung gilt:

$$\forall\, i, j : p_{ij} = p_{i+}p_{+j}$$

Formel 9

Die Unabhängigkeitsannahme sieht vor, dass die Zellenwahrscheinlichkeit p_{ij} nur von den Randwahrscheinlichkeiten $p_{i+} = r_i$ und $p_{+j} = c_j$ abhängig ist. Die Untersuchung dieser Beziehung erfolgt durch die Berechnung des Chi-Quadrat-Wertes mit Hilfe der *Formel 1*, die für die beobachteten und erwarteten Häufigkeiten der Zellen (ij) in der *Tabelle 1* formuliert ist. Durch eine Umformulierung der Chi-Quadrat-Statistik in *Formel 4.9* sieht man, dass die quadratischen Abweichungen zwischen den empirischen Wahrscheinlichkeiten $n_{ij} = np_{ij}$ und den theoretisch zu erwartenden Wahrscheinlichkeiten $\hat{n}_{ij} = np_{i+}p_{+j}$ in Abhängigkeit zur Gesamtsumme n untersucht werden:

$$\chi^2 = \sum_{i=1}^{I}\sum_{j=1}^{J}\frac{(np_{ij} - np_{i+}p_{+j})^2}{np_{i+}p_{+j}} = n\sum_{i=1}^{I}\sum_{j=1}^{J}\frac{(p_{ij} - p_{i+}p_{+j})^2}{p_{i+}p_{+j}}$$

Formel 10

Je größer der Chi-Quadrat-Wert bei gleichbleibender Anzahl von Spalten und Zeilen ist, desto größer sind die gewichteten quadratischen Abweichungen der beobachteten von den erwarteten Werten. Der Chi-Quadrat Wert misst die Unabhängigkeit der Variablen R und S: ist er 0, so sind R und S unabhängig, je größer der Wert ist desto abhängiger sind R und S. Der Nachteil von Chi-Quadrat als Maß für die Streuung einer Kontingenztabelle ist, wie man in der *Formel 10* erkennen kann, dass der Chi-Quadrat-Wert proportional zur Fallzahl n ist (Backhaus, Erichson, Plinke, & Weiber, 2011). Das bedeutet, dass der Chi-Quadrat-Wert mit steigender Fallzahl und gleichbleibender Verteilung der Variablenausprägungen steigt. Folglich erhält man auch dann hohe Werte für Chi-Quadrat bei Daten mit niedriger Streuung, wenn die Fallzahl ausreichend groß ist. Der maximale Chi-Quadrat-Wert berechnet sich, indem man die Fallzahl mit dem Minimum von Zeilen und Spalten minus eins multipliziert (siehe *Formel 11*). Um die Fallzahlabhängigkeit des Chi-Quadrat-Wertes aufzuheben, wird der Wert durch die Fallzahl bzw. die Gesamtsumme der Kontingenztabelle dividiert. Durch diese Rechenoperation erhält man das sogenannte **Gesamtträgheitsgewicht (engl.: total inertia)**. Blasius empfiehlt den Begriff Gesamtträgheitsgewicht, obwohl der Begriff Gesamtträgheitsmoment die genauere Übersetzung und geometrisch gesehen die bessere Bezeichnung ist (Blasius, 2001). Die Empfehlung begründet sich dadurch, dass der Begriff Gesamtträgheitsmoment in den Sozialwissenschaften bereits vielfach verwendet wurde. Ein prominentes Beispiel ist die deutsche Übersetzung von Bourdieus „Die feinen Unterschiede". In der vorliegenden Arbeit wird fortan der englische Begriff „Inertia" verwendet.

Das Maximum K der Inertia wird durch die folgende Formel bestimmt:

$$K = \min(I - 1, J - 1)$$

Formel 11

Für eine 4 *x* 3 Kontingenztabelle, wie in dem Beispiel der *Tabelle 6* abgebildet, beträgt der Maximalwert für die Inertia $K = 2$. Die Inertia ist das Maß der Korrespondenzanalyse, mit dem die Gesamtvariation in den Daten der Kontingenztabelle erfasst wird. Die Berechnung der Inertia mit Hilfe von Spalten- und Zeilenprofilen und den damit in Zusammenhang stehenden Chi-Quadrat-Distanzen, die von zentraler Bedeutung für die Darstellung der Korrespondenzanalyse sind, werden anhand des folgenden fiktiven pflegewissenschaftlichen Beispiels erläutert.

Das Beispiel in der *Tabelle 6* beschreibt die Bewohnerstruktur von vier Pflegeeinrichtungen, die den Settings „stationäre Pflege", „betreutes Wohnen" und „Tagespflege" zugeordnet sind. In den vier Zeilen stehen die Pflegeeinrichtungen *E*1 bis *E*4 und in den drei Spalten die drei Pflegesettings *P*1 bis *P*3. Dem entsprechend verfügt die erste Pflegeeinrichtung über 52 Plätze in der stationären Pflege, über 30 Plätze in der ambulanten Pflege und über 10 Plätze in der Tagespflege.

Tabelle 6: Beispiel einer Kontingenztabelle mit Spaltenprofilen und Spaltenmassen

	stationäre Pflege (P1)	betreutes Wohnen (P2)	Tages-pflege (P3)	Total	Durchschnittliches Spaltenprofil
Einrichtung (E1)	52 (0.426)	30 (0.222)	10 (0.159)	92	0.287
Einrichtung (E2)	35 (0.287)	40 (0.296)	5 (0.079)	80	0.250
Einrichtung (E3)	20 (0.164)	15 (0.111)	20 (0.318)	55	0.172
Einrichtung (E4)	15 (0.123)	50 (0.371)	28 (0.444)	93	0.291
Total	122	135	63	320	
Spaltenmassen	0.381	0.422	0.197		

In den Klammern unter den Zellenhäufigkeiten der *Tabelle 6* sind die Werte der Spaltenprofile, die durch den Vektor b_j beschrieben werden, angegeben. Die einzelnen Profilwerte der Spaltenprofile werden durch Term $b_{ij} = \frac{n_{ij}}{n_{+j}}$ bestimmt. Am Beispiel des Spaltenvektors b_1 folgt für das $i-te$ Element mit dem Indexwert $i = 1$ der Profilwert $b_{11} = 0.426$. Mit Hilfe der Profilwerte der Spaltenvektoren $b_j\,(j = 1,2,3)$ und der Spaltenmassen $c_j\,(j = 1,2,3)$ ist es möglich die Werte des durchschnittlichen Spaltenprofils zu berechnen. Der erste Wert $r_1 = 0.287$ des durchschnittlichen Spaltenprofils wird berechnet, indem man für die Variablen $P1$, $P2$ und $P3$ in der *Formel 12* die jeweils ersten Profilwerte $b_{11} = 0.426, b_{12} = 0.222$ und $b_{13} = 0.159$ $(i = 1;\ j = 1,2,3)$ der drei Spaltenvektoren einsetzt und mit den zugehörigen Werten der Spaltenmassen $c_1 = 0.381$, $c_2 = 0.422$ und $c_3 = 0.422$ multipliziert. Der zweite Wert des durchschnittlichen Spaltenprofils wird durch das Einsetzen der zweiten Profilwerte $b_{21} = 0.287, b_{22} = 0.296$ und $b_{23} = 0.079$ der drei Spaltenvektoren berechnet usw.:

$$Durchschnittliches\ Spaltenprofil = (0.381 * P1) + (0.422 * P2) + (0.197 * P3)$$

Formel 12

Das durchschnittliche Spaltenprofil befindet sich an zentraler Stelle unter den Spaltenprofilen. Die *Formel 12* zeigt, dass sich das durchschnittliche Spaltenprofil in der *Tabelle 6* aus den vier gewichteten Mittelwerten der Spaltenprofilwerte ergibt. Die „*Gewichte*" zur Berechnung des durchschnittlichen Spaltenprofil sind bedeutend für die Korrespondenzanalyse und werden auch als „*Massen*" bezeichnet (Greenacre, 2017). Betrachtet man die *Tabelle 6 und Tabelle 7*, dann wird die Beziehung zwischen den durchschnittlichen Profilen und den Massen ersichtlich, da die Spalten- und Zeilenmassen zwei unterschiedliche Rollen, zum einen als Massen und zum anderen als Durchschnittswerte, einnehmen. Das durchschnittliche Zeilenprofil entspricht den Spaltenmassen und das durchschnittliche Spaltenprofil entspricht den Zeilenmassen.

Tabelle 7: Beispiel einer Kontingenztabelle mit Zeilenprofilen und Zeilenmassen

	stationäre Pflege (P1)	betreutes Wohnen (P2)	Tages-pflege (P3)	Total	Zeilen-massen
Einrichtung (E1)	52 (0.565)	30 (0.326)	10 (0.109)	92	0.287
Einrichtung (E2)	35 (0.438)	40 (0.500)	5 (0.062)	80	0.250
Einrichtung (E3)	20 (0.363)	15 (0.273)	20 (0.364)	55	0.172
Einrichtung (E4)	15 (0.161)	50 (0.538)	28 (0.301)	93	0.291
Total	122	135	63	320	
Durchschnittliches Zeilenprofil	0.381	0.422	0.197		

Diese wechselseitige Beziehung wird durch die Betrachtung der *Tabelle 7* deutlich. In den Klammern unter den Häufigkeitsangaben sind die Werte der Zeilenprofile, die durch den Vektor a_i beschrieben werden, angegeben. Die einzelnen Profilwerte der Zeilenprofile werden durch $a_{ij} = \frac{n_{ij}}{n_{i+}}$ bestimmt. Am Beispiel des Zeilenprofils a_1 folgt für $j = 1$ der Profilwert $a_{11} = 0.565$. Mit Hilfe der Profilwerte der Zeilenprofile a_i ($i = 1,2,3,4$) und der Zeilenmassen r_i ($i = 1,2,3,4$) ist es möglich die Werte des durchschnittlichen Zeilenprofils zu berechnen. Der erste Wert $c_1 = 0.381$ des durchschnittlichen Zeilenprofils wird berechnet, indem man für die Variablen $E1$, $E2$, $E3$ und $E4$ in der *Formel 13* die jeweils ersten Profilwerte $a_{11} = 0.565, a_{21} = 0.438$, $a_{31} = 0.363$ und $a_{41} = 0.161$ ($i = 1,2,3,4$; $j = 1$) der vier Zeilenvektoren einsetzt und mit den zugehörigen Werten der Zeilenmassen $r_1 = 0.287$, $r_2 = 0.250$, $r_3 = 0.172$ und $r_4 = 0.291$ multipliziert. Der zweite Wert des durchschnittlichen Zeilenprofils wird durch das Einsetzen der zweiten Profilwerte $a_{12} = 0.326, a_{22} = 0.500$, $a_{32} = 0.273$ und $a_{42} = 0.538$ der vier Zeilenvektoren berechnet usw.:

$$Durchschnittliches\ Zeilenprofil = (0.287 * E1) + (0.250 * E2) + (0.172 * E3) + (0.291 * E4)$$

Formel 13

Die vollständige Berechnung zum durchschnittlichen Zeilen- und Spaltenprofil kann im **Anhang 1 Berechnung des durchschnittlichen Zeilen- und Spaltenprofil** nachvollzogen werden. Berechnet man am Beispiel der *Tabelle 7* den Chi-Quadrat Wert unter Anwendung der *Formel 1*, dann erhält man die folgende Rechnung (Zahlenbeispiel für die Zeile E4):

$$\chi^2 = 9\ Terme + \frac{(15 - 35.456)^2}{35.456} + \frac{(50 - 39.234)^2}{39.234} + \frac{(28 - 18.309)^2}{18.309} = 53.558$$

Formel 14

Der kritische χ^2-Wert für die Unabhängigkeitsannahme ($H0$) auf einem $p = 0.05$ Alphafehlerniveau beträgt 12.592, sodass die Unabhängigkeitsannahme bei einem Chi-Quadrat Wert von 53.553 mit großer Sicherheit abgelehnt werden kann. Durch eine Umformulierung der Chi-Quadrat Statistik erhält man eine alternative Beschreibung zur *Formel 14*, die die Terme der Zeilenprofile und die des durchschnittlichen Zeilenprofils beinhaltet. Dazu wird der Zähler und der Nenner in jedem Term durch die korrespondierende quadratische Zeilensumme dividiert (Zahlenbeispiel für die Zeile E4):

$$\chi^2 = 9\ Terme + \frac{\left(\frac{15-35.456}{93}\right)^2}{\frac{35.456}{93^2}} + \frac{\left(\frac{50-39.234}{93}\right)^2}{\frac{39.234}{93^2}} + \frac{\left(\frac{28-18.309}{93}\right)^2}{\frac{18.309}{93^2}}$$

$$= 9\ Terme + 93 * \frac{(0.161-0.381)^2}{0.381} + 93 * \frac{(0.538-0.422)^2}{0.422} + 93 * \frac{(0.301-0.197)^2}{0.197}$$

Formel 15

Der Faktor 93, der allen drei Termen vorangestellt ist, wurde aus dem Nenner genommen. Damit man die totale Inertia der Kontingenztabelle erhält, werden beide Seiten der *Formel 15* durch die Gesamtsumme dividiert. In der Statistik ist die Quadratwurzel der totalen Inertia als Phi-Koeffizient (ϕ) bekannt, weshalb man für die Berechnung der totalen Inertia in der *Formel 16* die Notation $\frac{\chi^2}{n} = \phi^2$ verwenden kann:

$$\frac{53.558}{320} = \phi^2 = 9\ Terme$$

$$+ 0.291 * \frac{(0.161-0.381)^2}{0.381} + 0.291 * \frac{(0.538-0.422)^2}{0.422} + 0.291 * \frac{(0.301-0.197)^2}{0.197}$$

$$= 3\ gruppierte\ Terme$$

$$+ 0.291 * \left[\frac{(0.161-0.381)^2}{0.381} + \frac{(0.538-0.422)^2}{0.422} + \frac{(0.301-0.197)^2}{0.197}\right]$$

Formel 16

Jetzt ist jedem der vier Zeilenterme als Multiplikator die jeweilige Zeilenmasse zugeordnet. Die Terme in den Klammern entsprechen dem Quadrat eines euklidischen Distanzmaßes. Allerdings enthält jeder quadrierte Zeilenterm einen extra Faktor im Nenner. Aufgrund dieser Gewichtungen der quadratischen Differenzen spricht man von einer gewichteten euklidischen Distanz, beziehungsweise von der Chi-Quadrat-Distanz, weil die Faktoren in den Nennern den erwarteten Profilelementen entsprechen (Greenacre, 2017). Eine formale Darstellung einer gewichteten euklidischen Distanz kann wie folgt geschrieben werden:

$$\textit{gewichtete euklidische Distanz} = \sqrt{\sum_{j=1}^{p} w_j * (x_j - y_j)^2}$$

Formel 17

Dabei sind x_j und y_j zwei Punkte in einem $p - \textit{dimensionalen}$ Raum und w_j sind nichtnegative Gewichte. Bei der Hauptkomponentenanalyse (PCA), die mit der Korrespondenzanalyse verwandt ist, sind die p Dimensionen durch metrische Variablen definiert. Häufig sind diese Variablen mit verschiedenen Messskalen erhoben. Deshalb ist es notwendig den Effekt einer Skala aufzuheben, was in der Regel dadurch geschieht, dass die Daten durch die Standardabweichung s_j dividiert werden. Das heißt, dass die Beobachtungen x_j und y_j der Variable j durch die Terme $\frac{x_j}{s_j}$ und $\frac{y_j}{s_j}$ ersetzt werden. In der gewichteten euklidischen Distanz *(Formel 17)* entsprechen die Gewichte $w_j = \frac{1}{s_j^2}$ den Inversen der Varianzen der Variable. Im Fall der Korrespondenzanalyse, die mit den Chi-Quadrat-Distanzen zwischen den Profilen von kategorialen Variablen rechnet, werden für die Gewichte $w_j = \frac{1}{c_j}$ die Inversen der Durchschnittswerte (Mittelwerte) der Profilelemente eingesetzt (Greenacre, 2017).

Am Beispiel der Zeile $E4$ berechnet sich die Chi-Quadrat-Distanz zum durchschnittlichen Zeilenprofil, dem sogenannten Zentrum G_I, folgendermaßen:

$$\chi^2 - \textit{Distanz}\ (G_I, E4) = 0.462 = \sqrt{\frac{(0.161 - 0.381)^2}{0.381} + \frac{(0.538 - 0.422)^2}{0.422} + \frac{(0.301 - 0.197)^2}{0.197}}$$

Formel 18

Im **Unterkapitel 4.5.2 Geometrische Darstellung der Korrespondenzanalyse** werden diese Distanzen graphisch abgebildet, wodurch die geometrische Bedeutung des Zentrums und die räumliche Darstellung der Profile besser nachvollzogen werden können. Die Distanz zwischen den zwei Zeilenprofilen E3 und E4 berechnet sich analog zur *Formel 18*:

$$\chi^2 - Distanz\,(E3, E4) = 0.293 = \sqrt{\frac{(0.161 - 0.363)^2}{0.381} + \frac{(0.538 - 0.273)^2}{0.422} + \frac{(0.301 - 0.364)^2}{0.197}}$$

Formel 19

Führt man die Überlegungen aus den Rechnungen *der Formel 16, Formel 17 und Formel 18* zusammen, dann kann man für die Inertia die folgende Beschreibung in *Formel 20* wählen. Eine tabellarische Aufstellung zur Berechnung der Total Inertia für die Zeilenprofile in Formel 20, kann im **Anhang 2 Anwendung der Formel 20 auf die Zellen und Zeilenprofile der Tabelle 7** nachvollzogen werden.

$$Inertia = \sum_i (i - te\ Masse) * (\chi^2 - Distanz\ zwischen\ i - tem\ Profil\ und\ Zentrum)^2$$

Formel 20

Folglich ist die Inertia das gewichtete Mittel der quadrierten Chi-Quadrat-Distanzen zwischen den Zeilenprofilen und dem durchschnittlichen Zeilenprofil. Wenn man die Formel in Sprache zu übersetzen versucht und sie auf die Zeilenprofile anwendet, so ergibt sich aus der Summe der individuellen Zeilenmassen mal der quadrierten Chi^2-Distanzen zwischen den Zeilenprofilen der Zeilen 1–4 und dem durchschnittlichen Zeilenprofil (Zentrum), aufsummiert über alle Zeilen die Inertia für die *Tabelle 7*. Der Begriff „Zentrum“ oder auch „Baryzentrum“ (Le Roux & Rouanet, 2010) steht hier synonym für die durchschnittlichen Profile der Zeilen oder Spalten und verdeutlicht deren geometrische Eigenschaften, die im nachfolgenden **Kapitel 4.5.2 Geometrische Darstellung der Korrespondenzanalyse** anhand von grafischen Darstellungen erläutert werden. Eine schrittweise Berechnung der Inertia für die Zeilenprofile 1 bis 4 über die *Formel 20* ist im **Anhang 2 Anwendung der Formel 20 auf die Zellen und Zeilenprofile der Tabelle 7** aufgeführt.

Eine Besonderheit der Inertia ist, dass man für die Berechnung in *Formel 20* mit den Spaltenprofilen und den Spaltenmassen das identische Ergebnis erhält. Setzt man für die die Chi-Quadrat-Distanz zwischen dem $i - ten$ Zeilenprofil a_i und dem durchschnittlichen Zeilenprofil $c\,(Vektor\ der\ Spaltenmassen)$ den Term $\|a_i - c\|_c$ ein und für die Chi-Quadrat-Distanz zwischen dem $j - ten$ Spaltenprofil b_j und dem durchschnittlichen Spaltenprofil r (*Vektor der Zeilenmassen*) den Term $\|b_j - r\|_r$, dann kann man diese Beziehung anschaulich darstellen:

$$\phi^2 = \frac{\chi^2}{n} = \sum_i r_i * \|a_i - c\|_c^2 \qquad (\textbf{\textit{für die Zeilenprofile}})$$

$$= \sum_i r_i \sum_j \left(\frac{p_{ij}}{r_i} - c_j\right)^2 / c_j$$

$$= \sum_j c_j * \|b_j - r\|_r^2 \qquad (\textbf{\textit{für die Spaltenprofile}})$$

$$= \sum_j c_j \sum_i \left(\frac{p_{ij}}{c_j} - r_i\right)^2 / r_i = 0.167$$

Formel 21

Eine schrittweise Berechnung der Total Inertia für die Zeilen- und Spaltenprofile in Formel 21, die mit Hilfe der Notationen in *Formel 6*, *Formel 7* und *Formel 8* erfolgt, kann im **Anhang 3a Anwendung der Formel 21 auf die Zellen und Zeilenprofile der Tabelle 7** nachvollzogen werden.

4.5.2 Geometrische Darstellung der Korrespondenzanalyse

In diesem Unterkapitel wird die grafische Abbildung der Chi-Quadrat-Distanzen sowohl für die Zeilenprofile als auch für die Spaltenprofile anschaulich dargestellt. Die geometrischen Beschreibungen knüpfen an die Inhalte im vorangegangenen Methodenkapitel **4.5.1 Inertia und Chi-Quadrat-Distanzen** an. Im vorherigen Methodenkapitel wurde anhand eines Beispiels (*Tabelle 6* und *Tabelle 7*) gezeigt, dass sich eine Kontingenztabelle sowohl über Zeilen- als auch über Spaltenprofile abbilden lässt. Der äquivalente Zusammenhang zwischen den Profilen und dem Variationsmaß (Total Inertia) der Kontingenztabelle wurde in der *Formel 21* zusammengefasst. Umfassende Einführungen zu der Geometrie der Korrespondenzanalyse finden sich in den Beiträgen von Greenacre, Blasius und Husson, Lê, & Pagès (Blasius, 2001; Greenacre, 2017; Husson et al., 2017). Die Darstellung der folgenden Abbildungen orientiert sich an dem Beitrag von Husson et al. und sind an die Schreibweise der bereits eingeführten Methodenbeschreibungen in dieser Arbeit angepasst.

Abbildung 1 illustriert eine Kontingenztabelle mit Zeilenprofilen, die die Punktwolke N_I im Raum R^J in *Abbildung 2* bildet. Darin wird jedes $i-te$ Zeilenprofil durch einen Punkt abgebildet, dessen Koordinate für die Dimension j dem jeweiligen Zeilenprofilwert $a_{ij} = \frac{n_{ij}}{n_{i+}} = \frac{p_{ij}}{p_{i+}}$ entspricht. Das Zentrum G_I der Punktwolke N_I hat den p_{+j} Koordinatenwert auf der Dimension j. Jedem Punkt i ist ein Gewicht (Masse) p_{i+} zugeordnet. Das durchschnittliche Zeilenprofil bildet mit diesen Gewichten das Zentrum der Schwerkraft G_I zu allen Zeilenprofilen in N_I.

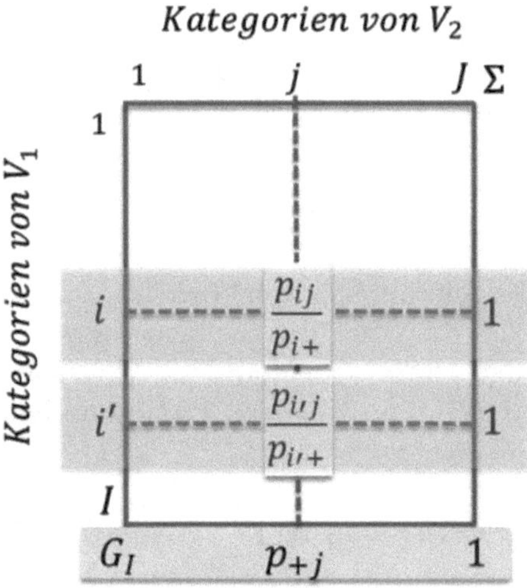

Abbildung 1: Formale Darstellung einer Kontingenztabelle mit Zeilenprofilen (Quelle: verändert nach Husson et al., 2017)

In *Abbildung 2* ist die Chi-Quadrat-Distanz zwischen den Punkten i und i' abgebildet. Die Punkte i und i' repräsentieren, wie in *Abbildung 1* dargestellt, die Koordinaten von zweier verschiedener Zeilenprofile. Wie die folgende *Formel 22* verdeutlicht, wird der Distanz zwischen i und i' im Raum R^J ein Gewicht $\frac{1}{p_{+j}}$ für jede Dimension j zugewiesen. Die quadratische Chi-Quadrat-Distanz wird folgendermaßen notiert:

$$d_{X^2}^2(i,i') = \sum_{j=1}^{J} \frac{1}{c_j} \left(\frac{p_{ij}}{p_{i+}} - \frac{p_{i'j}}{p_{i'+}} \right)^2 = \sum_{j=1}^{J} \frac{1}{p_{+j}} \left(\frac{p_{ij}}{p_{i+}} - \frac{p_{i'j}}{p_{i'+}} \right)^2$$

Formel 22

Aus der *Formel 21*, die die Berechnung der Total Inertia definiert, lässt sich die Inertia eines einzelnen Punktes *i* unter Berücksichtigung des Gewichts p_{i+} zum durchschnittlichen Zeilenprofil G_I in der *Formel 23* ableiten. Diese Darstellung ist grundlegend für die Anwendung der Chi-Quadrat-Distanz in der *Formel 22*, die in dem Methodenkapitel *4.5.1 Inertia und Chi-Quadrat-Distanzen* ausführlich beschrieben wurde. Die Inertia des Zeilenprofils *i* wird folgendermaßen ausgedrückt:

$$\text{Inertia}\ (i/G_I) = r_i \sum_j \left(\frac{p_{ij}}{r_i} - c_j \right)^2 / c_j$$

$$= p_{i+} \sum_j \left(\frac{p_{ij}}{p_{i+}} - p_{+j} \right)^2 / p_{+j}$$

$$= \sum_j \frac{\left(p_{ij} - p_{+j} p_{i+} \right)^2}{p_{i+} p_{+j}}$$

Formel 23

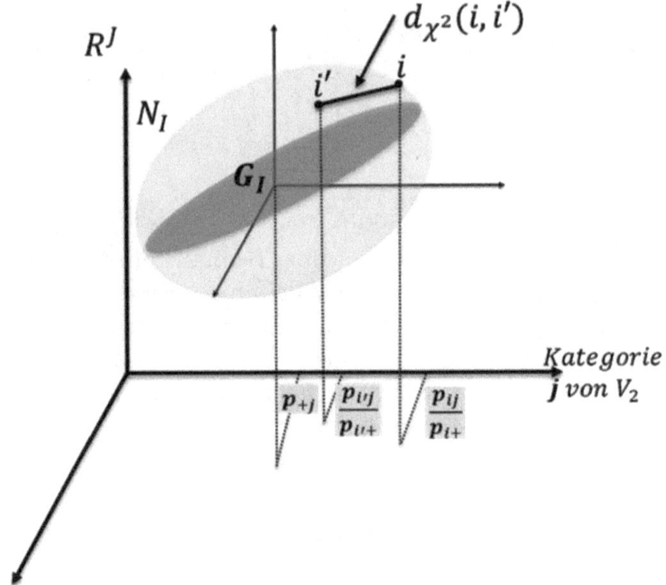

Abbildung 2: Geometrische Darstellung der Zeilenprofile (Quelle: verändert nach Husson et al., 2017)

Abbildung 3 illustriert die Kontingenztabelle mit Spaltenprofilen, die die Punktwolke N_J im Raum R^I in *Abbildung 4* bildet. Im Unterschied zur Kontingenztabelle in der *Abbildung 1* wird jedes $j-te$ Spaltenprofil durch einen Punkt abgebildet, dessen Koordinate für die Dimension i dem jeweiligen -Spaltenprofilwert $b_{ij} = \frac{n_{ij}}{n_{+j}} = \frac{p_{ij}}{p_{+j}}$ entspricht. Die Abbildung der Spaltenprofile erfolgt auf die gleiche Weise, wie es zuvor anhand der Zeilenprofile eingeführt wurde. Das Zentrum G_J der Punktwolke N_J hat den p_{i+} Koordinatenwert auf der Dimension i. Jedem Punkt j ist ein Gewicht (Masse) p_{+j} zugeordnet. Das durchschnittliche Spaltenprofil bildet mit diesen Gewichten das Zentrum der Schwerkraft G_J zu allen Spaltenprofilen in N_J.

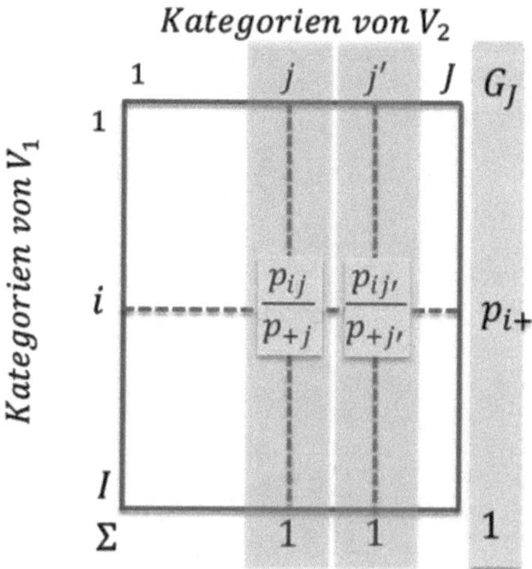

Abbildung 3: Formale Darstellung einer Kontingenztabelle mit Spaltenprofilen (Quelle: verändert nach Husson et al., 2017)

In *Abbildung 4* ist die Chi-Quadrat Distanz zwischen den Punkten j und j' abgebildet. Die Punkte j und j' repräsentieren, wie in *Abbildung 3* dargestellt, die Koordinaten von zweier verschiedener Spaltenprofile. Die *Formel 24* verdeutlicht, dass zur Berechnung der Distanz zwischen j und j' im Raum R^I ein Gewicht $\frac{1}{p_{i+}}$ für jede Dimension i zugewiesen wird. Die quadratische Chi-Quadrat Distanz wird folgendermaßen notiert:

$$d_{\chi^2}^2(j,j') = \sum_{i=1}^{I} \frac{1}{r_i} \left(\frac{p_{ij}}{p_{+j}} - \frac{p_{ij'}}{p_{+j'}} \right)^2 = \sum_{i=1}^{I} \frac{1}{p_{i+}} \left(\frac{p_{ij}}{p_{+j}} - \frac{p_{ij'}}{p_{+j'}} \right)^2$$

Formel 24

Aus *Formel 21*, die die Berechnung der Total Inertia definiert, lässt sich die Inertia eines einzelnen Punktes j unter Berücksichtigung des Gewichts p_{+j} zum durchschnittlichen Spaltenprofil G_J in der *Formel 25* ableiten. Die Inertia des Spaltenprofils j wird folgendermaßen ausgedrückt:

$$\text{Inertia}\left(j/G_J\right) = c_j \sum_i \left(\frac{p_{ij}}{c_j} - r_i\right)^2 / r_i$$

$$= p_{+j} \sum_i \left(\frac{p_{ij}}{p_{+j}} - p_{i+}\right)^2 / p_{i+}$$

$$= \sum_i \frac{\left(p_{ij} - p_{+j}p_{i+}\right)^2}{p_{i+}p_{+j}}$$

Formel 25

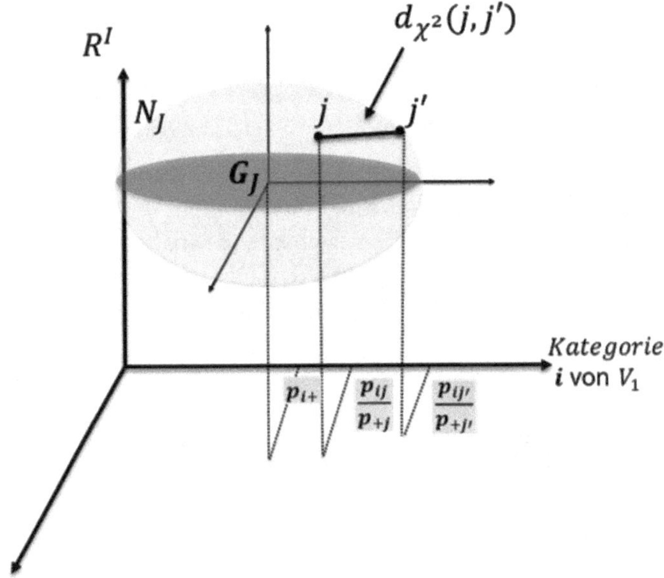

Abbildung 4: Geometrische Darstellung der Spaltenprofile (Quelle: verändert nach Husson et al., 2017)

4.5.2.1 Gemeinsame Darstellung der Zeilen- und Spaltenprofile

In den Darstellungen im vorangegangenen Kapitel **4.5.2 Geometrische Darstellung der Korrespondenzanalyse** werden die Zeilenprofile und die Spaltenprofile separat betrachtet. Für die Korrespondenzanalyse werden die Punktwolken der Profile (N_I *in* R^J *und* N_J *in* R^I) in Richtungen projiziert, sodass ein Maximum der Inertia abgebildet wird. Zu der Beschreibung dieser Hauptachsen und den damit zusammenhängenden Trägheitsgewichten der Achsen (principal Inertia) folgt im nachfolgenden Kapitel **4.5.3 Die Theorie zur Korrespondenzanalyse** eine ausführliche Erläuterung. Husson, Lê und Pagès benennen drei grundlegende Bedingungen, die für die überlagerte Abbildung von Zeilen- und Spaltenprofilen erfüllt sein müssen (Husson et al., 2017).

Die erste Bedingung ist, dass die Total Inertia, die sich mit Hilfe aller Spaltenprofile in N_J berechnet, äquivalent zu der Total Inertia der Zeilenprofile N_I ist. Diese Beziehung wird in der *Formel 21* beschrieben.

Die zweite Bedingung ergibt sich daraus, dass eine Serie von orthogonalen Achsen gesucht wird, die ein Maximum der Inertia für die Zeilen- und Spaltenprofile abbilden. Die Eigenwerte Lambda (λ) werden im Kontext der Korrespondenzanalyse als *Trägheitsgewichte* der Achsen bezeichnet. Die Beziehung, die durch die *Formel 26* ausgedrückt wird, besagt, dass die Inertia für die Projektion der Zeilenprofile H_i^s und der Spaltenprofile H_j^s auf die Dimension (Achse) mit dem Rang s gleich ist (u_s für N_I und v_s für N_J). O bezeichnet das gemeinsame Zentrum (Center of gravity) der Spalten- und Zeilenprofile.

$$\sum_{i=1}^{I} p_{i+}(OH_i^s)^2 = \sum_{j=1}^{J} p_{+j}\left(OH_j^s\right)^2 = \lambda_s$$

Formel 26

Die dritte Bedingung wird durch die „Transition Formula“ in den *Formel 27* beschrieben, wodurch die exakten Koordinaten der Spalten- und Zeilenprofile auf die Achse mit dem gleichen Rang übertragen werden.

$$F_s(i) = \frac{1}{\sqrt{\lambda_s}} \sum_{j=1}^{J} \frac{p_{ij}}{p_{i+}} G_s(j)$$

$$G_s(j) = \frac{1}{\sqrt{\lambda_s}} \sum_{i=1}^{i} \frac{p_{ij}}{p_{+j}} F_s(i)$$

Formel 27

entspricht der Hauptkoordinate des Zeilenprofils i auf der Dimension mit dem Rang s (in $\mathbb{R}^I$). λ_s entspricht der Inertia von N_I und von N_J die auf eine Dimension mit dem Rang s in $\mathbb{R}^I$ und $\mathbb{R}^J$ projiziert wird. $G_s(j)$ entspricht der Hauptkoordinate des Spaltenprofils j auf der Dimension mit dem Rang s (in $\mathbb{R}^J$).

Jede Zeile einer Matrix hat eine Distanz zum durchschnittlichen Zeilenprofil und repräsentiert eine Zeilenmasse, die sich aus der Summe der Zellenbesetzung der Zeile über alle Spalten hinweg ergibt. Genauso hat jede Spalte eine Distanz zum durchschnittlichen Spaltenprofil und repräsentiert eine Spaltenmasse, die sich aus der Summe der Zellenbesetzung der Spalte über alle Zeilen ergibt.Die Eigenschaften dieser Übergangsbeziehungen („transition relations") sind grundlegend, um die Position einer Zeile in Relation zu allen Spalten und um die Position einer Spalte in Relation zu allen Zeilen zu interpretieren (Husson et al., 2017).

4.5.3 Die Theorie zur Korrespondenzanalyse

In diesem Kapitel erfolgt eine formale Beschreibung der Theorie der Korrespondenzanalyse, die auf den Inhalten in den vorangegangenen Kapiteln aufbaut und weiterhin Bezug zum Zahlenbeispiel in *Tabelle 6* herstellt. Die Theorie beinhaltet eine konkrete Umsetzung der zuvor beschriebenen Bedingungen, die anhand des Beispiels beschrieben werden. Es existieren verschiedene äquivalente numerische Herleitungen zur Korrespondenzanalyse. Die vorgestellte Verfahrensweise basiert auf der Anwendung der Singulärwertzerlegung bzw. Singular Value Decomposition (SVD) und orientiert sich an theoretischen Beiträgen zu der Korrespondenzanalyse von Greenacre und Blasius (Blasius, 2001; Greenacre, 2010). An dieser Stelle sei darauf hingewiesen, dass die Theorie der Korrespondenzanalyse auf

Grundkonzepten der linearen Algebra, wie beispielsweise Lineare Gleichungssysteme, Determinante, Eigenwerte, Eigenvektoren, Matrizenrechnung usw., basieren, die zum Verstehen des Kapitels ein stückweit vorausgesetzt werden. Diese Grundlagen können in dem Buch Mathematik von Arens et al. nachgelesen werden (Arens et al., 2015). Die zu Grunde liegenden Berechnungen zum Algorithmus der Korrespondenzanalyse können mit Hilfe des R-Skripts im **Anhang 5 R-Code Beispiel zur Korrespondenzanalyse** nachvollzogen werden.

Einleitend wird die Matrizenschreibweise zu der beschriebenen Theorie in den vorherigen **Kapiteln 4.5.1 Inertia und Chi-Quadrat-Distanzen und 4.5.2 Geometrische Darstellung der Korrespondenzanalyse** eingeführt. Ausgehend von der Matrix $\boldsymbol{N}$ mit den originalen Daten (Häufigkeitsangaben) n_{ij} in *Tabelle 4* gilt die folgende Beziehung zur Matrix mit den Wahrscheinlichkeiten in *Tabelle 5*:

$$\boldsymbol{P} = \left(\frac{1}{n}\right) \boldsymbol{N}$$

Formel 28

Dabei wird die Kontingenztabelle der Wahrscheinlichkeiten mit den Zellenwerten p_{ij} in *Tabelle 5* fortan in der Matrizenschreibweise als Korrespondenzmatrix $\boldsymbol{P}$ definiert.

Tabelle 8: Kontingenztabelle der Wahrscheinlichkeiten mit den Zellenwerten p_{ij}

	stationäre Pflege (P1)	**betreutes Wohnen (P2)**	**Tages-pflege (P3)**
Einrichtung (E1)	**0.1625**	**0.0937**	**0.0312**
Einrichtung (E2)	**0.1093**	**0.1250**	**0.0156**
Einrichtung (E3)	**0.0625**	**0.0468**	**0.0625**
Einrichtung (E4)	**0.0468**	**0.1562**	**0.0875**

Der Vektor c mit den drei Spaltenwahrscheinlichkeiten c_j ($c_1 = 0.381$, $c_2 = 0.422$, $c_3 = 0.197$) und der Vektor r mit den vier Zeilenwahrscheinlichkeiten r_i ($r_1 = 0.287$, $r_2 = 0.250$, $r_3 = 0.172$, $r_4 = 0.291$) der Korrespondenzmatrix $\boldsymbol{P}$ können in der Matrixschreibweise folgendermaßen berechnet werden:

$$\boldsymbol{r} = \boldsymbol{P1}, \ \boldsymbol{c} = \boldsymbol{P}^T\boldsymbol{1}$$

Formel 29

1 entspricht einem Spaltenvektor, der ausschließlich aus Einsen besteht und in *Formel 29* einmal der Zeilenlänge und einmal der Spaltenlänge der Korrespondenzmatrix $\boldsymbol{P}$ entspricht. Die Korrespondenzmatrix zu dem Zahlenbeispiel aus dem **Kapitel 4.5.1 Inertia und Chi-Quadrat-Distanzen** ist eine I x J-Matrix mit $I = 4$ Zeilen und $J = 3$ Spalten. Der zu $\boldsymbol{P}$ zugehörige Spaltenvektor 1 besteht demnach aus drei Einsen. Die Elemente der Zeilenprofile und der Spaltenprofile, die in den *Tabelle 6* und *Tabelle 7* abgebildet sind, können mit Hilfe der Korrespondenzmatrix und den Randwahrscheinlichkeiten r und c gebildet werden. Für die Matrix $\boldsymbol{A}$ mit den Elementen der Zeilenprofile gilt:

$$\boldsymbol{A} = \boldsymbol{D_r}^{-1}\boldsymbol{P}$$

Formel 30

Die Matrix $\boldsymbol{D}_r$ ist eine Diagonalmatrix mit den Zeilenwahrscheinlichkeiten, die den Werten der Zeilenmassen in *Tabelle 7* entsprechen. Dividiert man die Zellenwahrscheinlichkeiten durch die jeweiligen Zeilenwahrscheinlichkeiten, dann erhält man die Elemente der Zeilenprofile ($a_{ij} = \frac{p_{ij}}{r_i}$). Analog dazu gilt für die Matrix $\boldsymbol{B}$ mit den Elementen der Spaltenprofile:

$$\boldsymbol{B} = (\boldsymbol{D_c}^{-1}\boldsymbol{P}^T)^T$$

Formel 31

Matrix $\boldsymbol{D_c}$ ist eine Diagonalmatrix mit den Spaltenwahrscheinlichkeiten, die den Werten der Spaltenmassen in *Tabelle 6* entsprechen. Dividiert man die Zellenwahrscheinlichkeiten durch die jeweiligen Spaltenwahrscheinlichkeiten, dann erhält man die Elemente der Spaltenprofile ($b_{ij} = \frac{p_{ij}}{c_j}$). Im nächsten Schritt zur gemeinsamen Konfiguration von Zeilen- und Spaltenelementen im Korrespondenzraum werden die Daten standardisiert. Zunächst werden die erwarteten relativen Häufigkeiten in *Formel 32* unter der Annahme der Unabhängigkeit berechnet. Anschließend werden die Abweichungen zwischen den Daten p_{ij} der Korrespondenzmatrix und den erwarteten relativen Häufigkeiten *Formel 33* standardisiert. Die Notation zu den erwarteten relativen Häufigkeiten $\hat{e}_{ij}$ ergibt sich aus der Beschreibung der *Formel 10*:

$$\frac{\hat{n}_{ij}}{n} = \hat{e}_{ij} = r_i c_j \text{ (erwatete relative Häufigkeit)}$$

$$\text{mit } p_{i+} = r_i \quad \text{und } p_{+j} = c_j$$

Formel 32

Durch die Standardisierung der Daten wird gewährleistet, dass die Zentren (Centroide) der Spalten- und Zeilenprofile in dem zu ermittelnden Korrespondenzraum in den Koordinatenursprung gerückt werden. Die folgende Gleichung beschreibt äquivalente Notationen der standardisierten Elemente z_{ij}:

$$z_{ij} = \frac{p_{ij} - r_i c_j}{\sqrt{r_i c_j}} = \frac{p_{ij}}{\sqrt{r_i c_j}} - \sqrt{r_i c_j} = \frac{n_{ij}}{\sqrt{n_{i+} n_{+j}}} - \frac{\sqrt{n_{i+} n_{+j}}}{n}$$

Formel 33

Die Matrix $\boldsymbol{Z}$ zu den standardisierten Residuen der Elemente z_{ij} wird in der Matrixschreibweise wie folgt gebildet:

$$\boldsymbol{Z} = \boldsymbol{D}_r^{-\frac{1}{2}}(\boldsymbol{P} - \boldsymbol{r}\boldsymbol{c}^T)\boldsymbol{D}_c^{-\frac{1}{2}}$$

Formel 34

Analog zu der *Formel 34* ist die Darstellung der J-Spaltenprofile im Raum $\mathbb{R}^I$:

$$\boldsymbol{Z} = \boldsymbol{D}_c^{-\frac{1}{2}}(\boldsymbol{P}^T - \boldsymbol{c}\boldsymbol{r}^T)\boldsymbol{D}_r^{-\frac{1}{2}}$$

Formel 35

Die Analogie zwischen den *Formel 34* und *Formel 35* wird durch das Vertauschen (Transponieren) der Zeilen und Spalten der Korrespondenzmatrix $\boldsymbol{P}$ deutlich, wodurch keine Veränderungen in den Ergebnissen zur Korrespondenzanalyse entstehen. Die Matrix mit den standardisierten Residuen $\boldsymbol{Z}$ in *Tabelle 9* bezieht sich auf die Daten des zuvor eingeführten Zahlenbeispiels in *Tabelle 6*. Die Summe der quadrierten Elemente der Matrix $\boldsymbol{Z}$ $\left(\sum z_{ij}^2\right)$ entspricht der Total Inertia und ist gleich der Summe der Eigenwerte von $\boldsymbol{Z}\boldsymbol{Z}^T$ und $\boldsymbol{Z}^T\boldsymbol{Z}$. Die Eigenwerte λ_1, λ_2, …, λ_s von $\boldsymbol{Z}\boldsymbol{Z}^T$ definieren die Trägheitsgewichte zu den entsprechenden Achsen der Korrespondenzanalyse.

Tabelle 9: Tabelle mit den standardisierten Daten z_{ij}

	stationäre Pflege (P1)	betreutes Wohnen (P2)	Tages-pflege (P3)
Einrichtung (E1)	0.1597	- 0.0790	- 0.1065
Einrichtung (E2)	0.0455	0.0601	- 0.1514
Einrichtung (E3)	- 0.0118	- 0.0951	0.1558
Einrichtung (E4)	- 0.1920	0.0960	0.1266

Im nächsten Schritt wird auf die Matrix Z eine Singulärwertzerlegung (SVD) angewendet. Diese Anwendung wird durchgeführt, um die Koordinaten der Zeilen- und Spaltenprofile zu ermitteln, die eine niedrigdimensionale Darstellung der Profile mit einem möglichst minimalen Verlust an Informationen ermöglichen.

Zunächst werden die theoretischen Hintergründe zur Anwendung der SVD im Kontext der Korrespondenzanalyse erläutert und anschließend folgt eine kurze Beschreibung zur generalisierten Matrixapproximation durch die SVD. Danach wird die konkrete Anwendung zur Berechnung der Koordinaten in *Tabelle 10*, *Tabelle 11* und *Tabelle 12* fortgeführt. Eine ausführliche Erklärung zur Anwendung der SVD bei dimensionsreduzierenden statistischen Verfahren wie der Korrespondenzanalyse, der Hauptkomponentenanalyse und der Multidimensionalen Skalierung, kann in dem Kapitel 5 „Reduced-Dimension Biplots" im Buch „Biplots in Practice" nachgelesen werden (Greenacre, 2010).

Korrespondenzanalyse und Singuläre Wertezerlegung

Bei der SVD handelt es sich um ein verallgemeinerbares Eigenwertverfahren, dass sich auf beliebige $m \times n$ Matrizen anwenden lässt (Eckart & Young, 1936). Eine schrittweise Berechnung der SVD, die auf die *Tabelle 9* angewandt wird, kann im **Anhang 4 Schrittweise Berechnung der SVD** nachvollzogen werden (Furlan, 2012). Die Verallgemeinerung der Eigenwertzerlegung durch die SVD kann durch eine kurze Gegenüberstellung von Korrespondenz- und Hauptkomponentenanalyse verdeutlicht werden.

Mit Hilfe von sogenannten Eigenwerten und Eigenvektoren können grundlegende Eigenschaften einer Matrix bestimmt werden, die im Kontext der Korrespondenzanalyse Informationen zur Streuung der Daten bzw. zu den Trägheitsgewichten der Hauptachsen geben. Multipliziert man eine Matrix mit einem beliebigen Vektor, so verändert er in der Regel seine Richtung. Eine Ausnahme sind die Eigenvektoren $\boldsymbol{x}$ einer Matrix $\boldsymbol{C}$, die vom Nullvektor verschieden sind und deren Richtung durch die Multiplikation mit der Matrix $\boldsymbol{C}$ nicht verändert wird. Die Eigenwerte und die Eigenvektoren sind durch die folgende Beziehung zueinander gekennzeichnet:

$$\boldsymbol{Cx} = \boldsymbol{\lambda x}$$

Formel 36

Der Streckungsfaktor λ ist ein Eigenwert der Matrix$\boldsymbol{C}$. Ein Eigenvektor $\boldsymbol{x}$, der zugehörig zu einem Eigenwert λ_i ist, kann mit folgender Gleichung ermittelt werden:

$$(\boldsymbol{C} - \boldsymbol{\lambda_i E})\boldsymbol{x} = \boldsymbol{0}$$

Formel 37

bezeichnet dabei die Einheitsmatrix, deren Elemente auf der Hauptdiagonalen ausschließlich aus Einsen besteht. Die Eigenvektoren einer reellen symmetrischen Matrix $\boldsymbol{C}$ sind orthogonal zueinander (Arens et al., 2015). Diese Eigenschaft trifft auf die Eigenwerte und Eigenvektoren der Matrizen $\boldsymbol{ZZ}^T$ und $\boldsymbol{Z}^T\boldsymbol{Z}$ zu.

In der Hauptkomponentenanalyse wird die Eigenwertzerlegung meistens auf eine symmetrische Korrelationsmatrix $\boldsymbol{R}$, die die Beziehungen zwischen Q Variablen beschreibt, angewandt. Die Eigenwertzerlegung der Matrix $\boldsymbol{R}$ kann als Produkt der Matrizes $\boldsymbol{R} = \boldsymbol{Q\Lambda Q}^T$ geschrieben werden. Dann enthält die Matrix $\boldsymbol{Q}$ in ihren Spalten die Eigenvektoren von $\boldsymbol{R}$ und $\boldsymbol{\Lambda}$ ist die Diagonalmatrix mit den Eigenwerten in abnehmender Ordnung $\lambda_1 \geq \lambda_2 \geq \ldots \geq \lambda_s > 0$, mit dem Rang$s$. Die Eigenvektoren der Matrix $\boldsymbol{Q}$ sind auf die Länge eins normiert und stehen orthogonal zueinander, weshalb die Matrix $\boldsymbol{Q}$ als orthonormale Matrix bezeichnet wird. Dadurch ist die Bedingung $\boldsymbol{Q}^T\boldsymbol{Q} = \boldsymbol{E}$ erfüllt und die Gleichung zur Eigenwertzerlegung der Matrix $\boldsymbol{R}$ kann in Analogie zur *Formel 36* in der kompakten Schreibweise $\boldsymbol{RQ} = \boldsymbol{Q\Lambda}$ ausdrücken.

Die SVD kann in Gegensatz zur Eigenwertzerlegung, die auf quadratische Matrizen angewendet wird, für beliebige rechteckige Matrizen verwendet werden. Somit ist eine Anwendung für die Matrix $\boldsymbol{Z}$ in *Tabelle 9* mit vier Zeilen und drei Spalten möglich. Die SVD lässt sich in der Matrizenschreibweise als Produkt von drei Matrizen wie folgt darstellen:

$$\boldsymbol{Z} = \boldsymbol{U}\boldsymbol{D}_{\beta}\boldsymbol{V}^{T}$$

Formel 38

Dabei bildet die i x j Matrix $\boldsymbol{Z}$ die Werte der standardisierten Residuen z_{ij} ab. Die Spalten der i x s Matrix $\boldsymbol{U}$ beinhalten die sogenannten linken singulären Vektoren mit den Werten u_{is} und die Spalten der j x s Matrix $\boldsymbol{V}$ beinhalten die sogenannten rechten singulären Vektoren mit den Werten v_{js}. Die s x s Diagonalmatrix $\boldsymbol{D}_{\beta}$ bildet die singulären Werte in abnehmender Ordnung $\beta_1 \geq \beta_2 \geq \ldots \geq \beta_s > 0$, mit dem Rang s ab. Die Spalten der Matrizen $\boldsymbol{U}$ und $\boldsymbol{V}$ sind orthonormal, weshalb die Gleichung $\boldsymbol{U}^T\boldsymbol{U} = \boldsymbol{V}^T\boldsymbol{V} = \boldsymbol{E}$ gilt. Die Verbindung zwischen der zuvor beschriebenen Eigenwertzerlegung und der der SVD wird durch die folgenden Gleichungen ersichtlich:

$$\boldsymbol{Z}^{T}\boldsymbol{Z} = \boldsymbol{V}\boldsymbol{D}_{\beta}\boldsymbol{U}^{T}\boldsymbol{U}\boldsymbol{D}_{\beta}\boldsymbol{V}^{T} = \boldsymbol{V}\boldsymbol{D}_{\beta}^{2}\boldsymbol{V}^{T}$$

Formel 39

Die Gleichung in der *Formel 39* zeigt, dass die rechten singulären Vektoren von $\boldsymbol{Z}$ den Eigenvektoren von $\boldsymbol{Z}^T\boldsymbol{Z}$ entsprechen. Analog dazu entsprechen die linken singulären Vektoren von $\boldsymbol{Z}$, wie in der nachfolgenden *Formel 40* abgebildet, den Eigenvektoren von $\boldsymbol{Z}\boldsymbol{Z}^T$.

$$ZZ^T = UD_\beta V^T V D_\beta U^T = UD_\beta^2 U^T$$

Formel 40

Die quadrierten singulären Werte D_β^2 entsprechen den Eigenwerten von ZZ^T (bzw. $Z^T Z$), die im Kontext der Korrespondenzanalyse als Trägheitsgewichte der Achsen definiert sind.

Generalisierte Matrixapproximation und Singuläre Wertezerlegung

Durch die SVD wird eine Matrixapproximation durch eine Matrix mit einem niedrigeren Rang ermöglicht. Diese Eigenschaft ist insbesondere hilfreich, wenn die Matrix $\boldsymbol{X}$ einen hohen Rang aufweist, was im Regelfall auf komplexere Anwendungsbeispiele zutrifft. Es gilt, dass die SVD zur Matrix $\boldsymbol{X}$ analog zur *Formel 38* als Produkt von drei Matrizen $\boldsymbol{X} = \boldsymbol{U D_\alpha V^T}$ dargestellt werden kann.

Ausgehend von einer $m \times n$ Matrix $\boldsymbol{X}$ mit einem Rang s, der in praktischen Fällen meistens dem $\min(m, n)$ entspricht, besteht die Idee einer Matrixapproximation darin, die Matrix $\boldsymbol{X}$ durch eine Matrix $\widehat{\boldsymbol{X}}$ mit niedrigerem Rang $p < s$ zu approximieren. Die Annäherung der zwei Matrizen kann durch eine „Kleinste-Quadrate-Approximation" beschrieben werden. Dazu wird eine Matrix $\widehat{\boldsymbol{X}}$ mit dem niedrigeren Rang p gesucht, für die die folgende Funktion minimiert:

$$Minimierung: Spur\ [(\boldsymbol{X} - \widehat{\boldsymbol{X}})(\boldsymbol{X} - \widehat{\boldsymbol{X}})^T]$$

Formel 41

Die Funktion Spur [...] beschreibt die Summe der quadratischen Abweichungen zwischen den Matrizen $\boldsymbol{X}$ und $\widehat{\boldsymbol{X}}$, die sich auf der Hauptdiagonalen der quadratischen Matrix $(\boldsymbol{X} - \widehat{\boldsymbol{X}})(\boldsymbol{X} - \widehat{\boldsymbol{X}})^T$ befinden. Ein solches Minimierungsproblem kann mit Hilfe der SVD gelöst werden. Zudem bildet die SVD, wie in den nächsten Abschnitten verdeutlicht wird, die Daten exakt in der Form ab, wie sie für die Darstellung der Korrespondenzanalyse benötigt werden (Greenacre, 2010).

Wird $\widehat{\boldsymbol{X}}$ gemäß der *Formel 38* definiert, dann wird die niederrangige Approximation mit dem Rang p, durch p Spalten der Matrix $\boldsymbol{U}$, durch den oberen linken $p \times p$ Bereich der Diagonalmatrix $\boldsymbol{D_\alpha}$ mit den singulären

Werten $\alpha_1 \geq \alpha_2 \geq \ldots \geq \alpha_p > 0$ und durch p Spalten der Matrix $\boldsymbol{V}$ berechnet. Die hier beschriebene SVD mit p Komponenten, kann folgendermaßen mit einem Subindex beschrieben werden:

$$\widehat{\boldsymbol{X}} = \boldsymbol{U}_{[p]}\boldsymbol{D}_{\alpha\,[p]}\boldsymbol{V}^T{}_{[p]}$$

Formel 42

hat den Rang p und bildet die Lösung für das Kleinste-Quadrate Annäherungsproblem, das in *Formel 41* beschrieben wird. Die Qualität der Annäherung der Matrix $\widehat{\boldsymbol{X}}$ zur Matrix $\boldsymbol{X}$ kann durch die singulären Werte beschrieben werden. Die Summe der Quadrate der singulären Werte entspricht der Summe der Quadrate von Matrix $\boldsymbol{X}$. Diese Beziehung kann durch die folgende Funktion ausgedrückt werden: $Spur(XX^T) = \sum_i \sum_j x_{ij}^2 = \alpha_1^2 + \alpha_2^2 + \ldots + \alpha_s^2$. Gleichermaßen entspricht die Summe der p quadrierten singulären Werte der Matrix $\widehat{\boldsymbol{X}}$ den quadrierten Elementen $\widehat{x}_{ij}^2$ der Matrix: $Spur(\widehat{X}\widehat{X}^T) = \sum_i \sum_j \widehat{x}_{ij}^2 = \alpha_1^2 + \alpha_2^2 + \ldots + \alpha_p^2$, wodurch die Annäherung quantifiziert werden kann (Greenacre, 2010).

Die Idee der Matrix-Approximation mit Hilfe der SVD kann für eine Tabelle mit Zeilengewichten und Spaltengewichten verallgemeinert werden. Angenommen man hat ein Set von positiven Gewichten, wie es bei dem Beispiel zu den Pflegeheimen in *Tabelle 6* gegeben ist, mit $r_1, r_2, \ldots, r_i$ für die Zeilen und $c_1, c_2, \ldots, c_j$ für die Spalten, die sich jeweils zu dem Wert Eins aufsummieren lassen, dann kann diese in die Matrixapproximation integriert werden:

$$Minimierung\colon Spur\left[\boldsymbol{D}_r(\boldsymbol{X} - \widehat{\boldsymbol{X}})\boldsymbol{D}_c(\boldsymbol{X} - \widehat{\boldsymbol{X}})^T\right] = \sum_{i=1}^{m}\sum_{j=1}^{n} r_i\, c_j (x_{ij} - \hat{x}_{ij})^2$$

Formel 43

Die Lösung wird durch eine sogenannte generalisierte SVD berechnet, die durch die folgenden Berechnungen in *Formel 44*, *Formel 45* und *Formel 46* approximiert wird (Greenacre, 2010). Die Gleichung in *Formel 44* kann in zwei Schritten beschrieben werden; diese zeigen, dass die Matrix $\boldsymbol{X}$ zunächst mit der Quadratwurzel der Zeilen- und Spaltenprofile multipliziert und anschließend die SVD durchgeführt wird:

$$D_r^{\frac{1}{2}} X D_c^{\frac{1}{2}} = U D_\beta V^T$$

Formel 44

Stellt man die Gleichung in der *Formel 44* für die linken und rechten singulären Vektoren ($X = D_r^{-\frac{1}{2}} U D_\beta (D_c^{-\frac{1}{2}} V)^T$) um, dann ergibt sich:

$$\widetilde{U} = D_r^{-\frac{1}{2}} U \text{ und } \widetilde{V} = D_c^{-\frac{1}{2}} V$$

Formel 45

Die beste Approximation für die Matrix X, die das dargestellte Problem in *Formel 43* minimiert, wird analog zu *Formel 42* mit Hilfe der SVD berechnet, mit dem Unterschied, dass man die Matrizen $\widetilde{U}$ und $\widetilde{V}$ verwendet.

$$\hat{X} = \widetilde{U}_{[p]} D_{\beta\,[p]} \widetilde{V}^T{}_{[p]}$$

Formel 46

Die Matrizen $\widetilde{U}$ und $\widetilde{V}$ sind sogenannte generalisierte singuläre Vektoren deren Länge Eins beträgt und deren gewichtete quadratische Summen orthogonal ($\widetilde{U}^T D_r \widetilde{U} = \widetilde{V}^T D_c \widetilde{V} = E$) zueinander sind.

Die Anwendung der **generalisierten Matrixapproximation** bietet eine Lösung für die Darstellung der Zeilen und Spalten und kann analog zur Gleichung in der *Formel 44* auf die Matrix Z angewandt werden:

$$Z = D_r^{-\frac{1}{2}} (P - rc^T) D_c^{-\frac{1}{2}} = U D_\beta V^T$$

Formel 47

Die Berechnung der SVD in *Formel 47* mit Hilfe des base package der Statistiksoftware R am Beispiel der *Tabelle 9* führt zu folgendem Ergebnis:

Tabelle 10: Singuläre Werte

Achse 1	**0.3502**
Achse 2	**0.2113**
Achse 3	**0.0000**

Tabelle 11: linke singuläre Vektoren

−0.5673	**0.2853**	**−0.6064**
−0.3642	**−0.5256**	**−0.4164**
0.2894	**0.7206**	**−0.3466**
0.6794	**−0.3505**	**−0.5819**

Tabelle 12: rechte singuläre Vektoren

−0.6883	**0.3806**	**−0.6174**
0.1732	**−0.7403**	**−0.6495**
0.7043	**0.5540**	**−0.4437**

In einem weiteren Rechenschritt müssen die Daten zu den Matrizen ***U*** und ***V*** normalisiert werden, damit eine gemeinsame Darstellung von Zeilen- und Spaltenelementen im Korrespondenzraum möglich ist. An dieser Stelle sei erwähnt, dass es verschiedene symmetrische und asymmetrische Formen der Normalisierung gibt, die in dieser Arbeit nicht ausführlich beschrieben werden. Im Folgenden werden die Berechnungen für die sogenannten Hauptkoordinaten und Standardkoordinaten eingeführt. Je nach Darstellung der Zeilen- und Spaltenelemente in Haupt- oder Standardkoordinaten ergeben sich zwei asymmetrische Abbildungsformen für die Korrespondenzanalyse. Die in dieser Arbeit angewandte Form der Normalisierung bildet sowohl die Zeilenelemente als auch die Spaltenelemente über die Hauptkoordinaten ab und zählt somit zu den symmetrischen Abbildungsformen. Grundsätzlich teilen alle Formen der Normalisierung die Gemeinsamkeit, dass die Total Inertia mit Hilfe der singulären Werte β_s auf die S Dimensionen verteilt werden. Bei den symmetrischen Formen geschieht dies gleichermaßen für die Zeilen- und Spaltenelemente und bei den asymmetrischen Formen unterschiedlich (Backhaus et al., 2011). Für die Berechnung der Hauptkoordinaten der Zeilen in der Matrizenschreibweise ergibt sich:

$$\boldsymbol{F} = \boldsymbol{D}_r^{-1/2} \boldsymbol{U} \boldsymbol{D}_\beta$$

Formel 48

Für die Hauptkoordinaten der Zeilen (i) auf den Achsen (s) gilt:

$$f_{is} = u_{is} \beta_s / \sqrt{r_i}$$

Formel 49

Die *Tabelle 13* zeigt die Hauptkoordinaten der vier Zeilen, die durch die Anwendung von *Formel 48* berechnet wurden:

Tabelle 13: Hauptkoordinaten der Zeilen

Achse 1	Achse 2
−0.3706	0.1124
−0.2551	−0.2221
0.2445	0.3673
0.4415	−0.1374

Die Standardkoordinaten der Zeilen können mit Hilfe der folgenden Formel berechnet werden:

$$\boldsymbol{\Phi} = \boldsymbol{D}_r^{-1/2}\boldsymbol{U}$$

Formel 50

Somit können die einzelnen Werte der Standardkoordinaten der Zeilen (*i*) für die Achsen (*s*) in *Tabelle 14* durch folgende Berechnung bestimmt werden:

$$\phi_{is} = f_{is}/\beta_s$$

Formel 51

Tabelle 14: Standardkoordinaten der Zeilen

Achse 1	**Achse 2**
−1.0580	**0.5322**
−0.7284	**−1.0512**
0.6982	**1.738**
1.2604	**−0.6502**

Analog zu der Berechnung der Hauptkoordinaten für die Zeilen ergibt sich für die Spalten:

$$\boldsymbol{G} = \boldsymbol{D}_c^{-1/2}\boldsymbol{V}\boldsymbol{D}_\beta$$

Formel 52

Für die Hauptkoordinaten der Spalten (*j*) auf den Achsen (*s*) gilt:

$$g_{js} = v_{js}\beta_s/\sqrt{c_j}$$

Formel 53

Tabelle 15 zeigt die Hauptkoordinaten der drei Spalten, die durch die Anwendung von *Formel 52* berechnet wurden:

Tabelle 15: Hauptkoordinaten der Spalten

Achse 1	Achse 2
−0.3905	0.5322
0.0934	−0.2408
0.5560	0.2639

Die Standardkoordinaten der Spalten können mit Hilfe der folgenden Formel berechnet werden:

$$\boldsymbol{\Gamma} = \boldsymbol{D}_c^{-1/2}\boldsymbol{V}$$

Formel 54

Somit können die einzelnen Werte der Standardkoordinaten der Spalten (j) auf der Achse (s) in *Tabelle 16* durch folgende Berechnung bestimmt werden:

$$\gamma_{js} = g_{js}/\beta_s$$

Formel 55

Tabelle 16: Standardkoordinaten der Spalten

Achse 1	Achse 2
−1.1148	0.6164
0.2667	−1.1398
1.5874	1.2487

Der Plot zur *Abbildung 5* zeigt eine symmetrische Darstellung der Korrespondenzanalyse, die sich über die Hauptkoordinaten von Zeilen und Spalten definiert. Für die Berechnung der Distanz zwischen den Hauptkoordinaten der Zeilen (i) gilt die euklidische Distanz:

$$euklidische\ Distanz\ (ii') = \sqrt{\sum_{s=1}^{S}(f_{is} - f_{i's})^2}$$

Formel 56

Die Distanzen zwischen den Spalten werden über die Hauptkoordinaten der Spalten analog zu den Zeilen in *Formel 56 berechnet.*

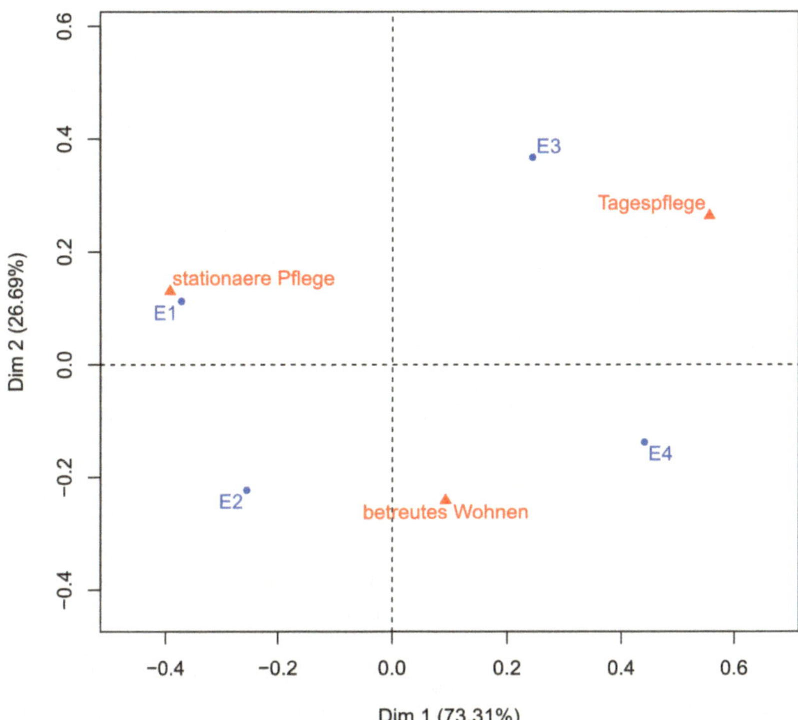

Abbildung 5: Korrespondenzanalyse für das Beispiel der Pflegeeinrichtungen (symmetrische Normalisierung durch Hauptkoordinaten von Zeilen und Spalten)

Für die Beschreibung der Ergebnisse zur Korrespondenzanalyse gibt es noch weitere numerische Koeffizienten, die von Bedeutung sind. Dazu sei in diesem Kapitel abschließend auf den Begriff des Trägheitsgewichts, der aus der Physik abgeleitet wurde, hingewiesen. Blasius schreibt, dass das Trägheitsgewicht dem Prinzip der Balkenwaage ähnlich ist, weil je weiter eine Variablenausprägung vom Schwerpunkt der Darstellung (dem Achsenkreuz) entfernt ist, also je größer seine Masse ist, desto größer ist der Anteil dieser Variablenausprägung an der geometrischen Ausrichtung der entsprechenden Achse (Blasius, 2001). *Formel 57* zeigt, dass die Summe der

Trägheitsgewichte der Zeilen auf der *s*-ten Achse gleich dem *s*-ten Eigenwert ist:

$$\lambda_s = \sum_{i=1}^{I} r_i f_{is}^2$$

Formel 57

Bildet man die Summe aus dem Produkt der Massen der Spalten und dem Quadrat der *s*-ten Hauptkoordinaten der jeweiligen Spalten, dann erhält man analog zur *Formel 57:*

$$\lambda_s = \sum_{j=1}^{J} c_j g_{js}^2$$

Formel 58

Mit Hilfe der *Formel 57* und der *Formel 58* können die absoluten und die relativen Trägheitsgewichte der Zeilen und Spalten bezogen auf die Achsen ermittelt werden. Somit können Rückschlüsse auf den jeweiligen Beitrag von einzelnen Zeilen oder Spalten zu einer bestimmten Achse oder dem Gesamtmodell gezogen werden. Eine ausführliche Beschreibung der Interpretationsmöglichkeiten dieser Kennzahlen anhand eines konkreten Beispiels findet sich in dem Beitrag von Blasius (Blasius, 2001).

4.5.4 Die Multiple Korrespondenzanalyse

Die Multiple Korrespondenzanalyse (MCA) ist keine neue statistische Methode, sondern vielmehr eine spezifische Anwendung der in den vorangegangenen Methodenkapiteln eingeführten Korrespondenzanalyse auf eine Indikatormatrix oder eine Burt-Table (Greenacre & Hastie, 1987). Der angewandte Algorithmus bleibt dabei der gleiche (Blasius, 2001). Zunächst folgt eine kurze formale Einführung in die Theorie der MCA am Beispiel einer Indikatormatrix und anschließend werden in Unterkapiteln weitere Eigenschaften der Methode eingeführt, die Erklärungen zu den Ergebnisdarstellungen und Plots im **Kapitel 5 Ergebnisse** beinhalten. Eine ausführliche Einführung in die MCA und die verschiedenen methodischen Aspekte befindet sich in den Beiträgen von Le Roux und Rouanet (Le Roux & Rouanet, 2006; Le Roux & Rouanet, 2010).

Im Fall der vorliegenden Untersuchung erfolgt die Anwendung der MCA anhand einer Indikatormatrix, die in der englischsprachigen Literatur auch als „complete disjunctive table“ (CDT) bezeichnet wird (Le Roux & Rouanet, 2010; Pagès, 2014). Die Methodenbeschreibung zur MCA erfolgt durch die bereits vorgestellten Basiskonzepte der Inertia und der Chi-Quadrat Distanzen, die hier im Kontext der Indikatormatrix erläutert werden. Da die Datengrundlage in den Auswertungen auf einer Indikatormatrix basiert, wird in diesem und in den folgenden Kapiteln ein Bezug zur Anwendung hergestellt. Dabei ist jede Zeile der Indikatormatrix durch einen Pflegebedürftigen definiert und jede Spalte durch eine Kategorie bezeichnet, die ein Merkmal der Pflegebedürftigkeit beschreibt. Für jede zutreffende Kategorie ist der Wert „Eins“ und für jede nichtzutreffende Kategorie der Wert „Null“ zugeordnet. In einer formalen Beschreibung ausgedrückt, handelt es sich dabei um eine I x K Datentabelle, die ein Set von n Individuen und Q Fragen mit insgesamt K Kategorien abbildet. Die grundlegenden Notationen zur Beschreibung der Indikatormatrix können folgendermaßen zusammengefasst werden:

- Q die Anzahl der Variablen (oder Fragen)
- I die Anzahl der Individuen (oder Objekte)
- K_q die Anzahl der Kategorien einer Variable q
- K die Gesamtanzahl aller Kategorien $\sum_{q=1}^{Q} K_q$
- n_k: $(n_k > 0)$ die Anzahl aller Individuen, die die Kategorie k besetzen
- $n_{k'}$: $(n_{k'} > 0)$ die Anzahl aller Individuen, die die Kategorie k' besetzen
- h_k die relative Häufigkeit, mit der die Individuen eine Kategorie k besetzen: $\frac{1}{I}\sum_{i=1}^{I} \delta_{ik}$
- $\delta_{ik} = 1$ wenn die Kategorie k auf das Individuum i zutrifft
- $\delta_{ik} = 0$ wenn die Kategorie k nicht für das Individuum i zutrifft

Abbildung 6 zeigt eine I x K complete disjunctive table, welche die Antwortpattern von den Individuen *i mit* ($a1$, $b1$, $c2$) und *i' mit* ($a2$, $b1$, $c1$) abbildet.

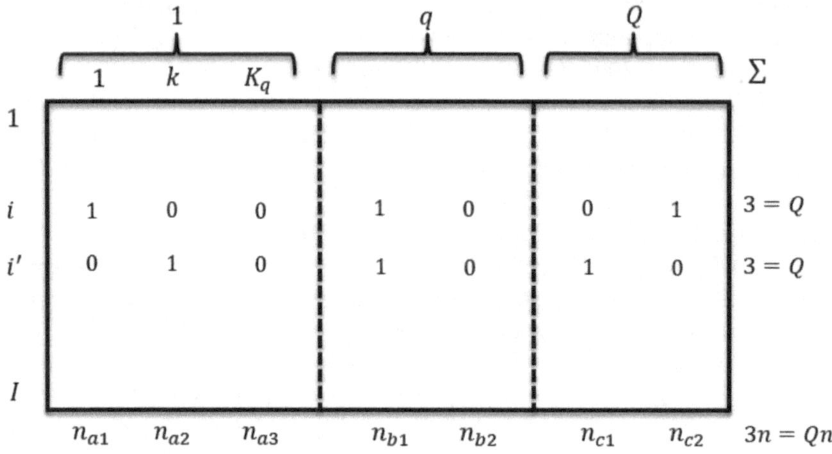

*Abbildung 6: Complete disjunctive table **I x K** mit **Q** = 3 Fragen und **K** = 7 Kategorien*

Die Distanz zwischen den Individuen i und i' berechnet sich durch die Fragen, bei denen unterschliche Kategorien besetzt sind. Das trifft beispielsweise bei der Frage $q = 1$ zu, da das Individuum i die Kategorie $k = a1$ und das Individuum i' eine andere Kategorie $k' = a2$ besetzt. In dem Fall kann die quadratische Distanz zwischen Individuum i und Individuumi', die sich über die Frage $q = 1$ bestimmen lässt, mit dem folgenden Term ermittelt werden:

$$d_q^2(i, i') = \frac{1}{h_k} + \frac{1}{h_{k'}}$$

Formel 59

Für die quadratische Distanz zwischen den Individuen i und i', die über alle Q Fragen berechnet wird und sowohl übereinstimmende als auch unterschiedliche Kategorien beinhaltet, kann die folgende Formel angewandt werden:

$$d^2(i,i') = \frac{1}{Q}\sum_{q=1}^{Q} d_q^2(i,i') = \frac{1}{Q}\sum_{k=1}^{K}\frac{1}{h_k}(\delta_{ik} - \delta_{i'k})^2$$

Formel 60

Folglich tragen die übereinstimmenden Kategorien zwischen den Individuen nicht zur Distanz bei. Folgende Berechnung zeigt die Anwendung für das Zahlenbeispiel in *Abbildung 6:*

$$d^2(i,i') = \frac{1}{3}\left(\frac{(1-0)^2}{h_{a1}} + \frac{(0-1)^2}{h_{a2}} + \frac{(0-0)^2}{h_{a3}} + \frac{(1-1)^2}{h_{b1}} + \frac{(0-0)^2}{h_{b2}} + \frac{(0-1)^2}{h_{c1}} + \frac{(1-0)^2}{h_{c2}}\right)$$

$$= \frac{1}{3}\left(\frac{1}{h_{a1}} + \frac{1}{h_{a2}} + \quad 0 \quad + \frac{1}{h_{c1}} + \frac{1}{h_{c2}}\right)$$

Formel 61

Die Rechnung in *Formel 61* zeigt, dass das Ausmaß, in dem Kategorie k ein Individuum i definiert, von der relativen Häufigkeit h_k abhängig ist. Für ein Individuum$i$, das eine Kategorie k besetzt, die von allen Individuen $h_k = 1$ besetzt ist, beträgt $\frac{\delta_{ik}}{h_k} = 1$ und für eine Kategorie$k$, die von der Hälfte der Individuen besetzt ist, beträgt $\frac{\delta_{ik}}{h_k} = 2$ usw. Daraus folgt, dass der Mittelwert für alle k Kategorien dem Wert 1 entspricht.

Zur Beschreibung der Total Inertia, wie sie in *Formel 20* eingeführt wurde, ist es notwendig die Gewichte der Zeilen (Individuen) und die Gewichte der Spalten (Kategorien) zu definieren. Das Gewicht p_i, dass jedem Individuum zugeordnet ist, bleibt konstant $\frac{1}{I}$ und erfüllt somit die Bedingung $\sum_i p_i = 1$. Im Gegensatz dazu sind die Gewichte der Kategorien p_k proportional von der relativen Häufigkeit h_k abhängig. Für $p_k = \frac{h_k}{Q}$ gelten die Bedingungen $\sum_{k \in K_q} p_k = \frac{1}{Q}$ und $\sum_{k \in K} p_k = 1$. Je häufiger eine Kategorie besetzt ist, desto größer ist ihr Gewicht.

Da sich die Total Inertia aus der Summe der Produkte der quadratischen Distanzen zwischen den Individuen zum Zentrum G_I und den jeweiligen Gewichten p_i berechnet, wird zunächst die quadratische Distanz $d^2(i, G_I)$ beschrieben:

$$d^2(i, G_I) = \sum_{k=1}^{K} \frac{h_k}{Q} \left(\frac{\delta_{ik}}{h_k} - 1 \right)^2 = \left(\frac{1}{Q} \sum_{k=1}^{K} \frac{\delta_{ik}}{h_k} \right) - 1$$

Formel 62

Hier ist der Zusammenhang zwischen dem ersten Term der *Formel 62* und der Beschreibung der Inertia zur Korrespondenzanalyse in der *Formel 23* ersichtlich. Zur Bestimmung der Total Inertia, die gleich der Varianz der Punktwolke N_I ist, kann die folgende *Formel 63* analog zur *Formel 20* angewandt werden:

$$Total\ Inertia\ (N_I\ / G_I\ ) = \sum_{i=1}^{I} p_i\ d^2(i, G_I) = \frac{K}{Q} - 1$$

Formel 63

Die Total Inertia kann sowohl über die Zeilen (Individuen) als auch über die Spalten (Kategorien) der complete disjunctive table berechnet werden. Dieser Zusammenhang wird in dem folgenden Abschnitt, der eine Beschreibung zu den quadratischen Distanzen zwischen den Kategorien und der Inertia beinhaltet, nachvollziehbar. Für die Berechnung der quadratischen Distanz zwischen den Kategorien ist es ausschlaggebend, wie häufig zwei Kategorien unterschiedlich besetzt sind. Das wird im Zähler der *Formel 64* deutlich, da die Anzahl der Individuen die Kategorie n_k und die Anzahl der Individuen, die Kategorie $n_{k'}$ belegt haben addiert werden und all diejenigen Fälle, bei denen beide Kategorien durch die Individuen belegt sind, subtrahiert werden.

$$d^2(k,k') = \sum_{i=1}^{I} p_i \left(\frac{\delta_{ik}}{h_k} - \frac{\delta_{ik'}}{h_{k'}}\right)^2 = \frac{n_k + n_{k'} - 2n_{kk'}}{n_k n_{k'}/n}$$

Formel 64

Daraus folgt, dass je häufiger die Kategorien *k* und *k'* von denselben Individuen besetzt sind, desto geringer ist die Distanz zwischen den Kategorien.

Zur weiteren Beschreibung der Total Inertia, die sich anhand der Kategorien berechnen lässt und zu einem der *Formel 63* äquivalenten Ergebnis führt, wird die quadratische Distanz zwischen den Kategorien *k* und dem Mittelpunkt G_I benötigt:

$$d^2(k, G_k) = \sum_{i=1}^{I} p_i \left(\frac{\delta_{ik}}{h_k} - 1\right)^2 = \frac{1}{h_k} - 1$$

Formel 65

Aus der *Formel 65* folgt, dass eine Kategorie, die von allen Individuen besetzt $h_k = 1$ ist, im Zentrum G_k liegt und umgekehrt, dass eine niedrigfrequentierte Kategorie weit vom Zentrum entfernt ist. Obwohl das Gewicht $p_k = \frac{h_k}{Q}$ mit steigendem h_k zunimmt, nimmt der Beitrag einer niedrigfrequentierten Kategorie *k* zur Total Inertia, aufgrund der steigenden quadratischen Distanz zum Zentrum G_k zu. Die *Formel 66* deckt diesen Zusammenhang auf:

$$Inertia\ (k/G_k) = p_k d^2(k, G_k) = \frac{1 - h_k}{Q}$$

Formel 66

Somit ist die Total Inertia von N_k in der *Formel 67*, die sich über die Kategorien der complete disjunctive table berechnen lässt, äquivalent zu der Total Inertia von N_I in der *Formel 63:*

$$Total\ Inertia\ (N_k\ /G_k) = \sum_{k=1}^{K} p_k\, d^2(k, G_k) = \sum_{k=1}^{K} \frac{1 - h_k}{Q} = \frac{K}{Q} - 1$$

Formel 67

Jede zentrierte Variable q generiert einen Unterraum von $K_q - 1$ Dimensionen. Daraus ergibt sich, dass die Gesamtanzahl der Eigenwerte (Trägheitsgewichte der Achsen), auf die sich die Inertia verteilt, einem Maximum von $K - Q$ Eigenwerten entspricht. Der durchschnittliche Eigenwert beträgt $\frac{1}{Q}$. Da die Total Inertia äquivalent zur Summe der Eigenwerte und somit gleich der Varianz der Punktwolke der Kategorien bzw. der Punktwolke der Individuen der MCA ist, werden die Begriffe in der Literatur teilweise synonym benutzt (Greenacre & Blasius, 2006; Husson et al., 2017; Le Roux & Rouanet, 2010). In diesem Beitrag wird vorrangig der Begriff Inertia verwandt.

In den folgenden Unterkapiteln werden relevante Eigenschaften und Interpretationshilfen zur Analyse der MCA Ergebnisse in **Kapitel 5 Ergebnisse** vorgestellt. Eine ausführliche und praxisnahe Beschreibung zu der folgenden Theorie findet sich in den Veröffentlichungen von Le Roux und Rouanet (Le Roux & Rouanet, 2006; Le Roux & Rouanet, 2010).

4.5.4.1 Die MCA-Map

Die Anzahl und Auswahl der extrahierten Dimensionen basierten auf der Abwägung zweier gegenläufiger Interessen. Einerseits soll die Abbildung der MCA eine anschauliche Visualisierung der Daten ermöglichen und andererseits sollen dabei möglichst alle relevanten Informationen bewahrt werden.

Für die Datenvisualisierung durch die MCA wird im Regelfall eine niedrigdimensionale (zwei- bis dreidimensionale) Darstellung angestrebt. Damit geht notwendigerweise ein Informationsverlust einher, der sich darin zeigt, dass die Distanzen zwischen den Punkten im Korrespondenzraum nicht exakt die Chi-Quadrat-Distanzen zwischen den Kategorien und Individuen wiedergeben, sondern je nach Repräsentation etwas kleiner sind (Petersen & Schwender, 2018). Die Darstellungen der MCA-Maps, die in den Ergebnissen in **Kap**itel 5 Ergebnisse berichtetet werden, sind aus

Gründen der Übersichtlichkeit auf zweidimensionale Abbildungen beschränkt.

Um die Anzahl der zu analysierenden Dimensionen zu bestimmen, werden verschiedene Informationen berücksichtigt, die sich auf den Anteil der erklärten Inertia und auf die Interpretierbarkeit der jeweiligen Dimension beziehen.

Eine Möglichkeit zur Betrachtung der Inertia bietet der sogenannte *Scree plot*, der den Anteil der erklärten Inertia für jeden Eigenwert in abnehmender Reihenfolge abbildet und somit als Entscheidungsgrundlage für die Anzahl der zu analysierenden Dimensionen behilflich sein kann. Die Eigenwerte, zwischen denen die höchste prozentuale Abnahme an erklärter Inertia liegt, sind durch einen Knick (Ellbogenkriterium) in der Verlaufskurve im *Scree plot* gekennzeichnet. Je nach Ausprägung dieses Kriteriums empfiehlt es sich, dass diese Grenze zum Ausschluss der nachfolgenden Eigenwerte bestimmt wird. Alternativ können diese Ergebnisse auch in Form einer Tabelle, wie sie **Kapitel 5 Ergebnisse** berichtet wird, dargestellt werden.

Für hochdimensionale Datensätze empfiehlt sich zusätzlich die Betrachtung der modifizierten Inertiaraten, weil die Inertiarate der ersten Dimension im Regelfall niedrig ausfällt. Durch die modifizierten Inertiaraten wird die Bedeutung der ersten Hauptachse hervorgehoben. Diese Kennzahl ermöglicht eine bessere Einschätzung zum Informationsgehalt der zu analysierenden Hauptdimensionen (Benzécri, 1992). Die modifizierte Inertiarate für eine Hauptachse der Dimension s wird berechnet, indem man für alle $s = 1, 2, \dots S$ mit der Bedingung $\lambda_s > \overline{\lambda}$ folgende Berechnungen durchführt:

$$Berechnung\ eines\ Pseudo-Eigenwert\ \lambda'_s = \left(\frac{Q}{Q-1}\right)^2 (\lambda_s - \bar{\lambda})^2$$

Formel 68

Im nächsten Schritt bildet man die Summe über alle Pseudo-Eigenwerte (*Summe PE*):

$$Summe\ PE = \sum_{s=1}^{S} \lambda'_s$$

Formel 69

Abschließend kann man die modifizierte Inertiarate mit Hilfe der folgenden *Formel 70* bestimmen:

$$Modifizierte\ Inertiarate\ der\ Hauptachse\ s = \frac{\lambda'_s}{Summe\ PE}$$

Formel 70

Ergänzend zu den zuvor beschrieben Inertiaraten ist die Interpretierbarkeit der jeweiligen Dimension anhand der kontribuierenden Kategorien zu berücksichtigen. Eine Beschreibung dazu, welchen Beitrag eine Kategorie für die Definition einer Dimension liefert, ist im Unterkapitel **4.5.4.4 Kontribution-Plot** nachzulesen.

Zum Verständnis des Erklärungsanteils der, durch die MCA extrahierten Dimensionen ist abschließend noch eine Anmerkung hinzuzufügen. Die Erklärungsanteile der Hauptdimensionen erscheinen vielen Anwendern als niedrig, weshalb Pagès einen Vergleich zur Hauptkomponentenanalyse (PCA) anstellt, die deutlich höhere Erklärungsanteile auf den Hauptdimensionen berechnet (Pagès, 2014). Es ist zu berücksichtigen, dass jede Variable q mit K_q Kategorien mit einem Unterraum von K_q Dimensionen korrespondiert. Zum Vergleich empfiehlt Pagès die Betrachtung eines Extremfalls, bei dem alle Variablen identisch sind. In diesem Fall würde die erste Hauptdimension der PCA 100 % der Varianz erklären. Im Gegensatz dazu verteilt sich die Inertia, wie in Kapitel **4.5.4 Die Multiple Korrespondenzanalyse** beschrieben, gleichmäßig auf $K_q - 1$ Dimensionen.

Am Beispiel der NBA-Variablen, die vier Kategorien abbilden, bedeutet das, dass die erste Hauptdimension nicht über $33,\overline{3}$ Prozent der Inertia erklären kann.

4.5.4.2 Cosinus-Quadrat-Plot

Die Qualität der Abbildung eines Punktes M^k, der eine Kategorie im Korrespondenzraum repräsentiert, auf einer Achse ▯ kann durch den Cosinus-Quadrat-Wert bestimmt werden (Le Roux & Rouanet, 2010). Für die Berechnung des Cosinus-Quadrat-Wertes in der *Formel 71* steht y_s^k für die Koordinate der Kategorie k auf der Achse$s$. Der Punkt G bezeichnet das Zentrum bzw. den Koordinatenursprung in der MCA-Map, und GM^k steht für die Koordinaten zum Punkt M^k:

$$cos^2(\Theta_{ks}) = \frac{(GM_s^k)^2}{(GM^k)^2} = \frac{(y_s^k)^2}{(GM^k)^2}$$

Formel 71

Der Cosinus-Quadrat Plot, der zu den Ergebnissen in **Kapitel 5 Ergebnisse** berichtet wird, gibt die Cosinus-Quadrat Werte für alle Kategorien zu allen Dimensionen s der MCA an. Das Cosinus-Quadrat kann Werte zwischen 0 und 1 annehmen. Nimmt das Cosinus-Quadrat-Maß den Wert 1 an, dann wird die Kategorie perfekt durch die entsprechende Achse abgebildet. Summiert man die Cosinus-Quadrat Werte über alle Achsen der MCA, dann erhält man den Wert 1. Die *Abbildung 7* illustriert das Cosinus-Quadrat Maß.

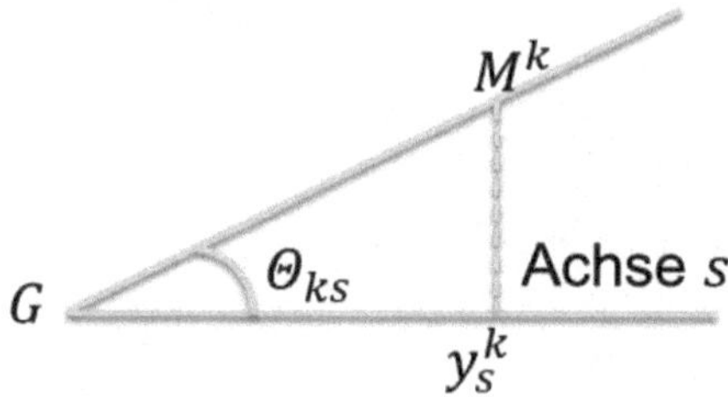

Abbildung 7: Cosinus-Quadrat

Eine weitere Eigenschaft besteht darin, dass der $cos(\Theta_{ks})$ Winkel der Korrelation von k mit der Achse s entspricht.

4.5.4.3 Korrelationen der Kategorien

Der Cosinus-Winkel, der zwischen den zwei Kategorien k und k' durch die Vektoren $\vec{GM}^k$ und $\vec{GM}^{k'}$ aufgespannt wird, beschreibt die Korrelation zwischen den Kategorien (Le Roux & Rouanet, 2010):

$$tetrachorische\ Punktkorrelation\ (kk') = \frac{h_{kk'} - h_k h_{k'}}{\sqrt{h_k(1 - h_k)h_{k'}(1 - h_{k'})}}$$

Formel 72

Durch die Beziehung zwischen der Korrelation und dem Winkel werden in MCA-Map die multivariaten Korrelationen zwischen den Kategorien anschaulich dargestellt.

4.5.4.4 Kontribution-Plot

Die Kontribution einer Kategorie gibt an, welchen Anteil an Inertia der Punkt einer Kategorie M^k im Verhältnis zur Total Inertia hat (Le Roux & Rouanet, 2010).

$$Ktr_k = \frac{pk(GM^k)^2}{total\ Inertia} = \frac{(1 - h_k)/Q}{K - Q\ /Q} = \frac{1 - h_k}{K - Q}$$

Formel 73

Formel 73 zeigt, dass die Kontribution einer Kategorie abhängig von der relativen Häufigkeit ist. Je seltener eine Kategorie besetzt ist, desto höher ist die Kontribution. Die Kontribution einer Variablen q entspricht der Summe der Kontributionen ($\sum Ktr_k$) ihrer Kategorien. Daraus resultiert, dass die Kontribution für Variablen mit zunehmender Anzahl an Kategorien steigt. Für den Fall, dass alle Variablen über die gleiche Anzahl an Kategorien $\overline{K}$ verfügen, ist die Kontribution der Variablen gleich $Ktr_q = \frac{1}{Q}$ (Le Roux & Rouanet, 2010).

Zur Interpretation einer Hauptachse s der MCA-Map kann die Kontribution einer Kategorie k berechnet werden. y_s^k steht in der *Formel 74* für die Koordinaten der Kategorie *k* auf der Hauptachse*s*, und λ_s entspricht dem Eigenwert der Hauptachse. *pk* definiert das Gewicht der Kategorie.

$$Ktr_{ks} = \frac{pk\left(y_s^k\right)^2}{\lambda_s}$$

Formel 74

Für die inhaltliche Beschreibung der Hauptachsen empfiehlt es sich, all diejenigen Kategorien anzuführen, die eine überdurchschnittliche Kontribution aufweisen.

4.5.4.5 Passive Variablen

Eine passive Kategorie ist eine Kategorie, die keinen Beitrag für die Distanzen zwischen den Pflegebedürftigen im Korrespondenzraum der MCA liefert. Die Transition Relations, die im Kapitel **4.5.2.1 Gemeinsame Darstellung der Zeilen- und Spaltenprofile** für die Korrespondenzanalyse beschrieben wurden, sind auf die MCA anwendbar und ermöglichen es, dass man passive Pflegebedürftige oder Kategorien in der MCA-Map lokalisieren kann. Dabei können die Hauptkoordinaten der MCA zu einer beliebigen passiven Kategorie berechnet werden, sofern deren Antwort zu der Gruppe von aktiver Pflegebedürftiger bekannt ist. Analog dazu ist es möglich passive Pflegebedürftige einzufügen, sofern deren Zuordnung zu den Kategorien bekannt ist (Le Roux & Rouanet, 2010).

Des Weiteren ist es möglich eine quantitative passive Variable *m'* in der MCA-Map abzubilden. Dabei werden die Koordinaten der passiven Variablen auf einer Hauptachse *s* durch den Korrelationskoeffizienten zwischen der Variable *m'* und der Hauptachse *s* bestimmt. In einer formalen Schreibweise kann die Transition-Formel zur Berechnung der Koordinaten für eine quantitative passive Variable folgendermaßen ausgedrückt werden (Husson et al., 2017):

$$G_s(m') = \frac{1}{\sqrt{\lambda_s}} \sum_{i \in \{aktiv\}} x_{im'} F_s(i) = r(m', F_s)$$

Formel 75

Eine passive quantitative Variable kann im Korrelationszirkel abgebildet werden. Diese Anwendungsmöglichkeit wird in den Ergebnissen für die Variable **GesamtMinuten**, die die Pflege und Betreuungszeiten definiert, berichtet.

4.5.5 Agglomeratives hierarchisches Clustering

Im Anschluss an die MCA wird eine agglomerative hierarchische Clusteranalyse (AHC) durchgeführt werden, die die Pflegebedürftigen auf der Basis der berechneten Hauptkoordinaten der MCA clustert. Die agglomerativen Verfahren starten den Rechenprozess bei der „feinsten Partition“, was bedeutet, dass jeder Pflegebedürftige zu Beginn ein Cluster darstellt. In den nächsten Schritten werden die Pflegebedürftigen miteinander verbunden, zwischen denen die geringsten Distanzen liegen. Der Rechenprozess wird schrittweise fortgeführt, bis alle Pflegebedürftigen in einem großen Cluster vereint sind. Dadurch entsteht eine hierarchische Beziehung zwischen den Clustern der Pflegebedürftigen, die sich über eine feste Anordnung der Clusterlösungen im Dendrogramm visuell darstellen lässt. Eine besondere Bedeutung unter den agglomerativen Verfahren hat das hier angewandte Ward-Verfahren. Bei diesem Verfahren werden die Pflegebedürftigen zusammengefasst, die das Varianzkriterium am wenigsten erhöhen. Das Varianzkriterium, das auch als Fehlerquadratsumme bezeichnet wird, stellt die Entfernungsquadrate zwischen den Beobachtungswerten einer Gruppe zum Gruppenmittelwert dar. Das Ziel besteht darin, dass diejenigen Pflegebedürftigen (Gruppen von Pflegebedürftigen) vereinigt werden, die die Streuung (Varianz) in einer Gruppe möglichst wenig erhöhen. Die Zunahme der Fehlerquadratsumme gibt Auskunft über die „Heterogenität“ der fusionierten Cluster. Eine detaillierte Erklärung zur hierarchischen Clusteranalyse und dem hier angewandten Ward-Verfahren ist in der Veröffentlichung von Backhaus et al. nachzulesen (Backhaus et al., 2011).

Die weitere Methodenbeschreibung beschränkt sich auf die Grundlagen der hierarchischen Clusteranalyse, die auf der Basis der Inertia-Zerlegung durchgeführt wird. Da die Pflegebedürftigen in der MCA über ihre Koordinaten im euklidischen Raum abgebildet werden, kann Huygens Theorem angewandt werden (Husson et al., 2017; Le Roux & Rouanet, 2006). Das Theorem besagt, dass die Total Inertia in *Formel 76* in zwei Bestandteile, die in der *Abbildung 8* für eine drei Clusterlösung visualisiert werden, zerlegt werden kann:

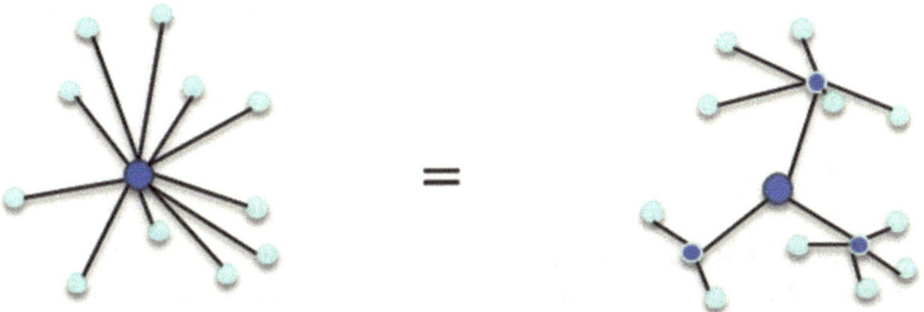

Abbildung 8: Inertia Zerlegung

Die Total Inertia setzt sich zum einen aus der „within-cluster Inertia", die die Abweichungen der Pflegebedürftigen (Punkte) zu ihrem Cluster-Zentrum beschreibt und zum anderen aus der „between-clusters Inertia", die die Abweichungen zwischen den einzelnen Cluster-Zentren und dem Gesamtzentrum aller Pflegebedürftigen beschreibt. Die Gleichung in *Formel 76* beschreibt diese Beziehung:

$$Total\ Inertia = between - clusters\ Inertia + within - cluster\ Inertia$$

Formel 76

Eine Analyse der Inertia-Zerlegung ist hilfreich, um die Qualität der Clusterlösung zu beschreiben. Dabei ist das Ziel eine geeignete Clusterlösung zu identifizieren, bei der die Variabilität der „within-cluster" minimiert bzw. die „between clusters" Variabilität maximiert wird.

$$\frac{between - clusters\ Inertia}{Total\ Inertia}$$

Formel 77

Das Verhältnis in Formel 77 gibt an, wie hoch der erklärte Anteil an Variabilität einer bestimmten Clusterpartition an der Gesamtvariabilität ist. Der erklärte Anteil an Variabilität kann vergleichbar mit dem Scree plot dargestellt werden, indem der Zugewinn der between-clusters Inertia für die steigende Anzahl der Cluster in abnehmender Reihenfolge abbildet wird. Die Anzahlen an Clustern, zwischen denen die höchste prozentuale Abnahme im Zugewinn der between-clusters Inertia liegt, sind durch einen Knick (Ellbogenkriterium) in der Verlaufskurve des Inertia gain gekennzeichnet. Je nach Ausprägung dieses Kriteriums empfiehlt es sich, dass diese Grenze zur Bestimmung der geeigneten Anzahl an Clustern definiert wird.

Husson verdeutlicht die Eigenschaften der Clusterfusionierung auf Basis der Inertia anhand eines Beispiels. Angenommen man hat eine Partition von W Clustern, dann erhält man im nächsten agglomerativen Schritt eine Partition mit $W - 1$ Clustern. Das hat notwendigerweise zur Folge, dass die within-cluster-Inertia ansteigt. Für zwei Cluster t und w, die die Clusterzentren g_t und g_w mit einer Anzahl von jeweils I_t und I_w Pflegebedürftigen besitzen, definiert die *Formel 78* die Bedingungen für eine Clusterfusionierung.

$$\Delta(t, w) = \frac{I_t I_w}{I_t + I_w} d^2(g_t, g_w)$$

Formel 78

Aus den Termen dieser Gleichung lassen sich für die Minimierung von $\Delta(t, w)$ zwei Eigenschaften für die Clusterfusionierung ableiten:

1. Es fusionieren Cluster miteinander, wenn die Clusterzentren eine geringe Distanz $d^2(g_t, g_w)$ aufweisen.
2. Es fusionieren Cluster miteinander, wenn sie eine kleinere Anzahlen von Pflegebedürftigen $\frac{I_t I_w}{I_t + I_w}$ umfassen.

Die zweite Bedingung hat zur Folge, dass die Agglomeration auf Basis der Inertia tendenziell zu Clustern mit homogenen Anzahlen an Pflegebedürftigen führt.

4.5.5.1 Kombinierte Anwendung von MCA und AHC (MCA-AHC)

Für die kombinierte Anwendung der MCA und der AHC, die fortan als MCA-AHC abgekürzt werden, empfiehlt Husson zwei Faustregeln zu berücksichtigen.

1. Die extrahierten Dimensionen der MCA, die sehr geringe Anteile an erklärter Inertia abbilden, könnnen als statistisches „Rauschen" interpretiert werden. Deshalb empfiehlt es sich für die anschließende Durchführung der AHC, dass nur die Dimensionen in die Analyse eingeschlossen werden, die einen hohen Anteil der Inertia (insgesamt ca. 80 % bis 90 % erklären.
2. Die Dimensionen, die in der MCA beibehalten werden, sollten möglichst interpretierbar sein. In der Regel werden dadurch die Ergebnisse der AHC einfacher zu interpretieren (Husson et al., 2017).

4.5.5.2 Beschreibung der Cluster anhand von Kategorien

Zur Beschreibung einer Kategorie durch eine quantitative Variable kann ein Testwert angewandt werden. Husson empfiehlt dazu den folgenden Testwert, den er als $v - Test$ bezeichnet, anzuwenden (Husson et al., 2017):

$$v - test = \frac{\bar{x}_k - \bar{x}}{\sqrt{\frac{s^2}{I_k}\left(\frac{I - I_k}{I - 1}\right)}}$$

Formel 79

beschreibt den Mittelwert einer quantitativen Variablen X für alle Pflegebedürftigen I_k, die die Kategorie k belegen und $\overline{x}$ beschreibt den Mittelwert von X für alle Pflegebedürftigen I. Die Nullhypothese besagt, dass sich die Werte von X für die Pflegebedürftigen, die die Kategorie k belegen, zufällig aus allen Werten von X ergeben ($H0$: $\overline{x}_k = \overline{x}$). Dazu wird eine Zufallsvariable $\overline{X}_k$ gebildet, die den Mittelwert für die Pflegebedürftigen mit der Kategorie k beschreiben soll. Für den Erwartungswert und die Varianz der Zufallsvariable ergeben sich die folgenden Terme:

$$\mathbb{E}(\bar{X}_k) = \bar{x} \text{ und } \mathbb{V}(\bar{X}_k) = \frac{s^2}{I_k} * \left(\frac{I-I_k}{I-1}\right)$$

Formel 80

Folglich kann der $v - Test$ als standardisierte Abweichung zwischen dem Mittelwert der Pflegebedürftigen, die die Kategorie k besetzen, und dem erwarteten Mittelwert verstanden werden (Husson et al., 2017).

In diesem Beitrag wird der $v - Test$ bei den aktiven kategorialen Variablen, die zu der Clusterpartitionierung von Pflegebedürftigen beigetragen haben, angewandt, um Informationen zur inhaltlichen Definition der Cluster zu erhalten. Dieser Testwert berechnet sich auf Grundlage der hypergeometrischen Verteilung und berücksichtigt dazu drei Größen (Lebart, Morineau, & Piron, 1995):

1. Die prozentuale Häufigkeit, mit der eine Kategorie im gesamten Datensatz auftritt. Angenommen der Datensatz umfasst 100 Fälle und insgesamt 20 Personen belegen die Kategorie, dann beträgt dieser Wert 20 Prozent.
2. Die prozentuale Häufigkeit der Kategorie, die bezogen auf das Gesamtvorkommen der Kategorie für die entsprechenden Cluster ermittelt wird. Angenommen die Kategorie ist insgesamt 20 mal im Datensatz repräsentiert. Das Cluster X umfasst 30 Fälle und alle 20 Fälle der Kategorie sind im Cluster X enthalten, dann beträgt dieser Wert 100 Prozent.
3. Die prozentuale Häufigkeit der Kategorie innerhalb eines Clusters. Angenommen die Kategorie kommt 20 mal innerhalb des Clusters X vor und das Cluster X umfasst 30 Fälle, dann beträgt dieser Wert 66.66 Prozent.

5 Ergebnisse

Die Ausarbeitungen und Interpretationen zu den Ergebnissen sind auf die Zielformulierungen in **Kapitel 3 Ziele** ausgerichtet. Dabei basieren die Darstellungen der Ergebnisse auf den statistischen Grundlagen, der im Kapitel **4.5 Statistische Methoden** vorgestellten Verfahren.

Es wurden die Module 1, 2, 3, 4, 6 und die Performanz-Items zur Motorik der oberen Extremitäten analysiert. Die Analyse des Moduls 5 war unter den gegebenen Voraussetzungen der Datenlage nicht möglich. Eine ausführlichere Beschreibung zu den Grenzen der Auswertungsmöglichkeiten folgt in dem **Kapitel 5.5 Modul 5 - Neues Begutachtungsassessment.** Die eingesetzten R-Skripte zur Analyse der Daten sind im Prüfungsamt der Philosophisch-Theologische Hochschule Vallendar hinterlegt und können auf Anfrage und mit einer entsprechenden Vereinbarung zur Wahrung der Sicherheitsinteressen der Autoren der PiBaWü-Studie zur Verfügung gestellt werden.

Die Datensätze wurden so bearbeitet, dass alle diejenigen Pflegebedürftigen mit fehlenden Werten ausgeschlossen wurden. Des Weiteren wurden alle Fälle ausgeschlossen, die Abwesenheitszeiten aufweisen, weil dadurch keine valide Messung der Pflegeleistungszeit möglich war. Aufgrund dieser Ausschlüsse variiert die Anzahl der gültigen Fälle in den Daten zwischen 2169 und 2353 Pflegebedürftigen. Die Verteilung der Pflegegrade variiert aufgrund der unterschiedlichen Fallzahlen geringfügig zwischen den Modulen und den Performanz-Items. Die Schnittmenge der Fälle aus den NBA-Modulen und den Performanz-Items umfasst 2100 Pflegebedürftige.

Die Angaben zum Alter konnten von 1447 Pflegebedürftigen ausgewertet werden. Das Durchschnittsalter lag bei 83.8 Jahren. Zu 1448 Pflegebedürftigen gab es valide Informationen zum Geschlecht. Davon sind 1042 Pflegebedürftige weiblich und 406 Pflegebedürftige männlich.

Für die Repräsentativität der Daten spricht, dass die Verteilung der Pflegegrade vergleichbar zu den Daten des Statistischen Landesamtes Baden-Württemberg für die vollstationäre Pflege zum Stichtag 31.12.2017 ist (Statistisches Landesamt Baden-Württemberg, 2019):

Tabelle 17: Vergleich der Verteilung der Pflegegrade in der Stichprobe mit den Pflegegraden aller Leistungsempfängerinnen der vollstationären Pflege zum Stichtag 31.12.2017

Vergleich der Verteilung der Pflegegrade in der Stichprobe mit den Leistungsempfängern der vollstationären Pflege in Baden-Württemberg zum Stichtag 31.12.2017		
Pflegegrade	Prozentanteil aller Leistungsfälle in Baden-Württemberg	Prozentanteil aller Leistungsfälle innerhalb der Stichprobe
Pflegegrad 1	0.5 %	0.7 %
Pflegegrad 2	20 %	18.8 %
Pflegegrad 3	32.5 %	29.9 %
Pflegegrad 4	30.6 %	29.8 %
Pflegegrad 5	16.2 %	18.7 %

Die fehlenden Prozentwerte in der Stichprobe entfallen auf den Pflegegrad 0, da in der amtlichen Statistik der Pflegegrad 0 nicht aufgeführt wird. Die Prozentwerte in *Tabelle 17* wurden sowohl für die amtliche Statistik als auch für die Stichprobe auf die erste Nachkommastelle gerundet. In den Angaben zur Stichprobe wurden alle Pflegebedürftigen berücksichtigt wurden, zu denen Informationen zu den Pflegegraden durch den MDK vorliegen. Das umfasst insgesamt 2422 Pflegebedürftige aus 55 Einrichtungen. Hierzu ist anzumerken, dass zwei Drittel der Bewohner zum Erhebungszeitpunkt in 2017 noch eine Pflegestufe hatten und auf Basis dieser Pflegestufe in einen Pflegegrad überführt wurden. Ab dem Jahr 2017 nehmen im Vergleich zur Einstufung bis Ende 2016 die niedrigeren Pflegegrade eins, zwei und drei zu und die höheren Pflegegrade vier und fünf ab (Brühl & Planer, 2019).

Die Angaben zu den Verteilungen der Pflegegrade, der Gesamtleistungszeit (Pflege- und Betreuungszeiten) der NBA-Module und den Performanz-Items werden in den nachfolgenden Ergebniskapiteln berichtet. Diese Daten sind im Rahmen der Datenerhebung (01.02.2017 -31.12.2017) in dem Projekt PiBaWü durch die professionell Pflegenden (NBA-Module) bzw. durch die Betreuungskräfte (Performanz-Items) in den Einrichtungen erhoben worden und basieren nicht auf den Informationen des MDK.

5.1 Modul 1 – Neues Begutachtungsassessment

In *Tabelle 18* sind die Kategorien und die Kurznamen des Moduls 1 des Neuen Begutachtungsinstruments, zu denen die statistischen Ergebnisse berichtet werden, aufgelistet.

Tabelle 18: Kategorienbeschreibungen und Kurznamen zu den Items des NBA Modul 1

Items	Kategorien der Items	Kurznamen
Positionswechsel im Bett	(1) Selbstständig (2) Überwiegend selbstständig (3) Überwiegend unselbstständig (4) Unselbstständig	(1) PositwBett 0 (2) PositwBett 1 (3) PositwBett 2 (4) PositwBett 3
Halten einer stabilen Sitzposition	(1) Selbstständig (2) Überwiegend selbstständig (3) Überwiegend unselbstständig (4) Unselbstständig	(1) StabSitz 0 (2) StabSitz 1 (3) StabSitz 2 (4) StabSitz 3
Umsetzen	(1) Selbstständig (2) Überwiegend selbstständig (3) Überwiegend unselbstständig (4) Unselbstständig	(1) Umsetzen 0 (2) Umsetzen 1 (3) Umsetzen 2 (4) Umsetzen 3
Fortbewegen innerhalb des Wohnbereichs	(1) Selbstständig (2) Überwiegend selbstständig (3) Überwiegend unselbstständig (4) Unselbstständig	(1) Fortbewegen 0 (2) Fortbewegen 1 (3) Fortbewegen 2 (4) Fortbewegen 3
Treppensteigen	(1) Selbstständig (2) Überwiegend selbstständig (3) Überwiegend unselbstständig (4) Unselbstständig	(1) TreppSteig 0 (2) TreppSteig 1 (3) TreppSteig 2 (4) TreppSteig 3
Besondere Bedarfskonstellation (Gebrauchsunfähigkeit beider Arme und Beine)	(1) Keine besondere Bedarfskonstellation (2) Besondere Bedarfskonstellation	(1) Bedarfskonst 0 (2) Bedarfskonst 1

Ergänzend zu den Modul 1-Items werden die Pflegegrade, die mit „PGrad 0“ bis „PGrad 5“ abgekürzt werden und die Gesamtleistungszeit der bewohnerbezogenen Pflege- und Betreuungszeiten, die mit GesamtMinuten abgekürzt werden, in den Ergebnissen berichtet. *Tabelle 19* enthält sowohl Informationen zu den Häufigkeitsverteilungen der Kategorien aus *Tabelle 18* und den Pflegegraden als auch Angaben zum Mittelwert der Gesamtleistungszeit.

Tabelle 19: Beobachtungswerte zu den Kategorien des Moduls 1, den Pflegegraden und der Gesamtleistungszeit zu den bewohnerbezogenen Pflege- und Betreuungszeiten

Beobachtungen	Werte	Beobachtungen	Werte
Gesamt	2337	Fortbewegen 2	15 % (347)
PositwBett 0	47 % (1092)	Fortbewegen 3	28 % (644)
PositwBett 1	18 % (415)	TreppSteig 0	7.1 % (166)
PositwBett 2	15 % (347)	TreppSteig 1	11 % (265)
PositwBett 3	21 % (483)	TreppSteig 2	18 % (425)
StabSitz 0	55 % (1291)	TreppSteig 3	63 % (1481)
StabSitz 1	19 % (439)	Bedarfskonst 0	89 % (2070)
StabSitz 2	10 % (245)	Bedarfskonst 1	11 % (267)
StabSitz 3	15 % (362)	GesamtMinuten $\overline{M}$ (SD)	175 (106)
Umsetzen 0	38 % (884)	PGrad 0	2.3 % (53)
Umsetzen 1	19 % (438)	PGrad 1	5.2 % (122)
Umsetzen 2	16 % (369)	PGrad 2	14 % (338)
Umsetzen 3	28 % (646)	PGrad 3	25 % (594)
Fortbewegen 0	34 % (793)	PGrad 4	28 % (662)
Fortbewegen 1	24 % (553)	PGrad 5	24 % (568)

Die Berechnung der MCA umfasst $Q = 6$ aktive Variablen mit insgesamt 22 Kategorien. Die sechs Kategorien der Pflegegrade werden als qualitative passive Variable und die Gesamtleistungszeit als quantitative passive Variable in den Analysen berücksichtigt.

Für die Berechnung der Total Inertia der Daten erhält man 22/6 – 1 = 2.666. Die Anzahl der Eigenwerte, die die Dimensionalität des Korrespondenzraums der MCA definieren, beträgt16. *Tabelle 20* veranschaulicht den Anteil der erklärten Inertia, die auf die jeweiligen Eigenwerte (Achsen) entfällt. Der durchschnittliche Eigenwert beträgt $\overline{\lambda} = 1/Q =$ 0.166 und erklärt 6.25 Prozent der Total Inertia.

Die Eigenwerte λ_1 und λ_2 liegen deutlich über dem durchschnittlichen Eigenwert. Die prozentuale Abnahme zwischen den Eigenwerten zeigt, dass die Differenz zwischen λ_1 und λ_2 am größten ist. Ab dem vierten Eigenwert λ_4 nimmt der Differenzanteil stark ab. Die grafische Darstellung der MCA ist in Abbildung 9 auf die Hauptachsen mit den Trägheitsgewichten λ_1 und λ_2 beschränkt.

Tabelle 20: Inertia-Verteilung zu den Achsen (Eigenwerten) des Moduls 1

Achsen	Inertia %	Kumulierte Inertia %	Modifizierte Inertia %	Modifizierte kumulierte Inertia %
1	**25.24**	**25.24**	**78.14**	**78.14**
2	**15.40**	**40.64**	**18.12**	**96.27**
3	10.40	51.04	3.73	99.99
4	6.42	57.46	0.01	100.00
5	6.25	63.70	0.00	100.00
6	5.51	69.21	0.00	100.00
7	4.96	74.17	0.00	100.00
8	4.60	78.77	0.00	100.00
9	4.33	83.10	0.00	100.00
10	**4.24**	**87.34**	**0.00**	**100.00**
11	3.39	90.73	0.00	100.00
12	3.04	93.78	0.00	100.00
13	2.68	96.45	0.00	100.00
14	1.50	97.96	0.00	100.00
15	1.22	99.18	0.00	100.00
16	0.82	100.00	0.00	100.00

Die erste Achse λ_1 erklärt 25.24 Prozent und die zweite Achse λ_2 erklärt 15.40 Prozent der Total Inertia. Somit bildet die MCA-Map in *Abbildung 9* 40.64 Prozent der Total Inertia ab. Die Kurznamen in *Abbildung 9* repräsentieren die Kategorien der Items des Moduls 1, und die Punkte lokalisieren die Positionen der 2337 Pflegebedürftigen im Korrespondenzraum.

Die Itembatterie zum Modul 1 in *Tabelle 18* besteht aus Fragen auf überwiegend ordinalem Meßniveau. Im vorliegenden Fall soll mit Hilfe der Items die Selbstständigkeit der Pflegebedürftigen in Bezug auf das latente Merkmal der Mobilität gemessen werden. Um eine möglichst eindimensionale Messung zu ermöglichen, werden optimalerweise Fragen definiert, die alle das gleiche latente Merkmal messen. Daraus leitet sich die Annahme ab, dass es eine Hauptdimension gibt, mit der die Mobilität bezüglich der Selbstständigkeit gemessen wird. Wird beispielsweise die uneingeschränkte Selbstständigkeit im extremen positiven Bereich abgetragen und wird die Unselbstständigkeit im extremen negativen Bereich abgetragen, so sollten alle Ausprägungen der manifesten Variablen entsprechend ihres Niveaus zwischen den beiden Extremen liegen (Blasius, 2001).

Somit ist das Ergebnis in *Abbildung 9* erwartungsgemäß und zeigt eine starke Ausprägung der ersten Dimension. Das ordinale Messniveau bleibt auf der ersten Dimension für die Items erhalten, was dadurch ersichtlich wird, dass sich die Ausprägungen der einzelnen Items für alle Kategorien in der richtigen Reihenfolge wiederfinden. Dadurch wird die Interpretation der ersten Dimension einfach: Der positive Bereich ist durch Kategorien gekennzeichnet, die die Unselbstständigkeit und der negative Bereich ist durch Kategorien gekennzeichnet, die die Selbstständigkeit bezüglich der Mobilität definieren.

Die zweite Dimension unterscheidet im positiven Bereich die mittleren Kategorien von den extremen Kategorien, die überwiegend im negativen Bereich lokalisiert sind. Betrachtet man die Form der zweidimensionalen MCA-Map in *Abbildung 9*, dann erkennt man die Form eines Hufeisens. Diese Darstellungsform wird als *Horseshoe-Effekt* bezeichnet (Guttman, 1950). Die zweite Dimension ist durch einen methodischen Effekt gekennzeichnet, der auf die Geometrie der Korrespondenzanalyse zurückzuführen ist. Im Gegensatz zur ersten Dimension bietet die zweite Dimension dadurch keine vergleichbare inhaltliche Interpretation. *Der Horseshoe-Effekt* kann als Beleg für die Ordinalität der Daten interpretiert werden. Ein anwendungsbezogenes Erklärungsbeispiel zum *Horseshoe-Effekt* findet sich bei Blasius (Blasius, 2001).

Die Items messen die Selbstständigkeit bezüglich der Mobilität auf einem unterschiedlichen Niveau. So sind die Kategorien „PositwBett 3" und „StabSitz 3", die ein hohes Maß an Unselbstständigkeit beschreiben, weit rechts lokalisiert. Im Gegensatz dazu sind die Kategorien „TreppSteig 0" und „TreppSteig 1", die ein hohes Maß an Selbstständigkeit beschreiben, weit links lokalisiert. Das heißt, dass die Selbstständigkeit und die überwiegende Selbstständigkeit im Teppensteigen eine extreme Ausprägung im Kontinuum der Mobilität (selbstständig – unselbstständig) beschreiben, während „TreppSteig 3", also die Unselbstständigkeit im Teppensteigen, nur eine schwache Ausprägung im Bereich der Unselbstständigkeit einnimmt. Das Item **Treppensteigen** ist deutlich anspruchsvoller als die anderen Items in Modul 1. Das zeigt sich zum einen darin, dass auch die Mittelkategorien des Items **Treppensteigen** im Bereich weit links angesiedelt sind und zum anderen, dass die Kategorien „TreppSteig 0" und TreppSteig 1" auf einer eigenen Dimension repräsentiert sind (siehe *Abbildung 13*).

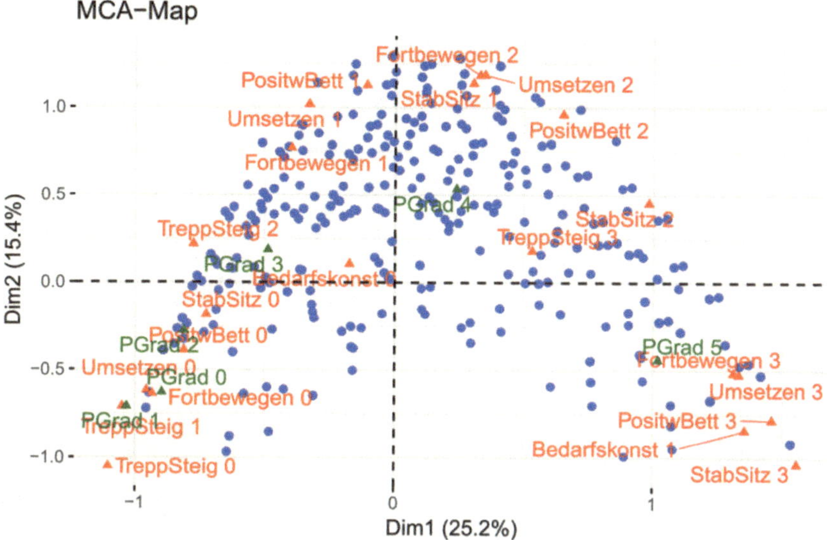

Abbildung 9: MCA-Map zum Modul 1

Abbildung 10 visualisiert die passive quantitative Variable „GesamtMinuten" im Korrelationszirkel. Darin ist zu sehen, dass die Variable mit der Ausprägung der ersten Hauptachse $r = 0.49$ positiv korreliert. Das bedeutet, dass die Pflegebedürftigen und Kategorien, die durch positive Koordinaten auf der ersten Achse definiert sind, tendenziell mehr Gesamtleistungszeit beansprucht haben.

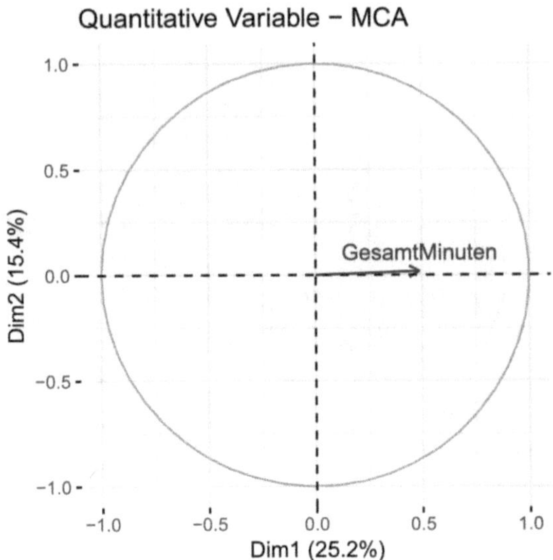

Abbildung 10: Repräsentation der passiven quantitativen Variablen „Gesamt-Minuten" im Korrelationszirkel zum Modul 1

Für die Interpretation der Hauptachsen sind die Kategorien besonders informativ, die einen wichtigen Beitrag zur Erklärung der Hauptachsen liefern. Dazu zählen alle Kategorien in *Abbildung 11* und *Abbildung 12*, deren Beitrag über dem durchschnittlichen Beitrag von 4.55 Prozent liegt. Bei der Dimension 1 trifft das auf die Randkategorien der Items „Umsetzen", „Fortbewegen", „PositwBett" und „StabSitz" zu. Dabei erreichen die ersten drei Kategorien, die im positiven Bereich der Hauptachse lokalisiert sind, Anteile, die jeweils über 10 Prozent liegen.

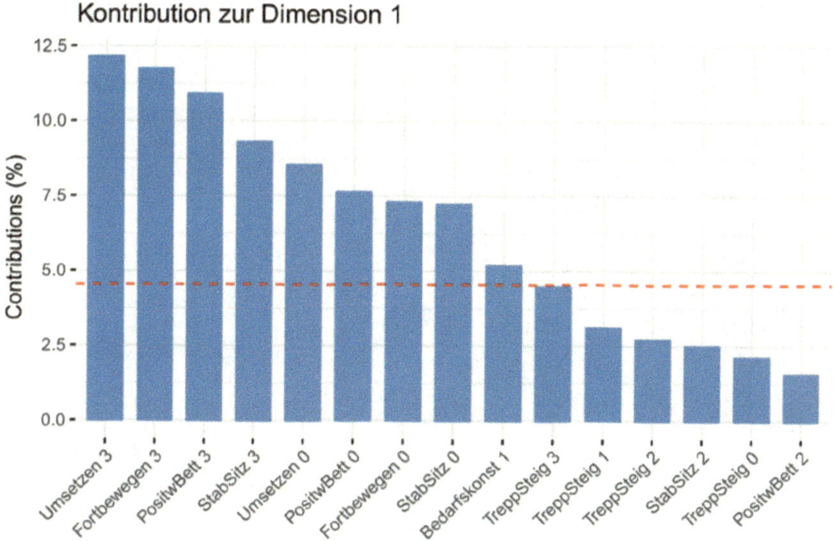

Abbildung 11: Kontribution der Kategorien zu den Modul 1-Items für die Dimension 1

Dimension 2 wird durch die Kategorien in *Abbildung 12* beschrieben. Davon erreicht nur die erste Kategorie „StabSitz 1“ einen Beitragswert von ca. 10 Prozent.

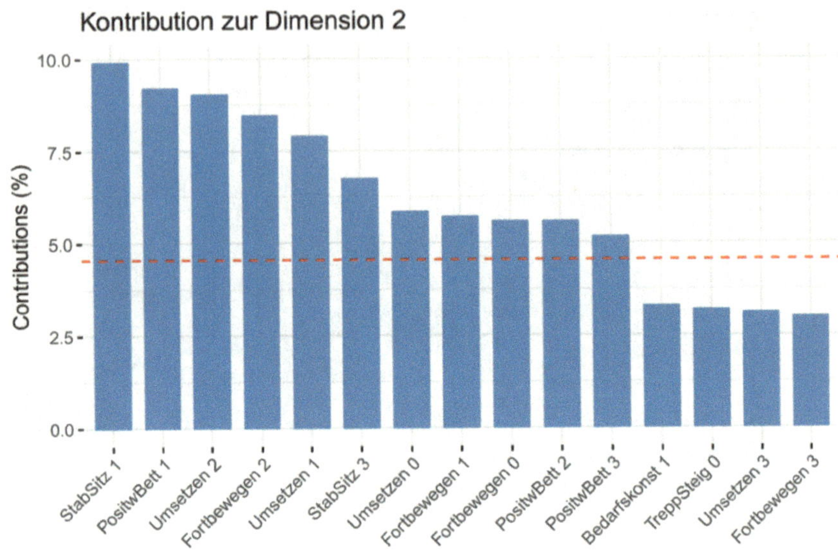

Abbildung 12: Kontribution der Kategorien zu den Modul 1-Items für die Dimension 2

Abbildung 13 zeigt den Corrplot mit den Cosinus-Quadrat-Werten der Kategorien. Tendenziell weisen die Kategorien, die einen hohen Beitragswert zur Erklärung der Inertia für die Dimension 1 und die Dimension 2 definieren, auch erhöhte Cosinus-Quadrat-Werte für die entsprechende Dimension auf. Auffallend ist, dass die Kategorien „TreppSteig 0“ und „TreppenSteig 1“ des Items **Treppensteigen** besser durch die Dimension 5 repräsentiert werden und somit von der ansonsten eindimensionalen Verteilung der Randkategorien abweichen. Somit hebt das Item **Treppensteigen** die Eindimensionaltät der Itemgruppe zum Modul 1 auf.

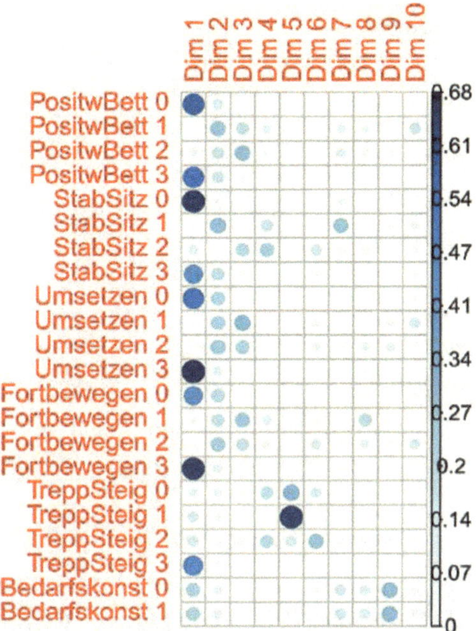

Abbildung 13: Corrplot mit den Cosinus-Quadrat-Werten zum Modul 1

Abbildung 14 visualisiert anhand der Cosinus-Quadrat Werte zu den Kategorien die Qualität der Darstellung bezogen auf die zweidimensionale MCA-Map. Dabei ist jeweils der höchste Cosinus-Quadrat Wert (Dimension 1 oder Dimesnion 2) farblich markiert.

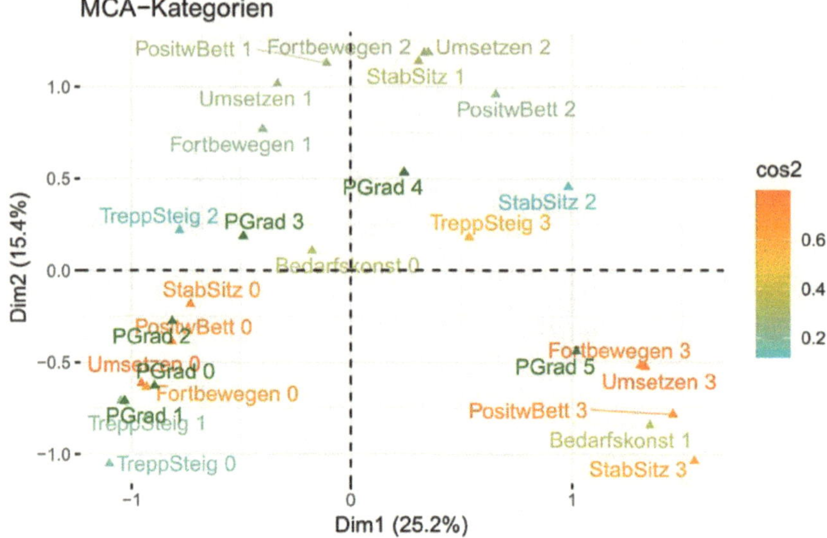

Abbildung 14: 2D-Darstellung der Cosinus-Quadrat-Werte in der MCA-Map zu Modul 1

Im zweiten Analyseschritt werden die Ergebnisse zur hierarchischen Clusteranalyse, die auf Basis der Hauptkomponenten der MCA durchgeführt wurde, vorgestellt. *Abbildung 15* zeigt das Dendrogramm zur hierarchischen Clusteranalyse. Eine Betrachtung der abgebildeten Clusterstruktur in der Vertikalen zeigt, dass die Anzahl der Cluster sich stets verfeinert („divisiv") oder vergröbert („agglomerativ") und folglich eine strikte Cluster-Hierarchie entsteht. Dementsprechend stehen auf der untersten Ebene die 2337 Pflegebedürftigen.

Der „Inertia gain", der oben rechts in der Abbildung dargestellt ist, repräsentiert den Zugewinn der „between-clusters Inertia". Dabei bringt die erste Aufsplittung in zwei Cluster den höchsten Zugewinn an Inertia und die zweite Aufsplittung den zweithöchsten Zugewinn an „between-clusters Inertia" usw. Aufgrund des hohen Zugewinns an Inertia, der durch die ersten zwei Verfeinerungsschritte (schwarz markiert im Balkendiagramm) erzielt wird und die eher homogenen Zugewinne, die durch die weiteren Verfeinerungsschritte erzielt werden, wurde eine Drei-Cluster-Lösung gewählt. Der schwarze Querstrich im Dendrogramm kreuzt diese drei Cluster.

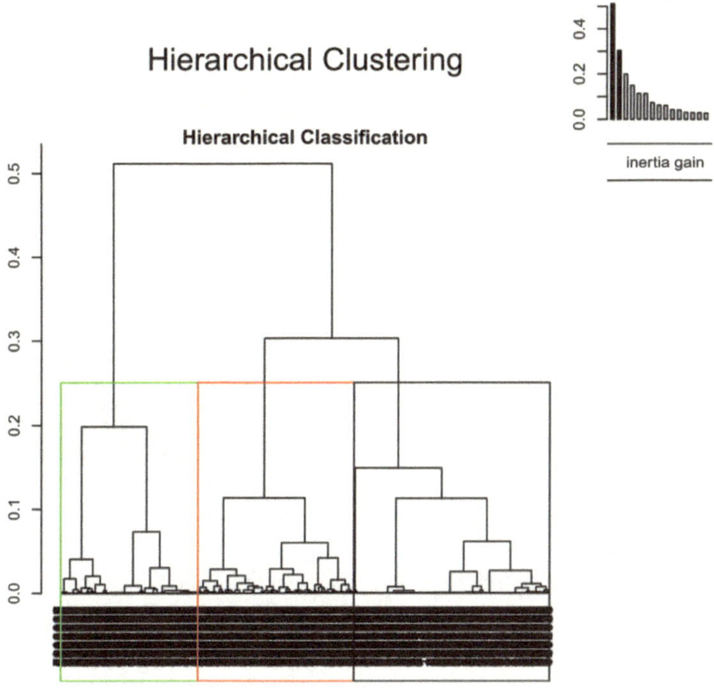

Abbildung 15: Dendrogramm zum Modul 1

Der Anteil der „between-clusters Inertia", der sich mit Hilfe von *Formel 77* bestimmen lässt, beträgt bei der gewählten Drei-Cluster-Lösung 35 Prozent. Hierzu ist anzumerken, dass für die Berechnung der Clusterlösung nur die ersten 10 Achsen der MCA, die in *Tabelle 20* markiert sind, berücksichtigt wurden. Das entspricht 87.34 Prozent der Total Inertia. *Abbildung 16* markiert die drei Cluster in der MCA-Map.

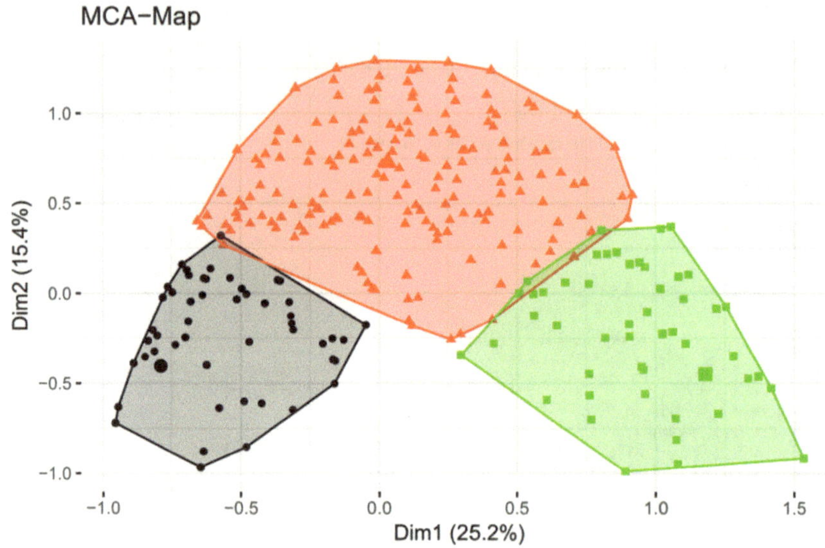

(Cluster 1 = schwarz, Cluster 2 = rot, Cluster 3 = grün)

Abbildung 16: Darstellung der Clusterlösung in der MCA-Map

Tabelle 21, die die Cluster beschreiben, sind entsprechend ihrer Signifikanz in absteigender Reihenfolge sortiert, sodass die ersten Kategorien die niedrigsten p-Werte aufweisen. Alle aufgeführten Kategorien, die zur Beschreibung der Cluster verwendet werden, erfüllen die $p < 0.05$ Anforderung. Im Folgenden werden die Verteilungen, auf denen die Signifikanzberechnungen basieren zu den Topkategorien der vier Clustern erläutert:

Die Kategorie „Fortbewegen 0 (90.92 %, 80.20 %, 33.93 %)“, die für Cluster 1 an erster Stelle aufgeführt wird, ist im Datensatz von 33.93 Prozent (dem dritten Wert in der Klammer) der Pflegebedürftigen belegt. Insgesamt sind 90.92 Prozent von diesen 793 Fällen im Cluster 1 enthalten. Dieser Wert entspricht dem ersten Wert in der Klammer. Von den 899 Pflegebedürften in Cluster 1 belegen 80.20 Prozent das Merkmal „Fortbewegen 0 (90.92 %, 80.20 %, 33.93 %)“, was dem zweiten Prozentwert in der Klammer entspricht. Somit kann das Auftreten der Kategorie „Fortbewegen 0 (90.92 %, 80.20 %, 33.93 %)“als deutlicher Hinweis zur Zugehörigkeit zum Cluster 1 interpretiert werden.

Die Topkategorien von Cluster 2 und Cluster 3 sind mit den folgenden Prozentwerten, die in der gleichen Reihenfolge zu interpretieren sind wie zuvor für Cluster 1, definiert: Umsetzen 1 (89.04 %, 45.45 %, 18.74 %), Fortbewegen 3 (83.69 %, 92.93 %, 27.55 %).

Sind zwei clusterspezifische Kategorien zutreffend, dann steigt die Wahrscheinlichkeit der Clusterzugehörigkeit. Treten drei oder mehrere clusterspeziefische Kategorien auf, dann ist die Clusterzuordnung bezogen auf diesen Datensatz nahezu eindeutig. Grundsätzlich gilt: Je höher die Kategorien in der Rangordnung von *Tabelle 21* sind, desto wahrscheinlicher ist die Clusterzugehörigkeit.

Tabelle 21: Definition der Cluster durch die Kategorien des Moduls 1

Cluster 1 (*n* = 899)	Cluster 2 (*n* = 858)	Cluster 3 (*n* = 580)
Fortbewegen 0	Umsetzen 1	Fortbewegen 3
Umsetzen 0	PositwBett 1	Umsetzen 3
PositwBett 0	Umsetzen 2	PositwBett 3
StabSitz 0	Fortbewegen 2	StabSitz 3
TreppSteig 1	StabSitz 1	PGrad 5
TreppSteig 0	Fortbewegen 1	TreppSteig 3
PGrad 2	PGrad 4	Bedarfskonst 1
PGrad 1	PositwBett 2	StabSitz 2
Bedarfskonst 0	TreppSteig 3	
TreppSteig 2	Bedarfskonst 0	
PGrad 3	PGrad 3	
PGrad 0	StabSitz 2	

Tabelle 22 zeigt die drei Cluster, aufgeschlüsselt nach den prozentualen Häufigkeiten zu den Pflegegraden und den Pflege- und Betreuungszeiten. Am besten abzugrenzen ist Cluster 3, das sich fast ausschließlich aus Pflegebedürftigen mit den Pflegegraden 4 und 5 zusammensetzt. Hierzu ist anzumerken, dass sich PGrad 4 und PGrad 5 aufgrund ihrer Verteilung in allen Clustern nicht als diskriminierende Kriterien eignen. Die bewohnerbezogenen Pflege- und Betreuungszeiten sind hier erwartungsgemäß deutlich höher als in Cluster 1 und Cluster 2.

Tabelle 22: Verteilung der Pflegegrade und der Gesamtleistungszeit zur Clusterlösung des Moduls 1

Gruppen	Cluster 1	Cluster 2	Cluster 3	p
Beobachtungen	899	858	580	
PGrad 0	4.9 % (44)	0.82 % (7)	0.34 % (2)	<0.001
PGrad 1	13 % (115)	0.82 % (7)	0 % (0)	
PGrad 2	28 % (256)	9 % (77)	0.86 % (5)	
PGrad 3	35 % (311)	30 % (255)	4.8 % (28)	
PGrad 4	11 % (102)	47 % (399)	28 % (161)	
PGrad 5	7.9 % (71)	13 % (113)	66 % (384)	
fehlend	0 % (0)	0 % (0)	0 % (0)	
GesamtMinuten *M(SD)*	124 (78)	179 (98)	248 (110)	<0.001
Gültig (fehlend)	899 (0)	858 (0)	580 (0)	

5.2 Modul 2 – Neues Begutachtungsassessment

Die Auflistung der Items zu Modul 2 ist in der *Tabelle 23* abgebildet. Darin sind die Kategorien der Items und deren Kurznamen, die zu den statistischen Ergebnissen in den nachfolgenden Abbildungen dargestellt werden, definiert.

Tabelle 23: Kategorienbeschreibungen und Kurznamen zu den Items des NBA Modul 2

Items	**Kategorien der Items**	**Kurznamen**
Erkennen von den Personen aus dem näheren Umfeld	(1) Die Fähigkeit ist vorhanden (2) Die Fähigkeit ist größtenteils vorhanden (3) Die Fähigkeit ist in geringem Maße vorhanden (4) Die Fähigkeit ist nicht vorhanden	(1) ErkennenPers 0 (2) ErkennenPers 1 (3) ErkennenPers 2 (4) ErkennenPers 3
Örtliche Orientierung	(1) Die Fähigkeit ist vorhanden (2) Die Fähigkeit ist größtenteils vorhanden (3) Die Fähigkeit ist in geringem Maße vorhanden (4) Die Fähigkeit ist nicht vorhanden	(1) ÖrtOrient 0 (2) ÖrtOrient 1 (3) ÖrtOrient 2 (4) ÖrtOrient 3
Zeitliche Orientierung	(1) Die Fähigkeit ist vorhanden (2) Die Fähigkeit ist größtenteils vorhanden (3) Die Fähigkeit ist in geringem Maße vorhanden (4) Die Fähigkeit ist nicht vorhanden	(1) ZeitOrient 0 (2) ZeitOrient 1 (3) ZeitOrient 2 (4) ZeitOrient 3

Items	Kategorien der Items	Kurznamen
Erinnern an wesentliche Ereignisse oder Beobachtungen	(1) Die Fähigkeit ist vorhanden (2) Die Fähigkeit ist größtenteils vorhanden (3) Die Fähigkeit ist in geringem Maße vorhanden (4) Die Fähigkeit ist nicht vorhanden	(1) Erinnern 0 (2) Erinnern 1 (3) Erinnern 2 (4) Erinnern 3
Steuern von mehrschrittigen Alltagshandlungen	(1) Die Fähigkeit ist vorhanden (2) Die Fähigkeit ist größtenteils vorhanden (3) Die Fähigkeit ist in geringem Maße vorhanden (4) Die Fähigkeit ist nicht vorhanden	(1) Handlungsschritte 0 (2) Handlungsschritte 1 (3) Handlungsschritte 2 (4) Handlungsschritte 3
Treffen von Entscheidungen im Alltagsleben	(1) Die Fähigkeit ist vorhanden (2) Die Fähigkeit ist größtenteils vorhanden (3) Die Fähigkeit ist in geringem Maße vorhanden (4) Die Fähigkeit ist nicht vorhanden	(1) Entscheidungen 0 (2) Entscheidungen 1 (3) Entscheidungen 2 (4) Entscheidungen 3
Verstehen von Sachverhalten und Informationen	(1) Die Fähigkeit ist vorhanden (2) Die Fähigkeit ist größtenteils vorhanden (3) Die Fähigkeit ist in geringem Maße vorhanden (4) Die Fähigkeit ist nicht vorhanden	(1) VerstehenInfo 0 (2) VerstehenInfo 1 (3) VerstehenInfo 2 (4) VerstehenInfo 3
Erkennen von Risiken und Gefahren	(1) Die Fähigkeit ist vorhanden (2) Die Fähigkeit ist größtenteils vorhanden (3) Die Fähigkeit ist in geringem Maße vorhanden (4) Die Fähigkeit ist nicht vorhanden	(1) ErkennenGefahr 0 (2) ErkennenGefahr 1 (3) ErkennenGefahr 2 (4) ErkennenGefahr 3
Mitteilen von Elementaren Bedürfnissen	(1) Die Fähigkeit ist vorhanden (2) Die Fähigkeit ist größtenteils vorhanden (3) Die Fähigkeit ist in geringem Maße vorhanden (4) Die Fähigkeit ist nicht vorhanden	(1) MitteilenBedürf 0 (2) MitteilenBedürf 1 (3) MitteilenBedürf 2 (4) MitteilenBedürf 3
Verstehen von Aufforderungen	(1) Die Fähigkeit ist vorhanden (2) Die Fähigkeit ist größtenteils vorhanden (3) Die Fähigkeit ist in geringem Maße vorhanden (4) Die Fähigkeit ist nicht vorhanden	(1) VerstehenAufford 0 (2) VerstehenAufford 1 (3) VerstehenAufford 2 (4) VerstehenAufford 3
Beteiligung an einem Gespräch	(1) Die Fähigkeit ist vorhanden (2) Die Fähigkeit ist größtenteils vorhanden (3) Die Fähigkeit ist in geringem Maße vorhanden (4) Die Fähigkeit ist nicht vorhanden	(1) Beteiligen 0 (2) Beteiligen 1 (3) Beteiligen 2 (4) Beteiligen 3

Zusätzlich zu den Items des Moduls 2 werden die sechs Pflegegrade, die mit „PGrad 0“ bis „PGrad 5“ abgekürzt werden, und die Gesamtleistungszeit der bewohnerbezogenen Pflege- und Betreuungszeiten, die mit **GesamtMinuten** abgekürzt werden, in den Ergebnissen berichtet.

Die Informationen zu den Beobachtungswerten der Kategorien in *Tabelle 23*, den Pflegegraden und der Gesamtleistungszeit sind in der nachfolgenden *Tabelle 24* abgebildet. Die Häufigkeiten zu den Kategorien verteilen sich relativ ausgeglichen auf die Kategorien. Eine Ausnahme bilden die Kategorien „ErkennenPers 0“ und „MitteilenBedürf 0“, die auf jeweils deutlich über 40 Prozent der Pflegebedürftigen zutreffen.

Tabelle 24: Beobachtungswerte zu den Kategorien des Moduls 2, den Pflegegraden und der Gesamtleistungszeit zu den bewohnerbezogenen Pflege- und Betreuungszeiten

Beobachtungen	**100 % (2353)**		
ErkennenPers 0	47 % (1109)	VerstehenInfo 2	25 % (586)
ErkennenPers 1	23 % (542)	VerstehenInfo 3	23 % (548)
ErkennenPers 2	16 % (374)	ErkennenGefahr 0	20 % (481)
ErkennenPers 3	14 % (328)	ErkennenGefahr 1	24 % (572)
ÖrtOrient 0	35 % (834)	ErkennenGefahr 2	19 % (458)
ÖrtOrient 1	20 % (478)	ErkennenGefahr 3	36 % (842)
ÖrtOrient 2	15 % (351)	MitteilenBedürf 0	45 % (1061)
ÖrtOrient 3	29 % (690)	MitteilenBedürf 1	24 % (561)
ZeitOrient 0	29 % (686)	MitteilenBedürf 2	16 % (385)
ZeitOrient 1	22 % (509)	MitteilenBedürf 3	15 % (346)
ZeitOrient 2	17 % (408)	VerstehenAufford 0	40 % (930)
ZeitOrient 3	32 % (750)	VerstehenAufford 1	25 % (590)
Erinnern 0	29 % (678)	VerstehenAufford 2	20 % (466)
Erinnern 1	22 % (520)	VerstehenAufford 3	16 % (367)
Erinnern 2	22 % (508)	Beteiligen 0	36 % (844)
Erinnern 3	27 % (647)	Beteiligen 1	26 % (619)
Handlungsschritte 0	22 % (514)	Beteiligen 2	19 % (456)
Handlungsschritte 1	23 % (550)	Beteiligen 3	18 % (434)
Handlungsschritte 2	19 % (442)	GesamtMinuten $\overline{M}$ (SD)	174 (105)
Handlungsschritte 3	36 % (847)	PGrad 0	1.7 % (41)
Entscheidungen 0	21 % (501)	PGrad 1	5.2 % (122)
Entscheidungen 1	23 % (546)	PGrad 2	15 % (343)
Entscheidungen 2	21 % (499)	PGrad 3	26 % (611)
Entscheidungen 3	34 % (807)	PGrad 4	28 % (667)
VerstehenInfo 0	26 % (606)	PGrad 5	24 % (569)
VerstehenInfo 1	26 % (613)		

Die MCA zu Modul 2 erfolgt anhand von $Q = 11$ aktiven Items mit insgesamt 44 Kategorien. Ergänzend werden die 6 Pflegegrade als qualitative passive Kategorien und die Gesamtleistungszeit als quantitative passive Variable in den Analysen berücksichtigt.

Somit beträgt das Ergebnis für die Total Inertia zu den Daten 44/11 – 1 = 3. Die Anzahl der Achsen in *Tabelle 25*, die die Dimensionalität des Korrespondenzraums der MCA beschreiben, ist 33. Die Achsen sind der Größe nach entsprechend dem Anteil der erklärten Inertia angeordnet, die auf die jeweiligen Eigenwerte entfällt. Dabei beträgt der durchschnittliche Eigenwert $\overline{\lambda} = 1/Q = 0.09$ und erklärt ca. 3 Prozent der Total Inertia.

Eine Betrachtung der *Tabelle 25* zeigt, dass die ersten vier Eigenwerte deutlich über dem durchschnittlichen Eigenwert liegen. Die prozentuale Abnahme zwischen den einzelnen Eigenwerten zeigt, dass die Differenz zwischen dem zweiten und dem dritten Eigenwert am größten ist. Ab dem vierten Eigenwert λ_4 nimmt der Differenzanteil stark ab. Die erste Achse hat einen großen Anteil an erklärter Inertia, sodass die modifizierte kumulierte Inertia bereits mit Hinzuziehen der zweiten Achse einen hohen Wert von 95.75 Prozent erreicht. Die grafische Darstellung der MCA in *Abbildung 17* ist auf die Achsen mit den Trägheitsgewichten λ_1 und λ_2 beschränkt.

Tabelle 25: Inertia-Verteilung zu den Achsen (Eigenwerten) des Moduls 2

Achsen	Inertia %	Kumulierte Inertia %	Modifizierte Inertia %	Modifizierte kumulierte Inertia %
1	**26.86**	**26.86**	**72.96**	**72.96**
2	**16.35**	**43.21**	**22.79**	**95.75**
3	8.56	51.77	3.93	99.68
4	4.48	56.26	0.27	99.95
5	3.63	59.89	0.05	100.00
6	3.13	63.02	0.00	100.00
7	2.78	65.79	0.00	100.00
8	2.59	68.38	0.00	100.00
9	2.44	70.82	0.00	100.00
10	2.33	73.15	0.00	100.00
11	2.25	75.41	0.00	100.00
12	2.16	77.57	0.00	100.00
13	2.07	79.63	0.00	100.00
14	1.83	81.46	0.00	100.00
15	1.75	83.22	0.00	100.00
16	**1.61**	**84.83**	**0.00**	**100.00**
17	1.58	86.41	0.00	100.00
18	1.52	87.93	0.00	100.00
19	1.45	89.38	0.00	100.00
20	1.36	90.75	0.00	100.00
21	1.24	91.99	0.00	100.00
22	1.20	93.19	0.00	100.00

Achsen	Inertia %	Kumulierte Inertia %	Modifizierte Inertia %	Modifizierte kumulierte Inertia %
23	1.09	94.28	0.00	100.00
24	1.00	95.27	0.00	100.00
25	0.94	96.21	0.00	100.00
26	0.61	96.82	0.00	100.00
27	0.58	97.40	0.00	100.00
28	0.54	97.94	0.00	100.00
29	0.51	98.45	0.00	100.00
30	0.48	98.93	0.00	100.00
31	0.42	99.35	0.00	100.00
32	0.37	99.72	0.00	100.00
33	0.28	100.00	0.00	100.00

Die erste Achse λ_1 erklärt 26.86 Prozent und die zweite Achse λ_2 erklärt 16.35 Prozent der Total Inertia. Das bedeutet, dass die MCA-Map in *Abbildung 17* insgesamt in der Summe 43.21 Prozent der Total Inertia erklärt. Die Kurznamen in *Abbildung 17* repräsentieren die Kategorien der Items des Moduls 2 und die Punkte lokalisieren die Positionen der 2353 Pflegebedürftigen im Korrespondenzraum der MCA-Map. Die Itembatterie zum Modul 2 in *Tabelle 23* besteht aus Fragen, die ein ordinales Messniveau aufweisen. Das Modul 2 soll mit Hilfe dieser Items die Fähigkeiten der Pflegebedürftigen in Bezug auf das latente Merkmal „Kognition und Kommunikation" messen.

Die Ordinalität der Daten zeigt sich in *Abbildung 17* darin, dass die uneingeschränkten Fähigkeiten im extremen negativen Bereich und die eingeschränkten Fähigkeiten im extremen positiven Bereich abgetragen werden. Für alle Ausprägungen dieser manifesten Items gilt, dass sie entsprechend ihrem Niveau zwischen den beiden Extremen liegen. Das ordinale Messniveau des Moduls 2 bleibt auf der ersten Dimension für die Items erhalten, was dadurch ersichtlich wird, dass die Ausprägungen der einzelnen Items für alle Kategorien in der richtigen Reihenfolge sind. Dadurch wird die Interpretation der ersten Dimension einfach: Der positive Bereich ist durch Kategorien gekennzeichnet, die die eingeschränkten Fähigkeiten definieren; der negative Bereich ist durch Kategorien gekennzeichnet, die die uneingeschränkten Fähigkeiten bezüglich der „Kognition und Kommunikation" definieren. Die zweite Dimension unterscheidet im positiven Bereich die mittleren Kategorien von den extremen Kategorien, die im negativen Bereich lokalisiert sind. Betrachtet man die Form der zweidimensionalen MCA-Map in *Abbildung 17*, erkennt man deutlich den *Horseshoe-Effekt* (Guttman, 1950).

Des Weiteren ist zu sehen, dass die Items die Fähigkeiten bezüglich der „Kognition und Kommunikation" auf einem unterschiedlichen Niveau messen. So sind die Kategorien „Entscheidungen 0“ und „ErkennenGefahr 0“, die ein hohes Maß an Fähigkeiten beschreiben, weit links im negativen Bereich der Dimension 1 lokalisiert. Im Gegensatz dazu sind die Kategorien „MitteilenBedürf 3“ und „VerstehenAufford 3“, die ein hohes Maß an eingeschränkten Fähigkeiten beschreiben, weit rechts im negativen Bereich der Dimension 1 lokalisiert.

Die passiven Kategorien der Variablen **Pflegegrad**, die in der MCA-Map in *Abbildung 17* dargestellt sind, folgen weitestgehend dem ordinalen Messniveau der manifesten Variablen. Somit korrespondieren die Pflegegrade mit der Ausprägung des latenten Merkmals „Kognition und Kommunikation“ auf der ersten Hauptachse. Die Abstufungen zwischen den Pflegegraden „PGrad 0“ bis „PGrad 2“ sind sehr gering, sodass eine Differenzierung in den unteren Pflegegraden ausschließlich über das Modul 2 nicht möglich ist. Das kann darauf zurückzuführen sein, dass insbesondere bei schwacher bis mäßige Ausprägung von Pflegebedürftigkeit, die Unabhängigkeit zwischen den Modulen gegeben ist. Das bedeutet, dass die Ausprägung der anderen Module die unterschiedliche Einstufung begründet. Im Gegensatz dazu korrespondiert der fünfte Pflegegrad deutlich mit den 3er Kategorien, die die eingeschrängten Fähigkeiten im Bereich „Kognition und Kommunikation“ definieren. Hier können Parallelen zu den Ergebnissen für das Modul 1 „Mobilität“ gezogen werden: Schwere Ausprägungen in diesen Modulen weisen eine starke Abhängigkeit zu schweren Ausprägungen in den übrigen Modulen auf, sodass „PGrad 5“ kaum Variabilität zwischen den Modulen ermöglicht.

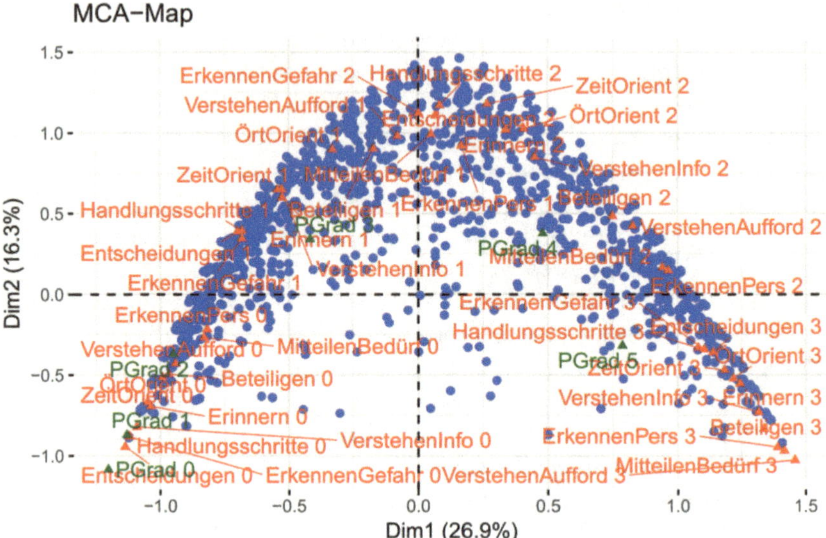

Abbildung 17: MCA-Map zum Modul 2

Die *Abbildung 18* zeigt die passive quantitative Variable **GesamtMinuten** im Korrelationszirkel. Darin ist zu sehen, dass die Variable mit der Ausprägung der ersten Hauptachse $r = 0.42$ positiv korreliert. Das bedeutet, dass die Pflegebedürftigen und Kategorien, die durch positive Koordinaten auf der ersten Achse definiert sind, tendenziell mehr Gesamtleistungszeit beansprucht haben. Im Vergleich zum Modul 1 ist die Korrelation, die mit den abnehmenden Fähigkeiten von Modul 2 zusammenhängt, geringfügig schwächer ausgeprägt.

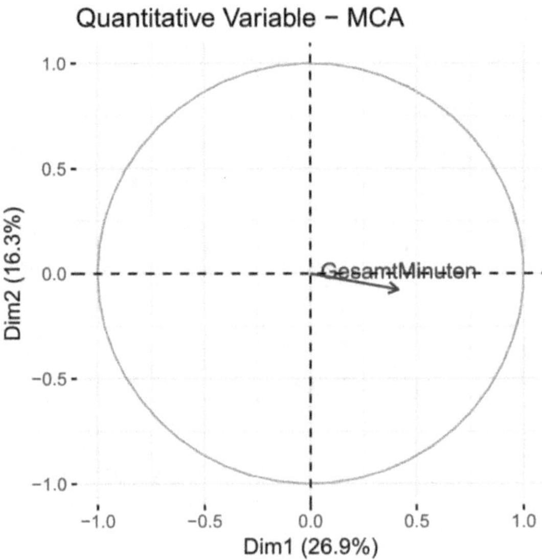

Abbildung 18: Repräsentation der passiven quantitativen Variablen „Gesamt-Minuten" im Korrelationszirkel zum Modul 2

Die Interpretation der Hauptachsen erfolgt durch die Kategorien, die einen großen Beitrag zur Inertia der jeweiligen Hauptachse erklären. Das betrifft insbesondere die Kategorien in *Abbildung 19* und *Abbildung 20*, deren Beitrag über dem durchschnittlichen Beitrag von 2.27 Prozent liegt. Zur Kontribution der Dimension 1 tragen insbesondere die Randkategorien „ZeitOrient 3", „Entscheidungen 3", „ErkennenGefahr 3", „ÖrtOrient 3", „Erinnern 3" und „Handlungsschritte 3" bei, die die eingeschränkten Fähigkeiten in diesen Bereichen defiinieren. Dabei erreichen die ersten vier Kategorien, die im positiven Bereich der Hauptachse lokalisiert sind, Anteile, die jeweils bei ca. 5 Prozent liegen.

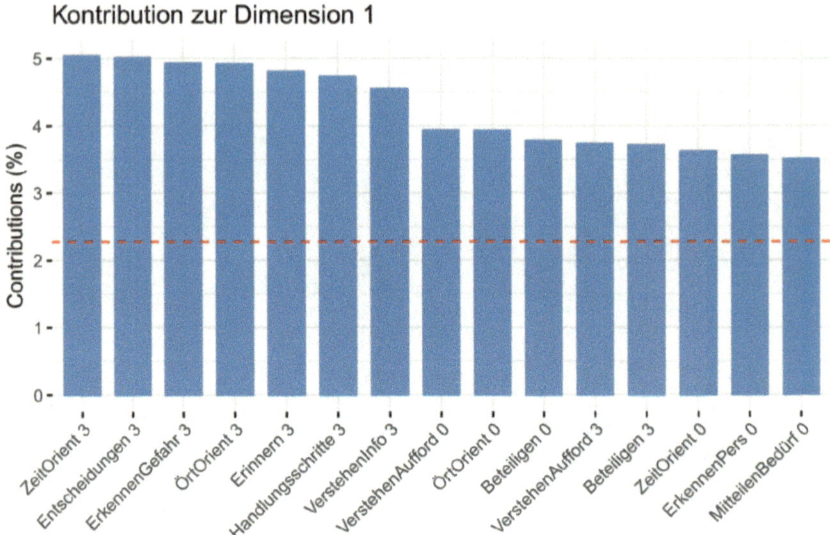

Abbildung 19: Kontribution der Kategorien zu den Modul 2-Items für die Dimension 1

Abbildung 20 zeigt die Kontributionswerte der Kategorien zu den Modul 2-Items für die Dimension 2. Davon erreichen nur die ersten drei Kategorien „Entscheidungen 2“, „Handlungsschritte 2“ und „ErkennenGefahr 2“ Beitragswerte über 4.5 Prozent.

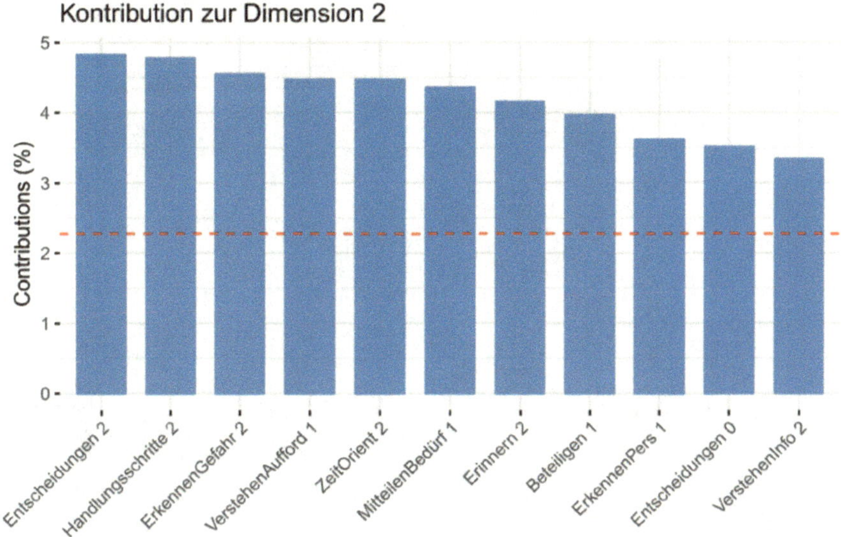

Abbildung 20: Kontribution der Kategorien zu den Modul 2-Items für die Dimension 2

Abbildung 21 zeigt den Corrplot mit den Cosinus-Quadrat-Werten zu den Kategorien der Modul 2-Items. Die Randkategorien der Items weisen durchweg hohe Cosinus-Quadrat Werte für die Dimension 1 auf, während die Mittelkategorien überwiegend durch die Dimensionen 2 und 3 repräsentiert werden. Davon ausgenommen sind die Mittelkategorien der Items **Erkennen von den Personen aus dem näheren Umfeld** (**ErkennenPers**) und **Örtliche Orientierung** (**ÖrtOrient**), die durch höhere Dimensionen besser repräsentiert werden.

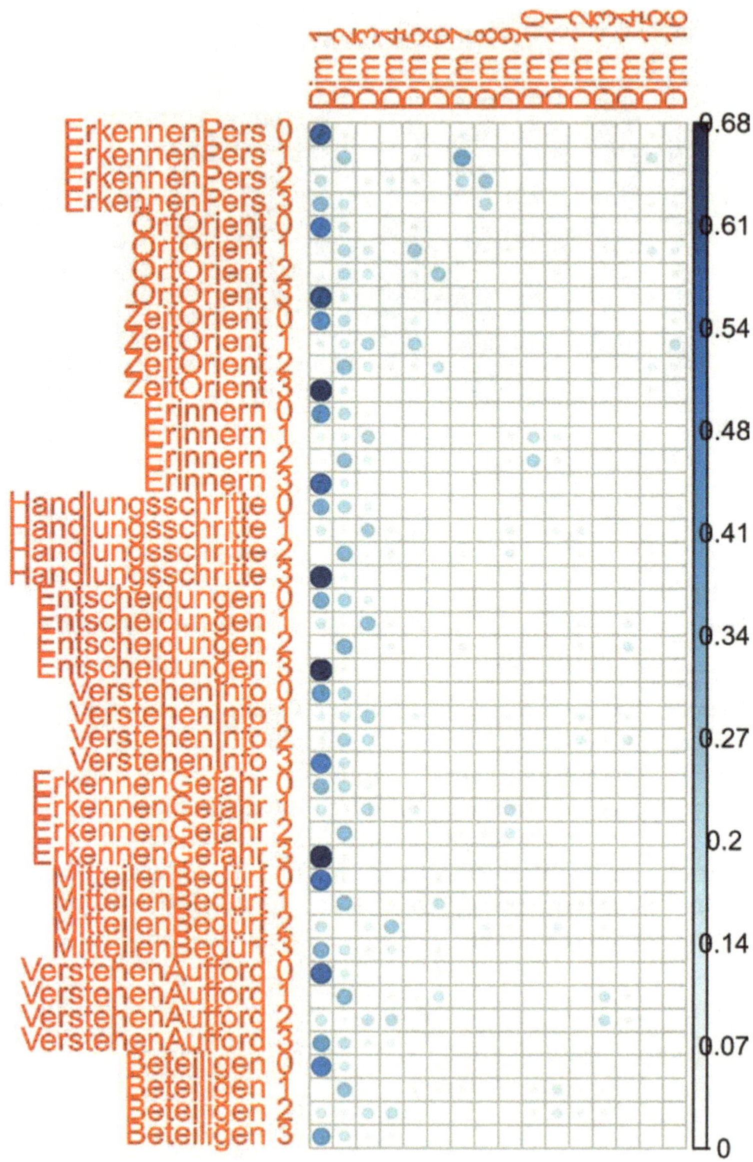

Abbildung 21: Corrplot mit den Cosinus-Quadrat Werten zum Modul 2

Abbildung 22 visualisiert die Cosinus-Quadrat-Werte zu den Kategorien für die zweidimensionale MCA-Map.

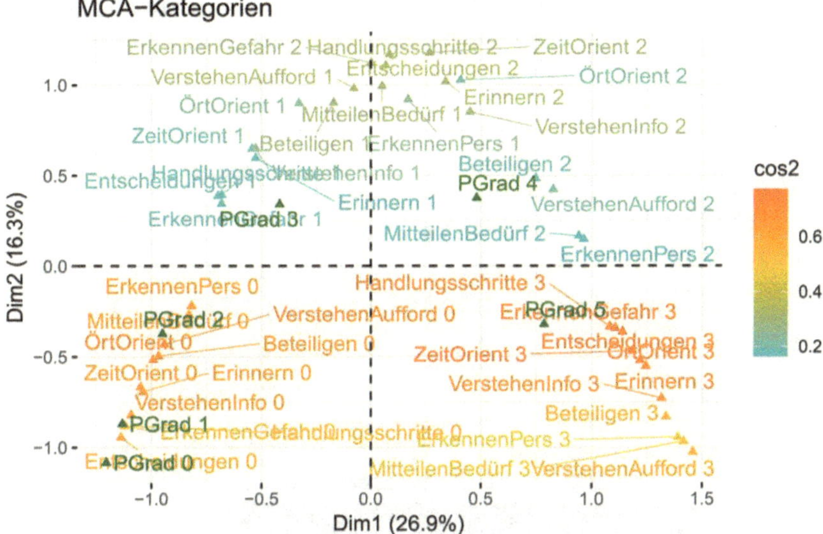

Abbildung 22: 2D-Darstellung der Cosinus-Quadrat-Werte in der MCA-Map zu Modul 2

Im zweiten Analyseschritt werden die Ergebnisse zur hierarchischen Clusteranalyse, die auf Basis der Hauptkomponenten der MCA zur Clusterung der 2353 Pflegebedürftigen durchgeführt wurde, vorgestellt. *Abbildung 23* zeigt das Dendrogramm zur hierarchischen Clusteranalyse. Eine Betrachtung der abgebildeten Clusterstruktur in der Vertikalen zeigt, dass die Anzahl der Cluster sich stets verfeinert. Auf der untersten Ebene stehen die 2353 Pflegebedürftigen.

Der „Inertia gain", der oben rechts in der Abbildung zu sehen ist, repräsentiert den Zugewinn der „between-clusters Inertia". Dabei bringt die erste Aufsplittung in zwei Cluster den höchsten Zugewinn an Inertia und die zweite Aufsplittung den zweithöchsten Zugewinn an „between-clusters Inertia" usw. Aufgrund des hohen Zugewinns an Inertia, der durch die ersten drei Verfeinerungsschritte erzielt wird und die eher homogenen Zugewinne, die durch die weiteren Verfeinerungsschritte erzielt werden, wurde eine Vier-Cluster-Lösung gewählt.

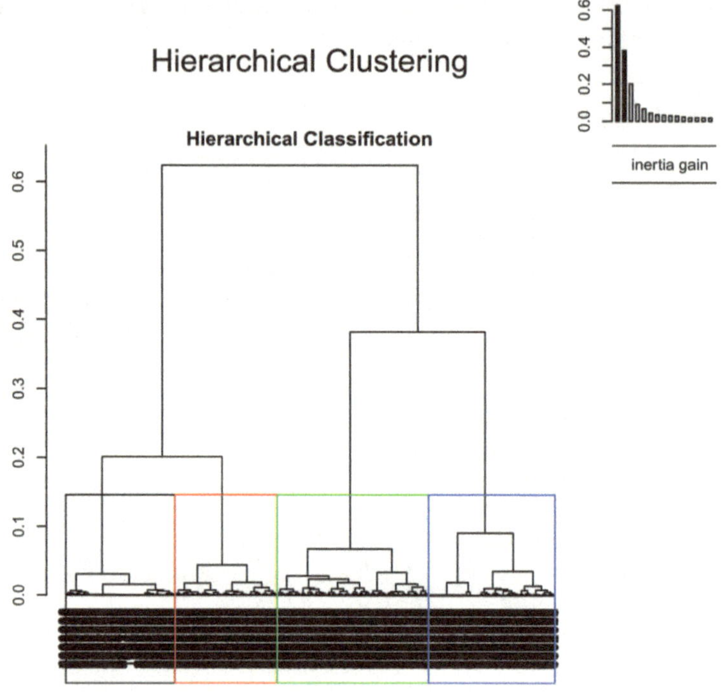

Abbildung 23: Dendrogramm zum Modul 2

Der Anteil der „between-clusters Inertia“, der sich mit Hilfe der *Formel 77* bestimmen lässt beträgt bei gewählten Vier-Cluster-Lösung 47.42 Prozent. Für die Berechnung der Clusterlösung wurden nur die ersten 16 Achsen der MCA, die in *Tabelle 25* markiert sind, berücksichtigt. Das entspricht 84.83 Prozent der Total Inertia. *Abbildung 24* markiert die vier Cluster durch konvexe Hüllen in der MCA-Map.

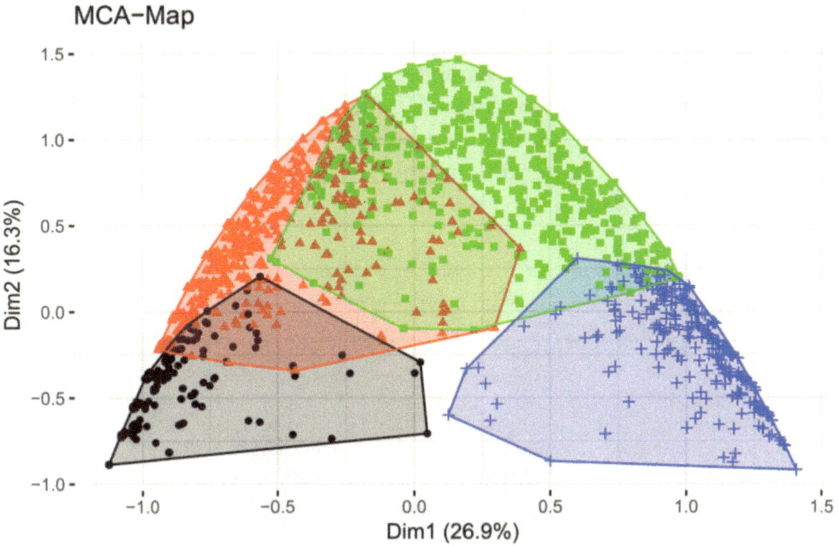

(Cluster 1 = schwarz, Cluster 2 = rot, Cluster 3 = grün, Cluster 4 = blau)

Abbildung 24: Darstellung der Clusterlösung in der MCA-Map zu Modul 2

In *Tabelle 26* sind die Kategorien, die die Cluster definieren, entsprechend ihrer Signifikanz in absteigender Reihenfolge sortiert, sodass die ersten Kategorien die niedrigsten p-Werte aufweisen. Alle aufgeführten Kategorien, die zur Beschreibung der Cluster verwendet werden, erfüllen die $p < 0.05$ Bedingung.

Die Kategorie „Entscheidungen 0 (91.01 %, 80.56 %, 21.29 %)", die für Cluster 1 an erster Stelle aufgeführt wird, ist im Datensatz von 21.29 Prozent (dem dritten Wert in der Klammer) der Pflegebedürftigen belegt. Insgesamt sind 91.01 Prozent von diesen 501 Fällen im Cluster 1 enthalten. Dieser Wert entspricht dem ersten Wert in der Klammer. Von den 566 Pflegebedürftigen in Cluster 1 belegen 80.5 Prozent das Merkmal „Entscheidungen 0 (91.01 %, 80.56 %, 21.29 %)", was dem zweiten Prozentwert in der Klammer entspricht. Somit kann das Auftreten der Kategorie „Entscheidungen 0 (91.01 %, 80.56 %, 21.29 %)" als deutlicher Hinweis zur Zugehörigkeit zum Cluster 1 interpretiert werden.

Die Topkategorien von Cluster 2, Cluster 3 und Cluster 4 sind mit den folgenden Prozentwerten, die in der gleichen Reihenfolge zu interpretieren sind wie zuvor bei Cluster 1, definiert: Entscheidungen 1 (75.64 %,

69.41 %, 23.20 %), ZeitOrient 2 (82.59 %, 61.16 %, 17.33 %) und ErkennenGefahr 3 (74.22 %, 97.50 %, 35.78 %).

Sind zwei Kategorien zutreffend, dann steigt die Wahrscheinlichkeit der Clusterzugehörigkeit. Treten drei oder mehrere clusterspezifische Kategorien auf, dann ist die Zuordnung nahezu eindeutig. Grundsätzlich gilt: Je höher die Kategorien in der Rangordnung von *Tabelle 26* sind, desto wahrscheinlicher ist die Clusterzugehörigkeit.

Tabelle 26: Definition der Cluster durch die Kategorien des Moduls 2

Cluster 1 ($n = 599$)	Cluster 2 ($n = 595$)	Cluster 3 ($n = 551$)	Cluster 4 ($n = 641$)
Entscheidungen 0	Entscheidungen 1	ZeitOrient 2	ErkennenGefahr 3
VerstehenInfo 0	VerstehenInfo 1	VerstehenInfo 2	Entscheidungen 3
Erinnern 0	Handlungsschritte 1	Erinnern 2	Handlungsschritte 3
Handlungsschritte 0	Erinnern 1	ÖrtOrient 2	ZeitOrient 3
ZeitOrient 0	ZeitOrient 1	Entscheidungen 2	ÖrtOrient 3
ÖrtOrient 0	ErkennenGefahr 1	Handlungsschritte 2	Erinnern 3
ErkennenGefahr 0	ÖrtOrient 1	ErkennenGefahr 2	VerstehenInfo 3
VerstehenAufford 0	ErkennenPers 0	ErkennenPers 1	VerstehenAufford 3
Beteiligen 0	Beteiligen 1	MitteilenBedürf 1	Beteiligen 3
MitteilenBedürf 0	PGrad 3	VerstehenAufford 1	MitteilenBedürf 3
ErkennenPers 0	MitteilenBedürf 0	Beteiligen 2	ErkennenPers 3
PGrad 2	VerstehenAufford 1	VerstehenAufford 2	PGrad 5
PGrad 1	VerstehenAufford 0	Beteiligen 1	MitteilenBedürf 2
PGrad 0	Beteiligen 0	PGrad 4	ErkennenPers 2
	MitteilenBedürf 1	ErkennenPers 2	VerstehenAufford 2
	ÖrtOrient 0	MitteilenBedürf 2	Beteiligen 2
	PGrad 2	ÖrtOrient 1	PGrad 4

Tabelle 27 zeigt die Verteilung der vier Cluster anhand der prozentualen Häufigkeiten zu den Pflegegraden und den Pflege- und Betreuungszeiten. Cluster 4 unterscheidet sich deutlich von den anderen Clustern, da es sich fast ausschließlich aus Pflegebedürftigen mit den Pflegegraden 4 und 5 zusammensetzt. Die bewohnerbezogenen Pflege- und Betreuungszeiten sind hier erwartungsgemäß deutlich höher als in Cluster 1, Cluster 2 und Cluster 3. Sowohl für die Pflegegrade als auch in den Gesamtleistungszeiten ist eine Abstufung zwischen den Clustern ersichtlich.

Tabelle 27: Verteilung der Pflegegrade und der Gesamtleistungszeit zur Clusterlösung des Moduls 2

Gruppen	Cluster 1	Cluster 2	Cluster 3	Cluster 4	p
Beobachtungen	566	595	551	641	
PGrad 0	6.7 % (38)	0.5 % (3)	0 % (0)	0 % (0)	<0.001
PGrad 1	18 % (100)	3 % (18)	0.73 % (4)	0 % (0)	
PGrad 2	35 % (199)	20 % (120)	3.6 % (20)	0.62 % (4)	
PGrad 3	26 % (147)	45 % (268)	28 % (155)	6.4 % (41)	
PGrad 4	4.8 % (27)	22 % (132)	48 % (265)	38 % (243)	
PGrad 5	9.7 % (55)	9.1 % (54)	19 % (107)	55 % (353)	
fehlend	0 % (0)	0 % (0)	0 % (0)	0 % (0)	
GesamtMinuten *M(SD)*	132 (90)	141 (83)	180 (102)	238 (107)	<0.001
Gültig (fehlend)	566 (0)	595 (0)	551 (0)	641 (0)	

5.3 Modul 3 – Neues Begutachtungsassessment

Tabelle 28 listet die Items zum Modul 3 „Verhaltensweisen und psychische Problemlagen“ auf. Diese enthält die Zuordnungen der Kategorien zu deren Kurznamen, die zu den statistischen Ergebnissen in den nachfolgenden Abbildungen und Tabellen berichtet werden.

Tabelle 28: Kategorienbeschreibungen und Kurznamen zu den Items des NBA-Moduls 3

Items	Kategorien der Items	Kurznamen
Motorisch geprägte Verhaltens- auffälligkeiten	(1) Eine Pflegeperson muss „nie oder sehr selten“ eingreifen/unterstützen. (2) Eine Pflegeperson muss „selten“ (ein- bis dreimal innerhalb von zwei Wochen) eingreifen/unterstützen. (3) Eine Pflegeperson muss „häufig“ (zweimal bis mehrmals wöchentlich, aber nicht täglich) eingreifen/unterstützen. (4) Eine Pflegeperson muss „täglich“ eingreifen/unterstützen.	(1) Mot.Verhalten 0 (2) Mot.Verhalten 1 (3) Mot.Verhalten 3 (4) Mot.Verhalten 5
Nächtliche Unruhe	(1) Eine Pflegeperson muss „nie oder sehr selten“ eingreifen/unterstützen. (2) Eine Pflegeperson muss „selten“ (ein- bis dreimal innerhalb von zwei Wochen) eingreifen/unterstützen. (3) Eine Pflegeperson muss „häufig“ (zweimal bis mehrmals wöchentlich, aber nicht täglich) eingreifen/unterstützen. (4) Eine Pflegeperson muss „täglich“ eingreifen/unterstützen.	(1) UnruheN 0 (2) UnruheN 1 (3) UnruheN 3 (4) UnruheN 5
Selbstschädigendes und autoaggressives Verhalten	(1) Eine Pflegeperson muss „nie oder sehr selten“ eingreifen/unterstützen. (2) Eine Pflegeperson muss „selten“ (ein- bis dreimal innerhalb von zwei Wochen) eingreifen/unterstützen. (3) Eine Pflegeperson muss „häufig“ (zweimal bis mehrmals wöchentlich, aber nicht täglich) eingreifen/unterstützen. (4) Eine Pflegeperson muss „täglich“ eingreifen/unterstützen.	(1) Schäd.Verhalten 0 (2) Schäd.Verhalten 1 (3) Schäd.Verhalten 3 (4) Schäd.Verhalten 5
Beschädigen von Gegenständen	(1) Eine Pflegeperson muss „nie oder sehr selten“ eingreifen/unterstützen. (2) Eine Pflegeperson muss „selten“ (ein- bis dreimal innerhalb von zwei Wochen) eingreifen/unterstützen. (3) Eine Pflegeperson muss „häufig“ (zweimal bis mehrmals wöchentlich, aber nicht täglich) eingreifen/unterstützen. (4) Eine Pflegeperson muss „täglich“ eingreifen/unterstützen.	(1) Beschädigen 0 (2) Beschädigen 1 (3) Beschädigen 3 (4) Beschädigen 5

Items	Kategorien der Items	Kurznamen
Physisch aggressives Verhalten gegenüber anderen Personen	(1) Eine Pflegeperson muss „nie oder sehr selten“ eingreifen/unterstützen. (2) Eine Pflegeperson muss „selten“ (ein- bis dreimal innerhalb von zwei Wochen) eingreifen/unterstützen. (3) Eine Pflegeperson muss „häufig“ (zweimal bis mehrmals wöchentlich, aber nicht täglich) eingreifen/unterstützen. (4) Eine Pflegeperson muss „täglich“ eingreifen/unterstützen.	(1) Aggr.Verhalten 0 (2) Aggr.Verhalten 1 (3) Aggr.Verhalten 3 (4) Aggr.Verhalten 5
Verbale Aggression	(1) Eine Pflegeperson muss „nie oder sehr selten“ eingreifen/unterstützen. (2) Eine Pflegeperson muss „selten“ (ein- bis dreimal innerhalb von zwei Wochen) eingreifen/unterstützen. (3) Eine Pflegeperson muss „häufig“ (zweimal bis mehrmals wöchentlich, aber nicht täglich) eingreifen/unterstützen. (4) Eine Pflegeperson muss „täglich“ eingreifen/unterstützen.	(1) Aggr.Verbal 0 (2) Aggr.Verbal 1 (3) Aggr.Verbal 3 (4) Aggr.Verbal 5
Andere pflegerelevante vokale Auffälligkeiten	(1) Eine Pflegeperson muss „nie oder sehr selten“ eingreifen/unterstützen. (2) Eine Pflegeperson muss „selten“ (ein- bis dreimal innerhalb von zwei Wochen) eingreifen/unterstützen. (3) Eine Pflegeperson muss „häufig“ (zweimal bis mehrmals wöchentlich, aber nicht täglich) eingreifen/unterstützen. (4) Eine Pflegeperson muss „täglich“ eingreifen/unterstützen.	(1) Vok.Auffälligkeiten 0 (2) Vok.Auffälligkeiten 1 (3) Vok.Auffälligkeiten 3 (4) Vok.Auffälligkeiten 5
Abwehr pflegerischer und anderer unterstützender Maßnahmen	(1) Eine Pflegeperson muss „nie oder sehr selten“ eingreifen/unterstützen. (2) Eine Pflegeperson muss „selten“ (ein- bis dreimal innerhalb von zwei Wochen) eingreifen/unterstützen. (3) Eine Pflegeperson muss „häufig“ (zweimal bis mehrmals wöchentlich, aber nicht täglich) eingreifen/unterstützen. (4) Eine Pflegeperson muss „täglich“ eingreifen/unterstützen.	(1) Abwehr 0 (2) Abwehr 1 (3) Abwehr 3 (4) Abwehr 5
Wahnvorstellungen	(1) Eine Pflegeperson muss „nie oder sehr selten“ eingreifen/unterstützen. (2) Eine Pflegeperson muss „selten“ (ein- bis dreimal innerhalb von zwei Wochen) eingreifen/unterstützen. (3) Eine Pflegeperson muss „häufig“ (zweimal bis mehrmals wöchentlich, aber nicht täglich) eingreifen/unterstützen. (4) Eine Pflegeperson muss „täglich“ eingreifen/unterstützen.	(1) Wahnvorstellungen 0 (2) Wahnvorstellungen 1 (3) Wahnvorstellungen 3 (4) Wahnvorstellungen 5

Items	Kategorien der Items	Kurznamen
Ängste	(1) Eine Pflegeperson muss „nie oder sehr selten“ eingreifen/unterstützen. (2) Eine Pflegeperson muss „selten“ (ein- bis dreimal innerhalb von zwei Wochen) eingreifen/unterstützen. (3) Eine Pflegeperson muss „häufig“ (zweimal bis mehrmals wöchentlich, aber nicht täglich) eingreifen/unterstützen. (4) Eine Pflegeperson muss „täglich“ eingreifen/unterstützen.	(1) Ängste 0 (2) Ängste 1 (3) Ängste 3 (4) Ängste 5
Antriebslosigkeit bei depressiver Stimmungslage	(1) Eine Pflegeperson muss „nie oder sehr selten“ eingreifen/unterstützen. (2) Eine Pflegeperson muss „selten“ (ein- bis dreimal innerhalb von zwei Wochen) eingreifen/unterstützen. (3) Eine Pflegeperson muss „häufig“ (zweimal bis mehrmals wöchentlich, aber nicht täglich) eingreifen/unterstützen. (4) Eine Pflegeperson muss „täglich“ eingreifen/unterstützen.	(1) Antriebslosigkeit 0 (2) Antriebslosigkeit 1 (3) Antriebslosigkeit 3 (4) Antriebslosigkeit 5
Sozial inadäquate Verhaltensweisen	(1) Eine Pflegeperson muss „nie oder sehr selten“ eingreifen/unterstützen. (2) Eine Pflegeperson muss „selten“ (ein- bis dreimal innerhalb von zwei Wochen) eingreifen/unterstützen. (3) Eine Pflegeperson muss „häufig“ (zweimal bis mehrmals wöchentlich, aber nicht täglich) eingreifen/unterstützen. (4) Eine Pflegeperson muss „täglich“ eingreifen/unterstützen.	(1) SozialInadäquat 0 (2) SozialInadäquat 1 (3) SozialInadäquat 3 (4) SozialInadäquat 5
Sonstige pflegerelevante inadäquate Verhaltensweisen	(1) Eine Pflegeperson muss „nie oder sehr selten“ eingreifen/unterstützen. (2) Eine Pflegeperson muss „selten“ (ein- bis dreimal innerhalb von zwei Wochen) eingreifen/unterstützen. (3) Eine Pflegeperson muss „häufig“ (zweimal bis mehrmals wöchentlich, aber nicht täglich) eingreifen/unterstützen. (4) Eine Pflegeperson muss „täglich“ eingreifen/unterstützen.	(1) PflegeInadäquat 0 (2) PflegeInadäquat 1 (3) PflegeInadäquat 3 (4) PflegeInadäquat 5

Ergänzend zu den Items des Moduls 3 werden die fünf Pflegegrade, die mit „PGrad 0“ bis „PGrad 5“ abgekürzt werden und die Gesamtleistungszeit der bewohnerbezogenen Pflege- und Betreuungszeiten, die mit **GesamtMinuten** abgekürzt werden, in den Ergebnissen berichtet. Die Verteilungen zu den Beobachtungswerten der Kategorien, den Pflegegraden und der Gesamtleistungszeit sind in der nachfolgenden *Tabelle* 29 abgebildet.

Einige Kategorien, die sehr seltene Verhaltensweisen beschreiben, wie „Beschädigen 5“, „Schäd.Verhalten 5“ und „Schäd.Verhalten 3“, weisen prozentuale Häufigkeiten auf, die deutlich unter 5 Prozent liegen. Solche Kategorien produzieren mehr Varianz als solche, die mit höheren prozentualen Häufigkeiten auftreten, und weisen somit größere Chi-Quadrat-Distanzen auf, die das MCA-Modell stören können.

Aus diesem Grund wurden diese Items testweise aus den Analysen ausgeschlossen. Dies hatte keine Auswirkungen auf die Anzahl der gewählten Cluster und führte zu keinen inhaltlichen Veränderungen bei der Zuordnung der übrigen Kategorien. In den nachfolgenden Analysen sind alle Variablen eingeschlossen.

Tabelle 29: Beobachtungswerte zu den Kategorien des Moduls 3, den Pflegegraden und der Gesamtleistungszeit zu den bewohnerbezogenen Pflege- und Betreuungszeiten

Beobachtungen	**100 % (2350)**		
Mot.Verhalten 0	68 % (1606)	Abwehr 3	11 % (259)
Mot.Verhalten 1	10 % (245)	Abwehr 5	7.7 % (180)
Mot.Verhalten 3	9.1 % (214)	Wahnvorstellungen 0	78 % (1825)
Mot.Verhalten 5	12 % (285)	Wahnvorstellungen 1	9.3 % (219)
UnruheN 0	62 % (1451)	Wahnvorstellungen 3	7.8 % (183)
UnruheN 1	18 % (427)	Wahnvorstellungen 5	5.2 % (123)
UnruheN 3	14 % (325)	Ängste 0	57 % (1332)
UnruheN 5	6.3 % (147)	Ängste 1	18 % (429)
Schäd.Verhalten 0	90 % (2110)	Ängste 3	16 % (374)
Schäd.Verhalten 1	5.5 % (129)	Ängste 5	9.1 % (215)
Schäd.Verhalten 3	2.6 % (60)	Antriebslosigkeit 0	50 % (1180)
Schäd.Verhalten 5	2.2 % (51)	Antriebslosigkeit 1	20 % (470)
Beschädigen 0	92 % (2165)	Antriebslosigkeit 3	19 % (435)
Beschädigen 1	4.5 % (106)	Antriebslosigkeit 5	11 % (265)
Beschädigen 3	2.3 % (53)	SozialInadäquat 0	80 % (1872)
Beschädigen 5	1.1 % (26)	SozialInadäquat 1	9.3 % (218)
Aggr.Verhalten 0	85 % (2000)	SozialInadäquat 3	6 % (140)
Aggr.Verhalten 1	7.1 % (167)	SozialInadäquat 5	5.1 % (120)
Aggr.Verhalten 3	5.7 % (134)	PflegeInadäquat 0	77 % (1809)
Aggr.Verhalten 5	2.1 % (49)	PflegeInadäquat 1	8.3 % (195)
Aggr.Verbal 0	74 % (1750)	PflegeInadäquat 3	7.9 % (185)
Aggr.Verbal 1	13 % (296)	PflegeInadäquat 5	6.9 % (161)
Aggr.Verbal 3	8.3 % (195)	GesamtMinuten $\overline{M}$ (SD)	175 (105)
Aggr.Verbal 5	4.6 % (109)	PGrad 0	1.7 % (41)
Vok.Auffälligkeiten 0	76 % (1793)	PGrad 1	5.1 % (120)
Vok.Auffälligkeiten 1	8.8 % (207)	PGrad 2	15 % (343)
Vok.Auffälligkeiten 3	8 % (188)	PGrad 3	26 % (610)
Vok.Auffälligkeiten 5	6.9 % (162)	PGrad 4	28 % (667)
Abwehr 0	68 % (1604)	PGrad 5	24 % (569)
Abwehr 1	13 % (307)		

Die Berechnung der MCA zu Modul 3 erfolgt anhand von $Q = 13$ aktiven Variablen mit insgesamt 52 Kategorien. Ergänzend werden die sechs Pflegegrade als qualitative passive Kategorien und die Gesamtleistungszeit als quantitative passive Variable in den Analysen berücksichtigt.

Somit beträgt die Total Inertia zu den Daten 52/13 – 1 = 3. Die Anzahl der Achsen in *Tabelle 30*, die die Dimensionalität des Korrespondenzraums der MCA beschreiben, beträgt insgesamt 39. Die Achsen sind der Größe nach entsprechend dem Anteil der erklärten Inertia angeordnet, die auf die jeweiligen Eigenwerte entfällt. Dabei beträgt der durchschnittliche Eigenwert beträgt $\overline{\lambda} = 1/Q =$ 0.076 und erklärt 2.53 Prozent der Total Inertia.

Tabelle 30 zeigt, dass die ersten zwei Eigenwerte deutlich (mehr als das Doppelte) über dem durchschnittlichen Eigenwert liegen. Die prozentuale Abnahme zwischen den einzelnen Eigenwerten ergibt, dass die Differenz zwischen dem ersten und dem zweiten Eigenwert am größten ist. Ab dem vierten Eigenwert $\lambda_4$nimmt der Differenzanteil stark ab.

Der Anteil der ersten Achse an erklärter Inertia fällt im Vergleich zu den vorangegangenen Analysen deutlich geringer aus. Dennoch erreicht die modifizierte kumulierte Inertia bereits mit Hinzuziehen der zweiten Achse einen Wert von 94.76 Prozent. Das ist darauf zurückzuführen, dass die meisten Achsen (insgesamt 27) unter dem durchschnittlichen Eigenwert liegen. Die grafische Darstellung der MCA in *Abbildung 25* ist auf die Achsen mit den Trägheitsgewichten λ_1 und λ_2 beschränkt.

Tabelle 30: Inertia-Verteilung zu den Achsen (Eigenwerten) des Moduls 3

Achsen	Inertia %	kumulative Inertia %	Modifizierte Inertia %	Modifizierte kumulative Inertia %
1	**13.10**	**13.10**	**76.14**	**76.14**
2	**7.77**	**20.87**	**18.62**	**94.76**
3	4.66	25.53	3.01	97.77
4	3.88	29.42	1.20	98.97
5	3.28	32.70	0.35	99.32
6	3.21	35.91	0.28	99.60
7	3.05	38.96	0.16	99.77
8	3.05	42.00	0.16	99.93
9	2.82	44.83	0.05	99.97
10	2.73	47.56	0.02	99.99
11	2.68	50.23	0.01	100.00
12	2.53	52.76	0.00	100.00
13	2.47	55.23	0.00	100.00
14	2.41	57.64	0.00	100.00
15	2.34	59.98	0.00	100.00
16	2.31	62.29	0.00	100.00
17	2.29	64.58	0.00	100.00
18	2.23	66.81	0.00	100.00
19	2.20	69.01	0.00	100.00
20	2.13	71.14	0.00	100.00
21	2.04	73.17	0.00	100.00
22	2.02	75.19	0.00	100.00
23	1.89	77.08	0.00	100.00
24	1.87	78.95	0.00	100.00
25	**1.84**	**80.79**	**0.00**	**100.00**
26	1.78	82.57	0.00	100.00
27	1.75	84.31	0.00	100.00
28	1.67	85.98	0.00	100.00
29	1.65	87.63	0.00	100.00
30	1.55	89.18	0.00	100.00
31	1.52	90.70	0.00	100.00
32	1.41	92.11	0.00	100.00
33	1.36	93.47	0.00	100.00
34	1.27	94.73	0.00	100.00
35	1.23	95.96	0.00	100.00
36	1.13	97.09	0.00	100.00
37	1.09	98.18	0.00	100.00
38	0.95	99.13	0.00	100.00
39	0.87	100.00	0.00	100.00

Die erste Achse λ_1 erklärt 13.10 Prozent und die zweite Achse λ_2 erklärt 7.77 Prozent der Total Inertia. Summiert man die zwei Achsen, so erhält man für die kumulierte Inertia 20.87 Prozent, die den Anteil an erklärter Inertia für die zweidimensionale MCA-Map in *Abbildung 25* definiert. *Abbildung 25* repräsentiert sowohl die Kategorien der Items als auch die die Positionen der 2350 Pflegebedürftigen im Korrespondenzraum der MCA.

Die Items zum Modul 3 bestehen, ähnlich zu den vorherigen Modulen, aus Antwortkategorien mit ordinalem Messniveau. Das Modul 3 soll mit Hilfe der Items die Häufigkeiten von „Verhaltensweisen und psychischen Problemlagen“, die personelles Eingreifen und Unterstützung erforderlich machen, messen.

Die Ordinalität der Daten zeigt sich in *Abbildung 25* darin, dass das Nichtauftreten von den Verhaltensweisen und psychischen Problemlagen im negativen Bereich und das häufige Auftreten im extremen positiven Bereich abgetragen wird. Für alle Ausprägungen dieser manifesten Items gilt, dass sie entsprechend ihrem Niveau zwischen den beiden Extremen liegen. Das ordinale Messniveau bleibt für alle Items auf der ersten Dimension erhalten, was dadurch ersichtlich wird, dass die Ausprägungen der einzelnen Items für alle Kategorien in der richtigen Reihenfolge sind.

Hierzu ist zu ergänzen, dass das ordinale Messniveau zwischen den Items stark variiert. Das ist daran zu erkennen, dass sich die Reihenfolge der dritten und vierten Kategorien, die häufigeres Auftreten der entsprechenden Verhaltensweisen und psychischen Problemlagen beschreiben, zwischen Items teilweise aufhebt. Des Weiteren handelt es sich überwiegend um selten auftretende Verhaltensweisen und psychische Problemlagen, sodass keine symmetrische Verteilung der Kategorien über die erste Achse entsteht. Das Zentrum der MCA-Map bzw. der durchschnittliche Pflegebedürftige ist dadurch gekennzeichnet, dass er selten oder nie auffällige Verhaltensweisen und psychische Problemlagen zeigt. Dieser Zusammenhang ist anhand der Verteilungen der Kategorien in *Tabelle 29* ersichtlich.

Aus diesem Grund ist kein ein *Horseshoe-Effekt* bzw. nur ein stark verzerrter Effekt in *Abbildung 25* zu erkennen. Hinzu kommt, dass die Verhaltensweisen und psychischen Problemlagen des Moduls 3 teilweise unkorrelliert sind, was nachfolgend noch anhand der Repräsentation der Kategorien auf den Achsen beschrieben wird. Folglich handelt es sich bei dem Modul 3 nicht um eine eindimensionale Skala.

Die passiven Kategorien der Variablen **Pflegegrad**, die in der MCA-Map in *Abbildung 25* dargestellt sind, differenzieren sich nur schwach über die erste Hauptachse und folgen nur bedingt dem ordinalen Messniveau der manifesten Variablen. Dies ist ebenfalls darauf zurückzuführen, dass die Extremkategorien des Moduls 3 teilweise unkorreliert (mehrdimensional) sind und die Abhängigkeiten zu den anderen Modulen schwächer ausgeprägt sind. So sind beispielsweise Pflegebedürftige, die antriebslos oder ängstlich sind, nicht notwendigerweise aggressiv. Ein weiteres Beispiel ist die nächtliche Unruhe, die keinen starken Zusammenhang zu beschädigendem Verhalten aufweist.

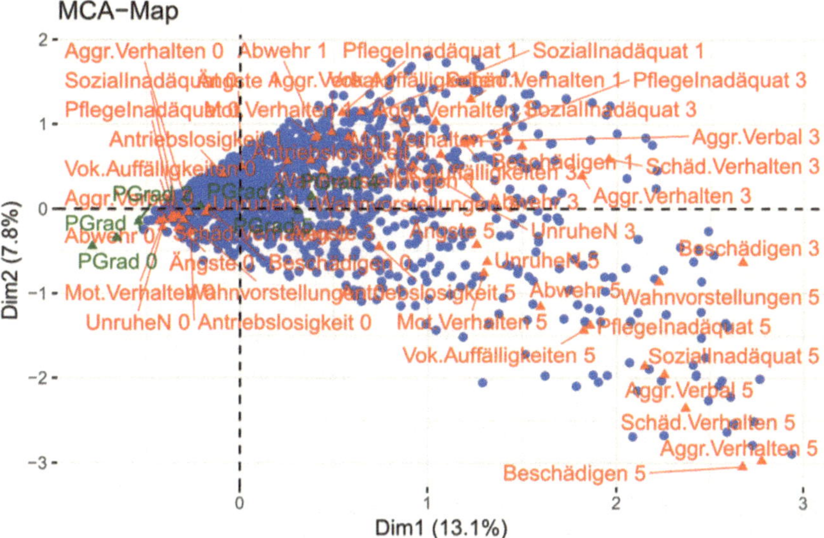

Abbildung 25: MCA-Map zum Modul 3

Die *Abbildung 26* visualisiert die passive quantitative Variable **GesamtMinuten** durch einen Vektor im Korrelationszirkel. Darin ist zu sehen, dass die Variable mit der Ausprägung der ersten Hauptachse $r = 0.20$ schwach positiv korreliert. Dies bedeutet, dass die Pflegebedürftigen und Kategorien, die durch positive Koordinaten auf der ersten Achse definiert sind, geringfügig mehr Gesamtleistungszeit beansprucht haben. Dieser Zusammenhang ist deutlich schwächer ausgeprägt als bei den vorherigen Analysen zu den Modulen 1 und 2.

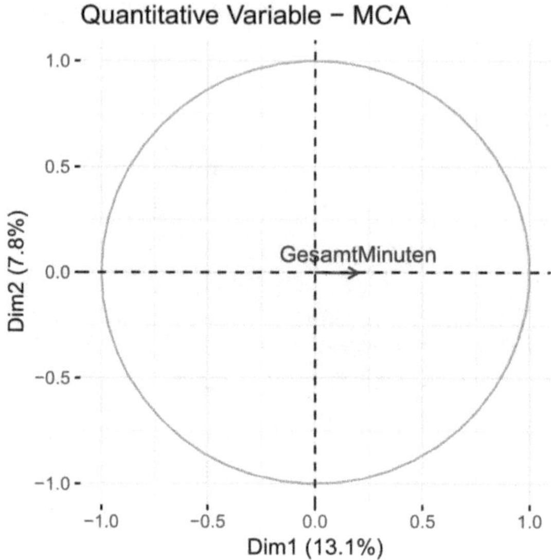

Abbildung 26: Repräsentation der passiven quantitativen Variablen „Gesamt-Minuten" im Korrelationszirkel zum Modul 3

Die Interpretation der Hauptachsen kann inhaltlich durch die Kategorien des Moduls 3 ermöglicht werden, die einen großen Beitrag zur Inertia der jeweiligen Hauptachse liefern. Das betrifft all die Kategorien in *Abbildung 27* und *Abbildung 28*, deren Beitrag über dem durchschnittlichen Beitrag von 1.92 Prozent liegt.

Zur Kontribution der Dimension 1 tragen insbesondere die Randkategorien „Wahnvorstellungen 5", „PflegeInadäquat 5", „SozialInadäquat 5" und „Aggr.Verbal 5" bei, die tägliches Auftreten der Verhaltensweisen und psychischen Problemlagen in diesen Bereichen defiinieren. Dabei erreichen die ersten fünf Kategorien in *Abbildung* 27, die im positiven Bereich der Hauptachse lokalisiert sind, Anteile, die jeweils über 4 Prozent liegen.

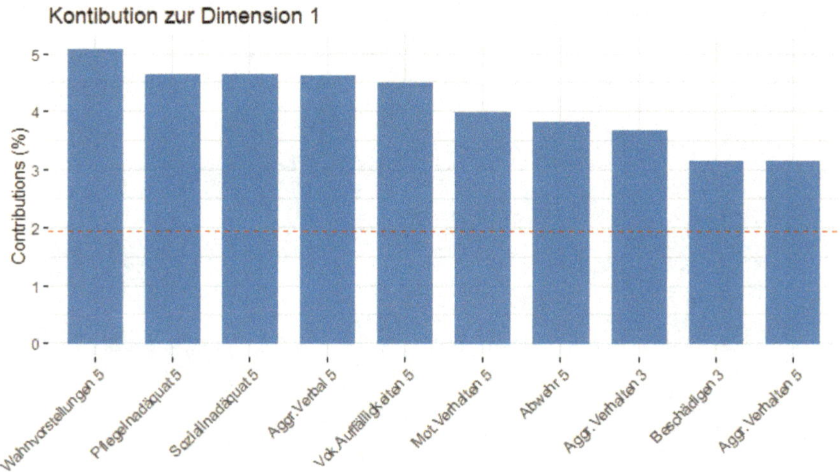

Abbildung 27: Kontribution der Kategorien zu den Modul 3-Items für die Dimension 1

Abbildung 28 zeigt die Kontributionswerte der Kategorien zu den Modul 3-Items, die für die Dimension 2 informativ sind. Davon erreichen die ersten drei Kategorien „Aggr.Verhalten 5“, „Aggro.Verbal 5“ und “SozialInadäquat 5“ Beitragswerte von über 5 Prozent.

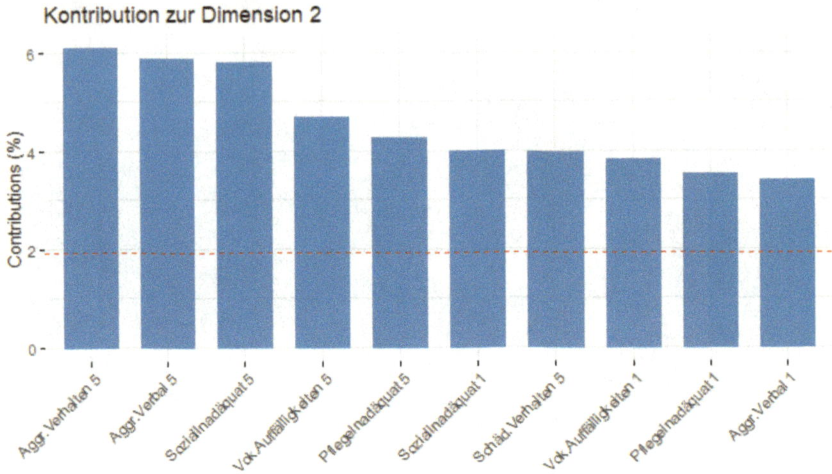

Abbildung 28: Kontribution der Kategorien zu den Modul 3-Items für die Dimension 2

Abbildung 29 zeigt den Corrplot mit den Cosinus-Quadrat-Werten zu den Kategorien der Modul 3-Items. Die Abbildung zeigt, dass insbesondere die Extremkategorien, die häufiges Auftreten von Verhaltensweisen und psychischen Problemlagen definieren, schlecht durch die Dimension 1 repräsentiert werden. Solche Kategorien, wie „Unruhe 5“, „Ängste 5“ und „Antriebslosigkeit 5“, werden besser durch höhere Dimensionen repräsentiert. Das trifft gleichermaßen auf die Mittelkategorien zu, die in vielen Fällen auf Dimension 4, Dimension 5 oder höheren Dimensionen abgebildet sind. Dadurch wird ersichtlich, dass die Items des Moduls 3 keine eindimensionale Struktur aufweisen.

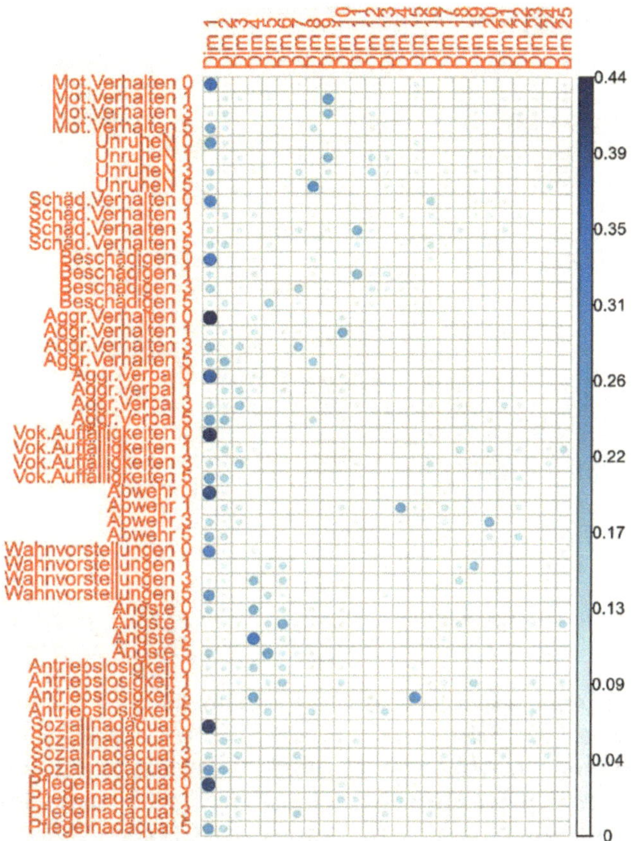

Abbildung 29: Corrplot mit den Cosinus-Quadrat-Werten zum Modul 3

Abbildung 30 visualisiert die Cosinus-Quadrat-Werte zu den Kategorien für die zweidimensionale MCA-Map.

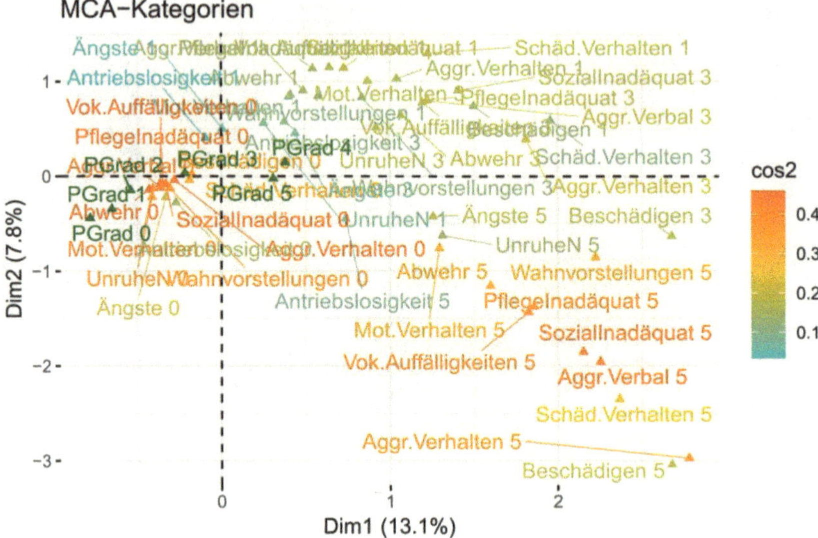

Abbildung 30: 2D-Darstellung der Cosinus-Quadrat-Werte in der MCA-Map zu Modul 3

Im zweiten Analyseschritt werden die Ergebnisse zur hierarchischen Clusteranalyse, die auf Basis der Hauptkomponenten der MCA durchgeführt wurde, vorgestellt. *Abbildung 31* zeigt das Dendrogramm zur hierarchischen Clusteranalyse. Eine Betrachtung der abgebildeten Clusterstruktur in der Vertikalen zeigt, dass die Anzahl der Cluster sich stets verfeinert. Auf der untersten Ebene stehen die 2350 Pflegebedürftigen, die auf dieser Ebene 2350 Cluster bilden.

Der „Inertia gain", der oben rechts in der Abbildung zu sehen ist, zeigt den Zugewinn der „between-clusters Inertia" für die ersten 15 Verfeinerungsschritte. Dabei bringt die erste Aufsplittung in zwei Cluster den höchsten Zugewinn an Inertia und die zweite Aufsplittung in drei Cluster den zweithöchsten Zugewinn an „between-clusters Inertia" usw. Aufgrund des hohen Zugewinns an Inertia, der durch die ersten zwei Verfeinerungsschritte erzielt wird und die eher homogenen Zugewinne, die durch die weiteren Verfeinerungsschritte erzielt werden, wurde eine Drei-Cluster-Lösung gewählt.

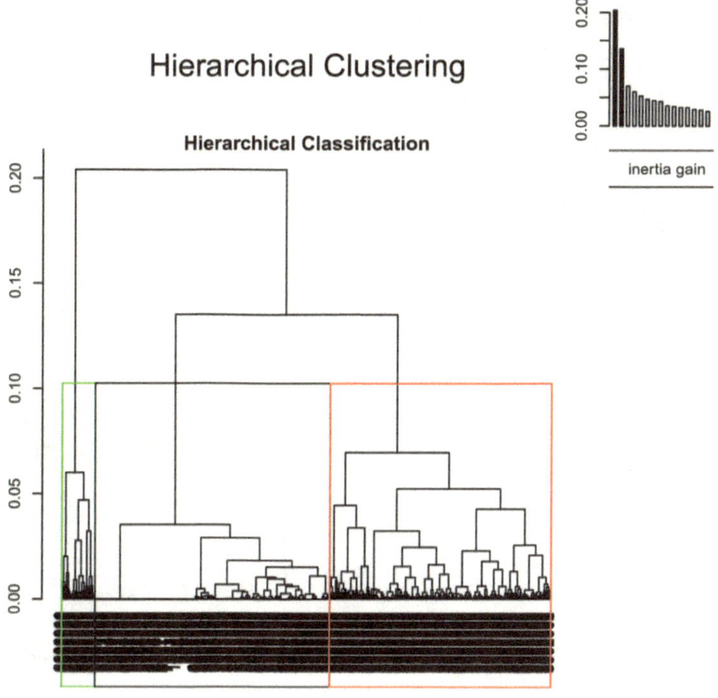

Abbildung 31: Dendrogramm zum Modul 3

Der Anteil der „between-clusters Inertia“, der sich mit Hilfe der *Formel 77* bestimmen lässt beträgt bei gewählten drei Clusterlösung 13.99 Prozent.

Der Erklärungsbeitrag der Drei-Cluster-Lösung ist im Vergleich deutlich niedriger als bei den vorrangegangenen Modulen. Das ist darauf zurückzuführen, dass die erklärte Inertia der Hauptachsen für die berechnete MCA geringer ausfällt. Der Erklärungsanteil einer Zwei-Cluster-Lösung kann den Erklärungsanteil der ersten Hauptachse nicht erreichen und der Zugewinn einer Drei-Cluster-Lösung fällt geringer aus als der Erklärungsanteil der durch die Addition der zweiten Hauptachse hinzugewonnen wird usw. (Husson et al., 2017). Der beschriebene Zusammenhang zwischen AHC und MCA wirkt sich auf die Qualität der Clusterlösung aus und erschwert die Typenbildung für das Modul 3.

Für die Berechnung der Clusterlösung wurden nur die ersten 25 Achsen der MCA, die in *Tabelle* 28 markiert sind, berücksichtigt. Das entspricht 80.79 Prozent der Total Inertia. *Abbildung 24* und markiert die vier Cluster durch konvexe Hüllen in der MCA-Map.

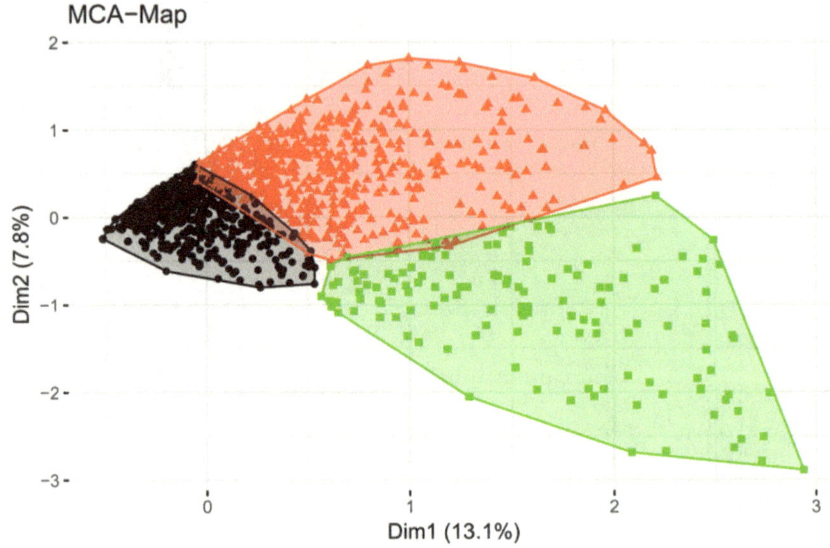

(Cluster 1 = schwarz, Cluster 2 = rot, Cluster 3 = grün)

Abbildung 32: Darstellung der Clusterlösung in der MCA-Map zu Modul 3

In Tabelle *31* sind die Kategorien, die die Cluster definieren, entsprechend ihrer Signifikanz in absteigender Reihenfolge sortiert, sodass die ersten Kategorien die niedrigsten p-Werte aufweisen. Alle aufgeführten Kategorien, die zur Beschreibung der Cluster verwendet werden, erfüllen die $p < 0.05$ Bedingung.

Die Kategorie „Aggr.Verbal 5 (72.47 %, 58.95 %, 4.63 %)", die für Cluster 3 an erster Stelle aufgeführt wird, ist im Datensatz von 4.63 Prozent (dem dritten Wert in der Klammer) der Pflegebedürftigen belegt. Insgesamt sind 72.47 Prozent von diesen 109 Fällen im Cluster 3 enthalten. Dieser Wert entspricht dem ersten Wert in der Klammer. Von den 134 Pflegebedürftigen in Cluster 3 belegen 59 Prozent das Merkmal „Aggr.Verbal 5 (72.47 %, 58.95 %, 4.63 %)", was dem zweiten Prozentwert in der Klammer entspricht. Somit kann das Auftreten der Kategorie „Aggr.Verbal 5 (72.47 %, 58.95 %, 4.63 %)" als deutlicher Hinweis zur Zugehörigkeit zum Cluster 3 interpretiert werden.

Die Topkategorien von Cluster 1 und Cluster 2 sind mit den folgenden Prozentwerten, die in der gleichen Reihenfolge zu interpretieren sind wie zuvor bei Cluster 3, definiert: Abwehr 0 (90.77 %, 85.74 %, 68.25 %), Abwehr 3 (69.88 %, 34.94 %, 11.02 %).

Sind zwei clusterspezifische Kategorien zutreffend, dann steigt die Wahrscheinlichkeit der Clusterzugehörigkeit. Treten drei oder mehrere clusterspezifische Kategorien auf, dann ist die Clusterzuordnung bezogen auf diesen Datensatz nahezu eindeutig. Grundsätzlich gilt: Je höher die Kategorien in der Rangordnung von *Tabelle* 31 sind, desto wahrscheinlicher ist die Clusterzugehörigkeit.

Tabelle 31: Definition der Cluster durch die Kategorien des Moduls 3

cluster1 (*n* = 1698)	cluster2 (*n* = 518)	cluster3 (*n* = 134)
Abwehr 0	Abwehr 3	Aggr.Verbal 5
SozialInadäquat 0	SozialInadäquat 1	SozialInadäquat 5
Vok.Auffälligkeiten 0	Aggr.Verbal 3	Vok.Auffälligkeiten 5
PflegeInadäquat 0	Mot.Verhalten 3	PflegeInadäquat 5
Aggr.Verbal 0	Aggr.Verhalten 1	Aggr.Verhalten 5
Aggr.Verhalten 0	SozialInadäquat 3	Abwehr 5
Mot.Verhalten 0	PflegeInadäquat 3	Mot.Verhalten 5
Wahnvorstellungen 0	Vok.Auffälligkeiten 1	Wahnvorstellungen 5
UnruheN 0	Vok.Auffälligkeiten 3	Schäd.Verhalten 5
Schäd.Verhalten 0	PflegeInadäquat 1	Ängste 5
Beschädigen 0	Aggr.Verbal 1	Beschädigen 5
Ängste 0	UnruheN 3	Beschädigen 3
Antriebslosigkeit 0	Wahnvorstellungen 3	UnruheN 5
PGrad 2	Schäd.Verhalten 1	Antriebslosigkeit 5
PGrad 1	Abwehr 1	Aggr.Verhalten 3
PGrad 3	Aggr.Verhalten 3	PGrad 4
PGrad 0	Wahnvorstellungen 1	Beschädigen 1
	Mot.Verhalten 1	Schäd.Verhalten 3
	Beschädigen 1	PGrad 5
	UnruheN 1	UnruheN 3
	Antriebslosigkeit 3	Aggr.Verbal 3
	Ängste 3	PflegeInadäquat 3
	PGrad 4	
	Schäd.Verhalten 3	
	Ängste 5	
	Wahnvorstellungen 5	
	Mot.Verhalten 5	
	UnruheN 5	

Tabelle 32 zeigt die Verteilung der vier Cluster anhand der prozentualen Häufigkeiten zu den Pflegegraden und den Pflege- und Betreuungszeiten. Die Unterscheidung der drei Cluster ist nicht so eindeutig, wie es bei den vorangegangenen Analysen zu Modul 1 und Modul 2 der Fall ist. Insbesondere die Cluster 2 und Cluster 3 weisen in den höheren Pflegegraden und der Gesamtleistungszeit eine geringe Trennschärfe auf.

Tabelle 32: Verteilung der Pflegegrade und der Gesamtleistungszeit zur Clusterlösung des Moduls 3

Gruppen	Cluster 1	Cluster 2	Cluster 3	p
Beobachtungen	1698	518	134	
PGrad 0	2.4 % (41)	0 % (0)	0 % (0)	<0.001
PGrad 1	7 % (119)	0 % (0)	0.75 % (1)	
PGrad 2	19 % (317)	4.8 % (25)	0.75 % (1)	
PGrad 3	29 % (491)	20 % (106)	9.7 % (13)	
PGrad 4	22 % (378)	43 % (225)	48 % (64)	
PGrad 5	21 % (352)	31 % (162)	41 % (55)	
fehlend	0 % (0)	0 % (0)	0 % (0)	
GesamtMinuten *M(SD)*	163 (102)	203 (105)	217 (121)	<0.001
Gültig *(fehlend)*	1698 (0)	518 (0)	134 (0)	

5.4 Modul 4 – Neues Begutachtungsassessment

In *Tabelle* 33 sind die Items zum Modul 4 „Selbstversorgung“ aufgelistet. Diese enthält in der zweiten und dritten Spalte die Zuordnungen der Kategorien zu deren Kurznamen, die zu den statistischen Ergebnissen in den Abbildungen und Tabellen für das Modul 4 berichtet werden.

Tabelle 33: Kategorienbeschreibungen und Kurznamen zu den Items des NBA-Moduls 4

Items	**Kategorien der Items**	**Kurznamen**
Waschen des vorderen Oberkörpers	(1) Selbstständig (2) Überwiegend selbstständig (3) Überwiegend unselbstständig (4) Unselbstständig	(1) WaschenOK 0 (2) WaschenOK 1 (3) WaschenOK 2 (4) WaschenOK 3
Körperpflege im Bereich des Kopfes	(1) Selbstständig (2) Überwiegend selbstständig (3) Überwiegend unselbstständig (4) Unselbstständig	(1) KörperpflegeK 0 (2) KörperpflegeK 1 (3) KörperpflegeK 2 (4) KörperpflegeK 3
Waschen des Intimbereichs	(1) Selbstständig (2) Überwiegend selbstständig (3) Überwiegend unselbstständig (4) Unselbstständig	(1) WaschenI 0 (2) WaschenI 1 (3) WaschenI 2 (4) WaschenI 3
Duschen und Baden einschließlich Waschen der Haare	(1) Selbstständig (2) Überwiegend selbstständig (3) Überwiegend unselbstständig (4) Unselbstständig	(1) DuschenBaden 0 (2) DuschenBaden 1 (3) DuschenBaden 2 (4) DuschenBaden 3
An- und Auskleiden des Oberkörpers	(1) Selbstständig (2) Überwiegend selbstständig (3) Überwiegend unselbstständig (4) Unselbstständig.	(1) Kleiden OK 0 (2) Kleiden OK 1 (3) Kleiden OK 2 (4) Kleiden OK 3

Items	Kategorien der Items	Kurznamen
An- und Auskleiden des Unterkörpers	(1) Selbstständig (2) Überwiegend selbstständig (3) Überwiegend unselbstständig (4) Unselbstständig	(1) KleidenUK 0 (2) KleidenUK 1 (3) KleidenUK 2 (4) KleidenUK 3
Mundgerechtes Zubereiten der Nahrung und Eingießen von Getränken	(1) Selbstständig (2) Überwiegend selbstständig (3) Überwiegend unselbstständig (4) Unselbstständig	(1) ZubereitenET 0 (2) ZubereitenET 1 (3) ZubereitenET 2 (4) ZubereitenET 3
Essen	(1) Selbstständig (2) Überwiegend selbstständig (3) Überwiegend unselbstständig (4) Unselbstständig	(1) Essen 0 (2) Essen 3 (3) Essen 6 (4) Essen 9
Trinken	(1) Selbstständig (2) Überwiegend selbstständig (3) Überwiegend unselbstständig (4) Unselbstständig	(1) Trinken 0 (2) Trinken 2 (3) Trinken 4 (4) Trinken 6
Benutzen einer Toilette oder eines Toilettenstuhls	(1) Selbstständig (2) Überwiegend selbstständig (3) Überwiegend unselbstständig (4) Unselbstständig	(1) Toilette 0 (2) Toilette 2 (3) Toilette 4 (4) Toilette 6
Bewältigen der Folgen einer Harninkontinenz und Umgang mit Dauerkatheter und Urostoma	(1) Selbstständig (2) Überwiegend selbstständig (3) Überwiegend unselbstständig (4) Unselbstständig	(1) Harninkontinenz 0 (2) Harninkontinenz 1 (3) Harninkontinenz 2 (4) Harninkontinenz 3
Bewältigen der Folgen einer Stuhlinkontinenz und Umgang mit Stoma	(1) Selbstständig (2) Überwiegend selbstständig (3) Überwiegend unselbstständig (4) Unselbstständig	(1) Stuhlinkontinenz 0 (2) Stuhlinkontinenz 1 (3) Stuhlinkontinenz 2 (4) Stuhlinkontinenz 3
Ernährung parenteral oder über Sonde	(1) Versorgung selbstständig oder nicht täglich, nicht auf Dauer (2) Versorgung mit Hilfe täglich zusätzlich zu oraler Ernährung (3) Versorgung mit Hilfe Ausschließlich oder nahezu ausschließlich	(1) Sonde 0 (2) Sonde 3 (3) Sonde 6

Des Weiteren werden die Pflegegrade, die mit „PGrad 0“ bis „PGrad 5“ abgekürzt werden und die Gesamtleistungszeit der bewohnerbezogenen Pflege- und Betreuungszeiten, die mit **GesamtMinuten** abgekürzt werden, in den Ergebnissen als passive Variablen berücksichtigt.

Die Informationen zu den Beobachtungswerten der Kategorien in *Tabelle* 33, den Pflegegraden und der Gesamtleistungszeit sind in der nachfolgenden *Tabelle* 34 abgebildet. Die Häufigkeiten zu den Kategorien variieren deutlich zwischen den verschiedenen Items. Einige der Selbstversorgungskategorien beschreiben vergleichbar seltene Ausprägungen, wie zuvor die Kategorien zu den Verhaltensweisen in Modul 3. Das trifft insbesondere auf die Kategorien „DuschenBaden 0“, „Sonde 3“ und „Sonde 6“

zu. Solche Kategorien produzieren mehr Varianz als solche, die mit höheren prozentualen Häufigkeiten auftreten und weisen somit größere Chi-Quadrat-Distanzen auf, die das MCA-Modell stören können.

Aus diesem Grund wurden diese Variablen testweise aus den Analysen ausgeschlossen. Dies hatte jedoch keine Auswirkungen auf die Anzahl der gewählten Cluster und führte zu keinen inhaltlichen Veränderungen bei der Zuordnung der übrigen Kategorien innerhalb der Cluster. Der Aus- bzw. Einschluss führte ausschließlich zu Veränderungen von technischen Modellwerten, wie beispielsweise den Eigenwerten und dem Anteil der erklärten Inertia durch die Clusteranalyse. Deshalb wurden in den nachfolgenden Analysen alle Variablen eingeschlossen.

Tabelle 34: Beobachtungswerte zu den Kategorien des Moduls 4, den Pflegegraden und der Gesamtleistungszeit zu den bewohnerbezogenen Pflege- und Betreuungszeiten

Beobachtungen	**100 % (2169)**		
WaschenOK 0	20 % (426)	Essen 3	20 % (430)
WaschenOK 1	28 % (615)	Essen 6	11 % (239)
WaschenOK 2	22 % (481)	Essen 9	17 % (374)
WaschenOK 3	30 % (647)	Trinken 0	46 % (1003)
KörperpflegeK 0	19 % (403)	Trinken 2	23 % (505)
KörperpflegeK 1	27 % (591)	Trinken 4	13 % (285)
KörperpflegeK 2	20 % (433)	Trinken 6	17 % (376)
KörperpflegeK 3	34 % (742)	Toilette 0	28 % (611)
WaschenI 0	11 % (231)	Toilette 2	17 % (364)
WaschenI 1	14 % (294)	Toilette 4	13 % (279)
WaschenI 2	18 % (389)	Toilette 6	42 % (915)
WaschenI 3	58 % (1255)	Harninkontinenz 0	32 % (691)
DuschenBaden 0	2.9 % (63)	Harninkontinenz 1	12 % (258)
DuschenBaden 1	8.7 % (188)	Harninkontinenz 2	12 % (251)
DuschenBaden 2	25 % (549)	Harninkontinenz 3	45 % (969)
DuschenBaden 3	63 % (1369)	Stuhlinkontinenz 0	40 % (872)
KleidenOK 0	17 % (367)	Stuhlinkontinenz 1	10 % (218)
KleidenOK 1	24 % (526)	Stuhlinkontinenz 2	9.5 % (206)
KleidenOK 2	25 % (537)	Stuhlinkontinenz 3	40 % (873)
KleidenOK 3	34 % (739)	Sonde 0	95 % (2067)
KleidenUK 0	12 % (262)	Sonde 3	3 % (66)
KleidenUK 1	16 % (346)	Sonde 6	1.7 % (36)
KleidenUK 2	21 % (464)	GesamtMinuten $\overline{M}$ (SD)	176 (105)
KleidenUK 3	51 % (1097)	PGrad 0	1.7 % (36)
ZubereitenET 0	26 % (557)	PGrad 1	4.9 % (107)
ZubereitenET 1	22 % (485)	PGrad 2	14 % (294)
ZubereitenET 2	14 % (312)	PGrad 3	25 % (550)
ZubereitenET 3	38 % (815)	PGrad 4	29 % (627)
Essen 0	52 % (1126)	PGrad 5	26 % (555)

Die MCA zu Modul 4 wird mit $Q = 13$ aktiven Items und insgesamt 51 Kategorien durchgeführt. Die Pflegegrade werden als qualitative passive Kategorien und die Gesamtleistungszeit als quantitative passive Variable in den Analysen berücksichtigt.

Das Ergebnis für die Total Inertia zu den Daten beträgt $51/13 - 1 = 2.923$. Die Anzahl der Achsen in *Tabelle 35*, die die Dimensionalität des Korrespondenzraums der MCA beschreiben, ist 38. Die Achsen sind der Größe nach entsprechend dem Anteil der erklärten Inertia angeordnet, die auf die jeweiligen Eigenwerte λ_s entfällt. Dabei beträgt der durchschnittliche Eigenwert beträgt $\overline{\lambda} = 1/Q = 0.076$ und erklärt 2.60 Prozent der Gesamtvarianz.

Tabelle 35 zeigt, dass die ersten zwei Eigenwerte um ein Vielfaches über dem durchschnittlichen Eigenwert liegen. Die prozentuale Abnahme zwischen den einzelnen Eigenwerten ergibt, dass die Differenz zwischen dem ersten und dem zweiten Eigenwert am größten ist. Ab dem vierten Eigenwert λ_4 nimmt der Differenzanteil stark ab.

Der Anteil an erklärter Inertia für die erste Achse hebt sich unverkennbar von den nachfolgenden Achsen ab, was sich durch den Wert der modifizierten Inertia zusätzlich bestätigt. Die modifizierte kumulierte Inertia erreicht mit Hinzuziehen der zweiten Achse einen Wert von 94.05 Prozent. Die MCA in *Abbildung 33* ist somit auf die Achsen mit den Trägheitsgewichten λ_1 und λ_2 beschränkt.

Tabelle 35: Inertia-Verteilung zu den Achsen (Eigenwerten) des Moduls 4

Achsen	Inertia %	Kumulierte Inertia %	Modifizierte Inertia %	Modifizierte kumulierte Inertia %
1	**21.95**	**21.95**	**73.90**	**73.90**
2	**12.72**	**34.68**	**20.16**	**94.05**
3	7.40	42.08	4.51	98.56
4	4.39	46.47	0.61	99.18
5	4.18	50.66	0.48	99.65
6	3.62	54.27	0.19	99.84
7	3.47	57.75	0.14	99.98
8	2.88	60.63	0.01	100.00
9	2.75	63.38	0.00	100.00
10	2.62	66.01	0.00	100.00
11	2.53	68.54	0.00	100.00
12	2.37	70.91	0.00	100.00
13	2.32	73.23	0.00	100.00
14	2.14	75.37	0.00	100.00
15	2.06	77.43	0.00	100.00
16	2.04	79.47	0.00	100.00
17	1.91	81.38	0.00	100.00
18	**1.75**	**83.13**	**0.00**	**100.00**
19	1.63	84.76	0.00	100.00
20	1.59	86.36	0.00	100.00
21	1.39	87.75	0.00	100.00
22	1.27	89.02	0.00	100.00
23	1.19	90.20	0.00	100.00
24	1.14	91.34	0.00	100.00
25	1.05	92.38	0.00	100.00
26	0.94	93.33	0.00	100.00
27	0.85	94.18	0.00	100.00
28	0.81	94.98	0.00	100.00
29	0.78	95.76	0.00	100.00
30	0.74	96.50	0.00	100.00
31	0.66	97.16	0.00	100.00
32	0.59	97.75	0.00	100.00
33	0.56	98.31	0.00	100.00
34	0.46	98.77	0.00	100.00
35	0.44	99.21	0.00	100.00
36	0.33	99.54	0.00	100.00
37	0.29	99.84	0.00	100.00
38	0.16	100.00	0.00	100.00

Die erste Achse λ_1 erklärt 21.95 Prozent und die zweite Achse λ_2 erklärt 12.72 Prozent der Total Inertia. Summiert man die zwei Achsen, so erhält man für die kumulierte Inertia 34.67 Prozent, die den Anteil an erklärter Inertia für die zweidimensionale MCA-Map in *Abbildung 33* definiert. *Abbildung 33* repräsentiert sowohl die Kategorien der 13 Items als auch die Positionen der 2169 Pflegebedürftigen im Korrespondenzraum der MCA.

Die Items zum Modul 4 bestehen, vergleichbar zu den anderen Modulen des NBA, aus Antwortkategorien, die ein ordinales Messniveau ausgeben. Das Modul 4 soll mit Hilfe der Items die Selbstständigkeit, bezogen auf die „Selbstversorgung“, messen. Das betrifft die Verrichtungsbereiche, wie beispielsweise das An und Auskleiden, die Ernährung und das Ausscheiden.

Die Ordinalität der Daten zeigt sich in *Abbildung 33* darin, dass das selbstständige Verrichten von Selbstversorgungstätigkeiten im extremen positiven Bereich abgetragen und die Unselbstständigkeit der Selbstversorgung im extremen negativen Bereich abgetragen wird. Für alle Ausprägungen (Kategorien) der manifesten Items gilt, dass sie entsprechend ihrem Niveau zwischen den beiden Extremen liegen. Dabei bleibt das Messniveau auf der ersten Dimension für die Items erhalten, was dadurch ersichtlich wird, dass die Kategorien der einzelnen Items in der richtigen Reihenfolge sind. Diese Darstellungsform entspricht dem *Horseshoe-Effekt* und kann als Beleg für die Ordinalität der Daten angesehen werden. Dadurch wird die Interpretation der ersten Dimension einfach: Der positive Bereich ist durch Kategorien gekennzeichnet, die die Selbstständigkeit und der negative Bereich ist durch Kategorien gekennzeichnet, die die Unselbstständigkeit bezüglich der „Selbstversorgung“ definieren.

Eine Ausnahme bildet hier das Item **Ernährung parenteral oder über Sonde**, die nur über drei unterschiedliche Kategorien verfügt. Die Kategorie „Sonde 0“ (Versorgung selbstständig oder nicht täglich, nicht auf Dauer) ist mit 95 Prozent hoch frequentiert und deshalb nah am Koordinatenursprung lokalisiert. Die zwei weiteren Kategorien des Items sind ausschließlich im negativen Bereich der ersten Hauptachse abgetragen.

Des Weiteren ist anzumerken, dass das ordinale Messniveau zwischen den Items stark variiert. Das ist daran zu erkennen, dass sich die Reihenfolge der Kategorien zwischen den Items teilweise aufhebt. Ein Beispiel hierzu ist die Kategorie „DuschenBaden 0“ (Duschen und Baden einschließlich Waschen der Haare), die für die Selbstständigkeit in diesem Bereich steht und im extremsten positiven Bereich der ersten Hauptachse abgetragen ist. Vergleicht man diese Kategorie mit der Kategorie „Essen 0“ (Selbstständig Essen können), dann fällt auf, dass beide Kategorien Selbstständigkeit in der Selbstversorgung repräsentieren, jedoch auf einem unterschiedlichen Niveau. Die Kategorie „DuschenBaden 0“ ist, vergleichbar mit der Selbstständigkeit Treppen zu steigen im Modul 1, die mit Abstand schwierigste Selbstversorgungskategorie im Modul 4.

Die passiven Kategorien der Variablen **Pflegegrad**, die in der MCA-Map in *Abbildung 25* dargestellt sind, differenzieren sich über die erste Hauptachse und folgen dem ordinalen Messniveau der Items. Dies ist darauf zurückzuführen, dass die Bewertung zum Modul 4 am stärksten für die Berechnung der Pflegegrade gewichtet wird. Allerdings ist auch bei diesem Modul zu erkennen, dass die Differenzierung zwischen den unteren Pflegegraden schwächer ausgeprägt ist als bei den höheren Pflegegraden.

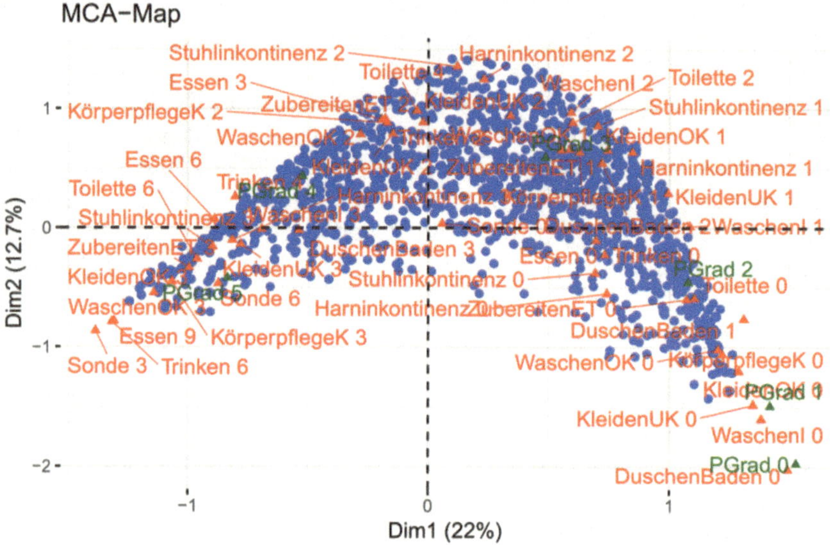

Abbildung 33: MCA-Map zum Modul 4

Die *Abbildung 34* visualisiert die passive quantitative Variable **GesamtMinuten** durch einen Vektor im Korrelationszirkel. Darin ist zu sehen, dass die Variable mit der Ausprägung der ersten Hauptachse $r = - 0.54$ negativ korreliert ist. Dies bedeutet, dass die Pflegebedürftigen und Kategorien, die durch negative Koordinaten auf der ersten Achse definiert sind, mehr Gesamtleistungszeit beansprucht haben. Dieser Zusammenhang ist bei Modul 4 stärker ausgeprägt als bei allen anderen Modulen des NBA.

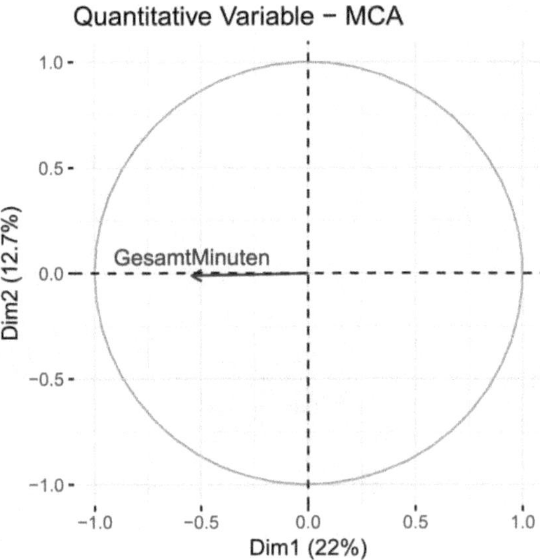

Abbildung 34: Repräsentation der passiven quantitativen Variablen „Gesamt-Minuten" im Korrelationszirkel zum Modul 4

Die Interpretation der Hauptachsen wird durch die Kategorien des Moduls 4 bestimmt, die einen großen Anteil zur Inertia der jeweiligen Hauptachse beitragen. Das trifft auf all die Kategorien in *Abbildung* 35 und *Abbildung* 36 zu, deren Beitrag über dem durchschnittlichen Beitrag von 1.96 Prozent liegt. Zur Kontribution der Dimension 1 tragen insbesondere die ersten vier Kategorien „Toilette 6", „WaschenOK 3", „KörperpflegeK 3" und „KleidenOK 3" in *Abbildung* 35 bei, die jeweils über 4.5 Prozent der Inertia erklären.

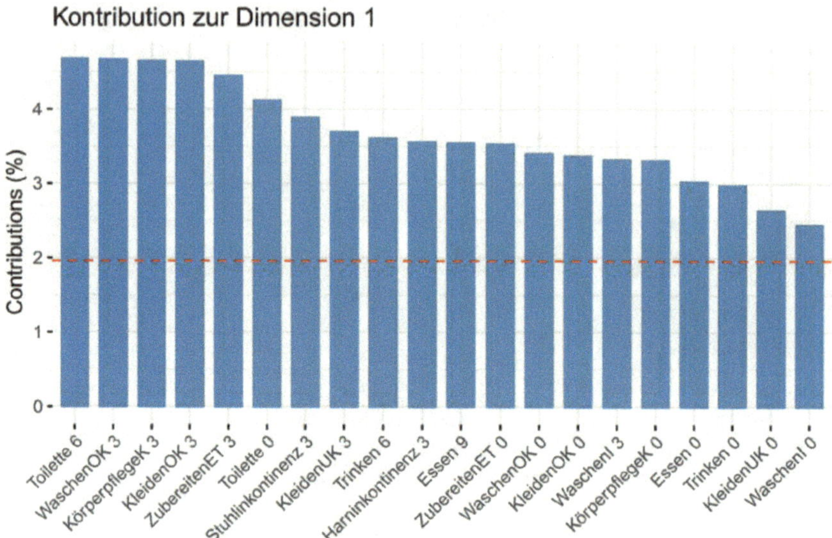

Abbildung 35: Kontribution der Kategorien zu den Modul 4-Items für die Dimension 1

Abbildung 36 bildet die Kontributionswerte zu den Kategorien ab, die für die Dimension 2 informativ sind. Davon erreichen die ersten drei Kategorien „WaschenI 0“, „KleidenUK 0“ und “KleidenOK 0“ Beitragswerte von über 5 Prozent.

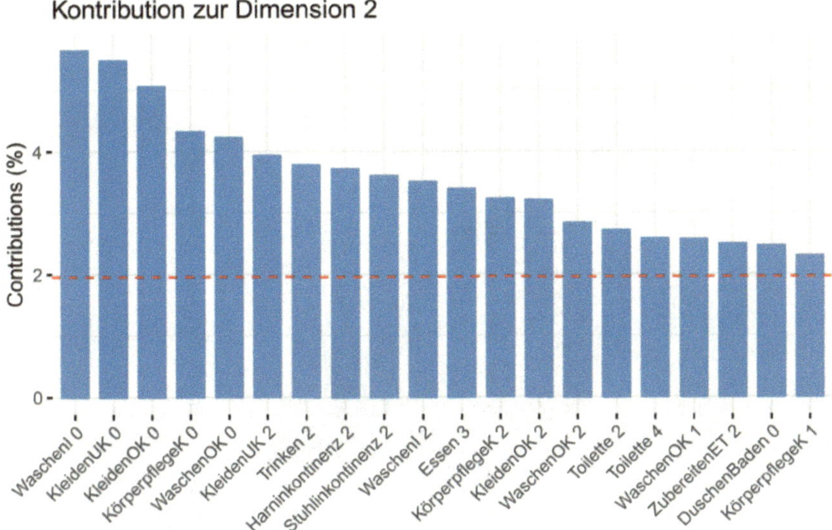

Abbildung 36: Kontribution der Kategorien zu den Modul 4-Items für die Dimension 2

Abbildung 37 zeigt den Corrplot mit den Cosinus-Quadrat-Werten der Kategorien. Tendenziell weisen die Kategorien, die zuvor einen hohen Beitragswert zur Erklärung der Inertia für die Dimension 1 (bsplw. „Toilette 6") und die Dimension 2 (bsplw. „WaschenI 0") definieren, auch erhöhte Cosinus-Quadrat-Werte für die entsprechende Dimension auf.

Auffallend ist, dass die Kategorie „DuschenBaden 0" des Items **Duschen und Baden einschließlich Waschen der Haare** schlecht durch die Dimension 1 repräsentiert wird und somit von der ansonsten eindimensionalen Verteilung der Randkategorien abweicht. Somit hebt das Item **Duschen und Baden einschließlich Waschen der Haare** die Eindimensionalität der Itemgruppe zum Modul 4 auf. Das Item **Ernährung parenteral oder über Sonde** wird durch die Dimensionen 10 und die Dimensionen 13 repräsentiert, was darauf zurückzuführen ist, dass das Item nur über drei Kategorien verfügt, die nicht der ordinalen Bewertungslogik der Itemgruppe mit vier Kategorien folgen.

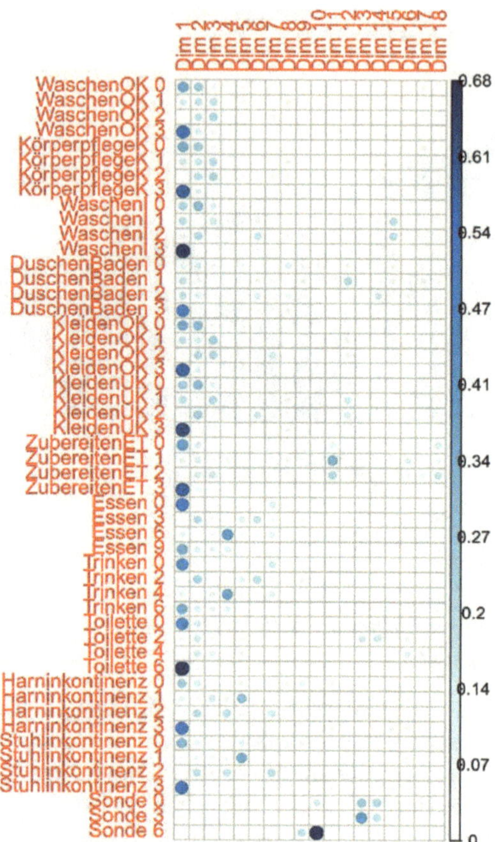

Abbildung 37: Corrplot mit den Cosinus-Quadrat-Werten zum Modul 4

Abbildung 38 visualisiert die Cosinus-Quadrat Werte zu den Kategorien für die zweidimensionale MCA-Map. Dabei ist jeweils der höhere Cosinus-Quadrat-Wert (Dimension 1 oder Dimension 2) farblich markiert.

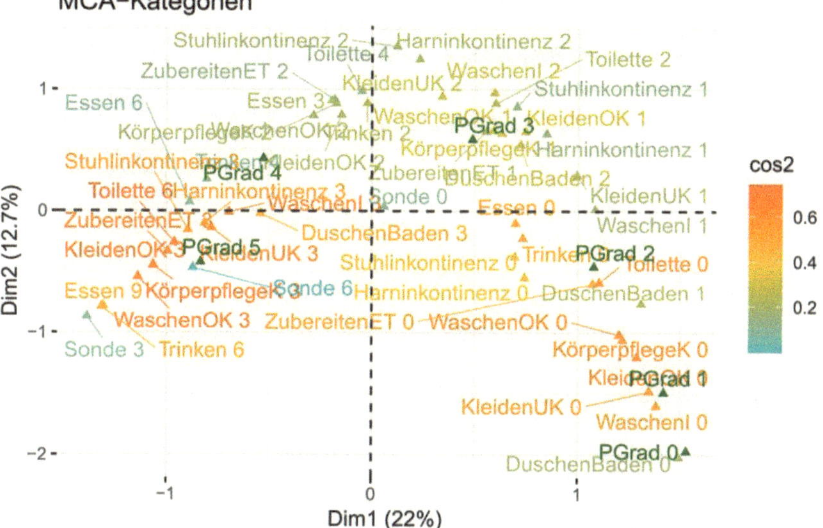

Abbildung 38: 2D-Darstellung der Cosinus-Quadrat-Werte in der MCA-Map zu Modul 4

Im zweiten Analyseschritt werden die Ergebnisse zur hierarchischen Clusteranalyse, die auf Basis der Hauptkomponenten der MCA zur Clusterung der 2169 Pflegebedürftigen durchgeführt wurde, vorgestellt. *Abbildung 39* zeigt das Dendrogramm zur hierarchischen Clusteranalyse. Eine Betrachtung der abgebildeten Clusterstruktur in der Vertikalen zeigt, dass die Anzahl der Cluster sich stets verfeinert. Auf der untersten Ebene stehen die Pflegebedürftigen, die auf dieser Ebene 2169 einzelne Cluster bilden.

Der „Inertia gain", der oben rechts in der Abbildung zu sehen ist, zeigt den Zugewinn der „between-clusters Inertia" für die ersten 15 Verfeinerungsschritte. Dabei bringt die erste Aufsplittung in zwei Cluster den höchsten Zugewinn an Inertia und die zweite Aufsplittung den zweithöchsten Zugewinn an „between-clusters Inertia" usw. Aufgrund des hohen Zugewinns an Inertia, der durch die ersten zwei Verfeinerungsschritte (dies entspricht einer Drei-Cluster-Lösung) erzielt wird und die homogenen Zugewinne, die durch die weiteren Verfeinerungsschritte erzielt werden, wurde eine Drei-Cluster-Lösung gewählt.

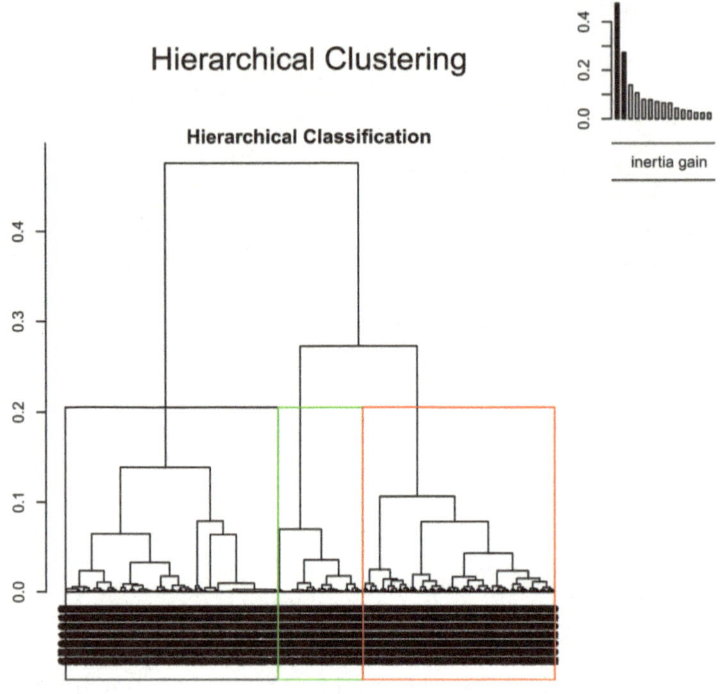

Abbildung 39: Dendrogramm zum Modul 4

Der Anteil der „between-clusters Inertia“, der sich mit Hilfe der *Formel 77* bestimmen lässt, beträgt für die gewählte Drei-Cluster-Lösung 30.81 Prozent. Für die Berechnung der Clusterlösung wurden nur die Informationen der ersten 18 Achsen der MCA, die in *Tabelle 35* markiert sind, berücksichtigt. Das entspricht 83.13 Prozent der Total Inertia. *Abbildung 40* markiert die drei Cluster durch konvexe Hüllen in der MCA-Map.

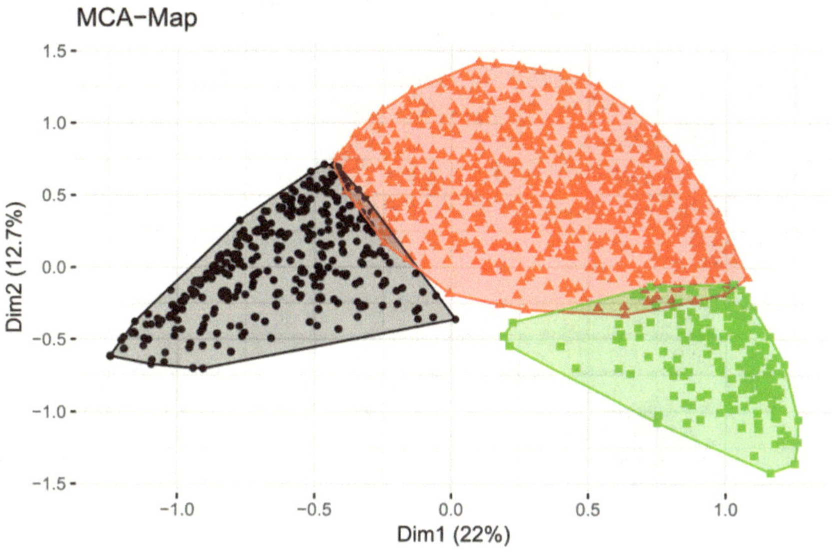

(Cluster 1 = schwarz, Cluster 2 = rot, Cluster 3 = grün)

Abbildung 40: Darstellung der Clusterlösung in der MCA-Map zu Modul 4

In *Tabelle 36* sind die Kategorien, die die Cluster definieren, entsprechend ihrer Signifikanz in absteigender Reihenfolge sortiert, sodass die ersten Kategorien die niedrigsten p-Werte aufweisen. Alle aufgeführten Kategorien in *Tabelle 36*, die zur Beschreibung der Cluster verwendet werden, erfüllen die $p < 0.05$ -Bedingung.

Die Kategorie „Toilette 6 (89.28 %, 90.77 %, 42.18 %)“ des Items **Benutzen einer Toilette oder eines Toilettenstuhls**, die für Cluster 1 an erster Stelle aufgeführt wird, ist im Datensatz von 42.18 Prozent (dem dritten Wert in der Klammer) der Pflegebedürftigen belegt. Insgesamt sind 89.28 Prozent von den 915 Pflegebedürftigen, die unselbstständig beim **Benutzen einer Toilette oder eines Toilettenstuhls** sind, in Cluster 1 enthalten. Dieser Wert entspricht dem ersten Wert in der Klammer. Von den 900 Pflegebedürften in Cluster 1 belegen 90.8 Prozent die Kategorie „Toilette 6 (89.28 %, 90.77 %, 42.18 %)“, was dem zweiten Prozentwert in der Klammer entspricht. Somit kann das Auftreten der Kategorie „Toilette 6 (89.28 %, 90.77 %, 42.18 %)“ als Indikator zur Zugehörigkeit zum Cluster 1 verstanden werden.

Die Topkategorien von Cluster 2 und Cluster 3 sind mit den folgenden Prozentwerten, die in der gleichen Reihenfolge zu interpretieren sind wie bei der vorherigen Kategorie, definiert: „WaschenOK 1 (87.96 %, 59.77 %, 28.35 %)", „KleidenOK 0 (85.83 %, 86.53 %, 16.92 %)".

Sind zwei clusterspeziefische Kategorien zutreffend, dann steigt die Wahrscheinlichkeit der Clusterzugehörigkeit. Treten drei oder mehrere clusterspeziefische Kategorien auf, dann ist die Clusterzuordnung bezogen auf diesen Datensatz nahezu eindeutig. Grundsätzlich gilt: Je höher die Kategorien in der Rangordnung von *Tabelle 36* sind, desto wahrscheinlicher ist die Clusterzugehörigkeit.

Tabelle 36: Definitionen der Cluster durch die Kategorien des Moduls 4

cluster1 (n = 900)	cluster2 (n = 905)	cluster3 (n = 364)
Toilette 6	WaschenOK 1	KleidenOK 0
KleidenOK 3	KleidenOK 1	WaschenOK 0
ZubereitenET 3	KörperpflegeK 1	KörperpflegeK 0
KörperpflegeK 3	WaschenI 2	KleidenUK 0
WaschenOK 3	PGrad 3	WaschenI 0
KleidenUK 3	ZubereitenET 1	Toilette 0
WaschenI 3	Toilette 2	ZubereitenET 0
Stuhlinkontinenz 3	KleidenUK 2	Harninkontinenz 0
Harninkontinenz 3	DuschenBaden 2	Trinken 0
DuschenBaden 3	Harninkontinenz 2	Stuhlinkontinenz 0
Trinken 6	Harninkontinenz 1	Essen 0
Essen 9	KleidenUK 1	PGrad 1
PGrad 5	Stuhlinkontinenz 1	DuschenBaden 1
Essen 6	Essen 0	PGrad 2
Trinken 4	Stuhlinkontinenz 2	DuschenBaden 0
PGrad 4	Toilette 4	PGrad 0
Sonde 3	KleidenOK 2	WaschenI 1
Sonde 6	Trinken 2	Sonde 0
WaschenOK 2	Trinken 0	DuschenBaden 2
	WaschenI 1	KleidenUK 1
	KörperpflegeK 2	
	Sonde 0	
	ZubereitenET 2	
	Essen 3	
	WaschenOK 2	
	Stuhlinkontinenz 0	

Tabelle 37 zeigt die Verteilung zu den drei Clustern anhand der prozentualen Häufigkeiten zu den Pflegegraden und den Pflege- und Betreuungszeiten. Cluster 1 unterscheidet sich deutlich von den anderen Clustern, da es sich fast ausschließlich aus Pflegebedürftigen mit den Pflegegraden 4 und 5 zusammensetzt. Die bewohnerbezogenen Pflege- und Betreuungszeiten sind hier erwartungsgemäß deutlich höher als in Cluster 2 und Cluster 3. Sowohl für die Pflegegrade als auch in den Gesamtleistungszeiten ist eine Abstufung zwischen den Clustern ersichtlich. Die Clusterung

für das Modul 4 ist hinsichtlich der Unterscheidung zwischen den Pflegegraden und den Gesamtleistungszeiten gelungen.

Tabelle 37: Verteilung der Pflegegrade und der Gesamtleistungszeit zur Clusterlösung des Moduls 4

Gruppen	Cluster 1	Cluster 2	Cluster 3	p
Beobachtungen	900	905	364	
PGrad 0	0 % (0)	0 % (0)	9.9 % (36)	<0.001
PGrad 1	0 % (0)	0.77 % (7)	27 % (100)	
PGrad 2	0.44 % (4)	15 % (136)	42 % (154)	
PGrad 3	7.3 % (66)	49 % (441)	12 % (43)	
PGrad 4	41 % (373)	28 % (252)	0.55 % (2)	
PGrad 5	51 % (457)	7.6 % (69)	8 % (29)	
fehlend	0 % (0)	0 % (0)	0 % (0)	
GesamtMinuten *M(SD)*	235 (105)	148 (82)	100 (68)	<0.001
Gültig *(fehlend)*	900 (0)	905 (0)	364 (0)	

5.5 Modul 5 – Neues Begutachtungsassessment

Die Daten zum Modul 5 sind durch die Methodik, die in diesem Beitrag angewandt wird, nicht zu analysieren. Das ist zum einen darauf zurückzuführen, dass einige Kategorien überhaupt nicht frequentiert sind, wie beispielsweise die Häufigkeitsangaben zum Item **Versorgung intravenöser Zugänge** (**Port**) für die Kategorie „pro Monat“ und zum anderen, dass weitere Kategorien mit Werten von unter einem Prozent sehr niedrig frequentiert sind. Hinzu kommt, dass die Häufigkeitsangaben der Kategorien stark variieren, sodass eine Dichotomisierung der Daten nicht umzusetzen ist. So beträgt die Spannweite der Häufigkeitsangaben zum Item **Medikation** der Kategorie „pro Tag“ 28. Aus diesen Gründen folgt zu dem Modul 5 des NBA keine Ergebnisdarstellung.

5.6 Modul 6 – Neues Begutachtungsassessment

In *Tabelle 38* sind die Items zum Modul 6 „Gestaltung des Alltagslebens und sozialer Kontakte“ aufgelistet. Die Tabelle enthält in der zweiten und dritten Spalte die Zuordnungen der Kategorien zu deren Kurznamen, die zu den statistischen Ergebnissen in diesem Kapitel berichtet werden.

Tabelle 38: Kategorienbeschreibungen und Kurznamen zu den Items des NBA-Moduls 6

Items	Kategorien der Items	Kurznamen
Gestaltung des Tagesablaufs und Anpassung an Veränderung	(1) Selbstständig (2) Überwiegend selbstständig (3) Überwiegend unselbstständig (4) Unselbstständig	(1) Tagesablauf 0 (2) Tagesablauf 1 (3) Tagesablauf 2 (4) Tagesablauf 3
Ruhen und Schlafen	(1) Selbstständig (2) Überwiegend selbstständig (3) Überwiegend unselbstständig (4) Unselbstständig	(1) RuhenSchlafen 0 (2) RuhenSchlafen 1 (3) RuhenSchlafen 2 (4) RuhenSchlafen 3
Sich beschäftigen	(1) Selbstständig (2) Überwiegend selbstständig (3) Überwiegend unselbstständig (4) Unselbstständig	(1) Beschäftigen 0 (2) Beschäftigen 1 (3) Beschäftigen 2 (4) Beschäftigen 3
Vornehmen von in die Zukunft gerichteten Planungen	(1) Selbstständig (2) Überwiegend selbstständig (3) Überwiegend unselbstständig (4) Unselbstständig	(1) Planen 0 (2) Planen 1 (3) Planen 2 (4) Planen 3
Interaktion mit Personen im direkten Kontakt	(1) Selbstständig (2) Überwiegend selbstständig (3) Überwiegend unselbstständig (4) Unselbstständig	(1) Interaktion 0 (2) Interaktion 1 (3) Interaktion 2 (4) Interaktion 3
Kontaktpflege zu Personen außerhalb des direkten Umfelds	(1) Selbstständig (2) Überwiegend selbstständig (3) Überwiegend unselbstständig (4) Unselbstständig	(1) Kontaktpflege 0 (2) Kontaktpflege 1 (3) Kontaktpflege 2 (4) Kontaktpflege 3

Ergänzend zu den Variablen in *Tabelle 38* werden die Pflegegrade, die mit „PGrad 0“ bis „PGrad 5“ abgekürzt werden und die Gesamtleistungszeit der bewohnerbezogenen Pflege- und Betreuungszeiten, die mit **GesamtMinuten** abgekürzt werden, in den Ergebnissen als passive Variablen berichtet. Die Häufigkeitsverteilungen zu den Kategorien in *Tabelle 38*, den Pflegegraden und der Gesamtleistungszeit sind in der nachfolgenden *Tabelle 39* abgebildet. Die Häufigkeiten zu den Kategorien sind im Verhältnis zu den Modulen 3 und 4 gleichmäßiger verteilt, sodass keine der folgenden Kategorien niedrig frequentiert (unter 5 %) ist (Le Roux & Rouanet, 2010).

Tabelle 39: Beobachtungswerte zu den Kategorien des Moduls 6, den Pflegegraden und der Gesamtleistungszeit zu den bewohnerbezogenen Pflege- und Betreuungszeiten

Beobachtungen	**100 % (2347)**		
Tagesablauf 0	18 % (412)	Interaktion 0	30 % (708)
Tagesablauf 1	23 % (535)	Interaktion 1	28 % (653)
Tagesablauf 2	21 % (491)	Interaktion 2	24 % (562)
Tagesablauf 3	39 % (909)	Interaktion 3	18 % (424)
RuhenSchlafen 0	31 % (729)	Kontaktpflege 0	19 % (443)
RuhenSchlafen 1	28 % (653)	Kontaktpflege 1	17 % (402)
RuhenSchlafen 2	21 % (495)	Kontaktpflege 2	21 % (484)
RuhenSchlafen 3	20 % (470)	Kontaktpflege 3	43 % (1018)
Beschäftigen 0	19 % (450)	GesamtMinuten $\overline{M}$ (SD)	175 (106)
Beschäftigen 1	26 % (604)	PGrad 0	1.7 % (41)
Beschäftigen 2	21 % (486)	PGrad 1	5.1 % (120)
Beschäftigen 3	34 % (807)	PGrad 2	15 % (341)
Planen 0	14 % (325)	PGrad 3	26 % (608)
Planen 1	17 % (392)	PGrad 4	29 % (669)
Planen 2	20 % (481)	PGrad 5	24 % (568)
Planen 3	49 % (1149)		

Die Anwendung der MCA erfolgt mit $Q = 6$ aktiven Variablen und 24 Kategorien. Dazu werden die Pflegegrade als qualitative passive Kategorien und die bewohnerbezogenen Pflege- und Betreuungszeiten (Gesamtleistungszeit) als quantitative passive Variable in den Analysen berücksichtigt. Somit beträgt die Total Inertia $\frac{24}{6} - 1 = 3$ und die Anzahl der Achsen in *Tabelle 40*, die die Dimensionalität des Korrespondenzraums der MCA beschreiben, ist insgesamt 18. Die Achsen sind entsprechend dem Anteil der erklärten Inertia, der auf die jeweiligen Eigenwerte entfällt, angeordnet. Dabei beträgt der durchschnittliche Eigenwert $\overline{\lambda} = 1/Q = 0.166$ und erklärt 5.53 Prozent der Total Inertia.

Tabelle 40 zeigt, dass die ersten zwei Eigenwerte um ein Vielfaches über dem durchschnittlichen Eigenwert liegen. Die prozentuale Abnahme zwischen den einzelnen Eigenwerten ergibt, dass die Differenz zwischen dem dritten und dem vierten Eigenwert am größten ist. Der durchschnittliche Eigenwert wird zwischen dem vierten und fünften Eigenwert unterschritten.

Der Inertiaanteil, der durch die erste Achse erklärt wird, hebt sich unverkennbar von den nachfolgenden Achsen ab. Die Bedeutung der ersten Hauptachse wird durch den hohen Anteil von 69.89 Prozent der modifizierten Inertia bestätigt. Die modifizierte kumulierte Inertia erreicht mit Hinzuziehen der zweiten Achse einen Wert von 94.41 Prozent. Die Darstellung in *Abbildung 41* ist auf die Achsen mit den Trägheitsgewichten λ_1 und λ_2 beschränkt.

Tabelle 40: Inertia-Verteilung zu den Achsen (Eigenwerten) des Moduls 6

Achsen	Inertia %	Kumulierte Inertia %	Modifizierte Inertia %	Modifizierte kumulierte Inertia %
1	**25.46**	**25.46**	**69.89**	**69.89**
2	**17.35**	**42.80**	**24.52**	**94.41**
3	11.17	53.98	5.57	99.98
4	5.91	59.89	0.02	100.00
5	5.14	65.03	0.00	100.00
6	4.75	69.78	0.00	100.00
7	4.47	74.25	0.00	100.00
8	3.88	78.13	0.00	100.00
9	3.77	81.89	0.00	100.00
10	**3.22**	**85.12**	**0.00**	**100.00**
11	2.97	88.09	0.00	100.00
12	2.85	90.94	0.00	100.00
13	2.40	93.34	0.00	100.00
14	1.83	95.17	0.00	100.00
15	1.77	96.94	0.00	100.00
16	1.47	98.41	0.00	100.00
17	0.95	99.36	0.00	100.00
18	0.64	100.00	0.00	100.00

λ_1 erklärt 25.46 Prozent und λ_2 erklärt 17,35 Prozent der Total Inertia. Daraus berechnet sich der Inertiaanteil von 42.81 Prozent, der durch die zweidimensionale MCA-Map in *Abbildung 41* erklärt wird. Die Kurznamen in *Abbildung 41* repräsentieren die Kategorien der Items des Moduls 6 und die Punkte lokalisieren die Positionen der 2347 Pflegebedürftigen im Korrespondenzraum der MCA.

Die Itembatterie zum Modul 6 in *Tabelle 38* besteht aus Fragen, deren Antwortkategorien ein ordinales Messniveau ausgeben. Das Modul 6 soll mit Hilfe der Items die Selbstständigkeit der Pflegebedürftigen in Bezug auf das latente Merkmal „Gestaltung des Alltagslebens und sozialer Kontakte“ messen. Damit eine möglichst eindimensionale Messung möglich ist, werden optimalerweise Fragen definiert, die alle das gleiche latente Merkmal messen. Daraus leitet sich die Annahme ab, dass es eine Hauptdimension gibt, mit der die Gestaltung des Alltagslebens und sozialer Kontakte bezüglich der Selbstständigkeit gemessen wird. Wird die uneingeschränkte Selbstständigkeit im extremen positiven Bereich abgetragen und wird die Unselbstständigkeit im extremen negativen Bereich abgetragen, so sollten alle Ausprägungen der manifesten Items entsprechend ihrem Niveau zwischen den beiden Extremen liegen.

Folglich ist das Ergebnis in *Abbildung* 41 erwartungsgemäß und führt zu einer starken Ausprägung der ersten Dimension. Das ordinale Messniveau bleibt auf der ersten Dimension für die Items erhalten, was dadurch ersichtlich wird, dass die Ausprägungen der einzelnen Items für alle Kategorien in der richtigen Reihenfolge sind. Dadurch wird die Interpretation der ersten Dimension einfach: Der positive Bereich ist durch Kategorien gekennzeichnet, die den Grad an Selbstständigkeit verkörpern, und der negative Bereich ist durch Kategorien gekennzeichnet, die die Unselbstständigkeit bezüglich der „Gestaltung des Alltagslebens und sozialer Kontakte" definieren. Des Weiteren ist zu sehen, dass die Items die Selbstständigkeit auf einem unterschiedlichen Niveau messen. So ist die Kategorie „Interaktion 3", die ein hohes Maß an Unselbstständigkeit im direkten Kontakt mit anderen Personen beschreibt, weit links im negativen Bereich der Dimension 1 lokalisiert. Im Gegensatz dazu sind die Kategorien „Planen 0" und „Tagesablauf 0", die ein hohes Maß an Selbstständigkeit beim in die Zukunft gerichteten Planen und beim Anpassen an Veränderungen beschreiben, weit rechts im positiven Bereich der Dimension 1 lokalisiert. Somit beschreiben diese Kategorien ein höheres Maß an Selbstständigkeit als die Kategorie „Interaktion 0".

Die passiven Kategorien der Variablen Pflegegrad, die in der MCA-Map in *Abbildung 41* dargestellt sind, folgen weitestgehend dem ordinalen Messniveau der manifesten Variablen. Die Abstufungen zwischen den Pflegegraden „PGrad 0" bis „PGrad 2" ist gering, sodass eine Differenzierung in den unteren Pflegegraden über das Modul 6 nur bedingt möglich ist. Das ist darauf zurückzuführen, dass bei schwacher bis mäßiger Ausprägung von Pflegebedürftigkeit eine gewisse Unabhängigkeit zwischen den Modulen gegeben ist. Das bedeutet, dass durch die Ausprägung der anderen Module die unterschiedliche Einstufung begründet ist. Im Gegensatz dazu korrespondiert der fünfte Pflegegrad deutlich mit den 3er Kategorien, die die Unselbstständigkeit im Bereich „Gestaltung des Alltagslebens und sozialer Kontakte" definieren. Hier können Parallelen zu den Ergebnissen der anderen Module gezogen werden: Schwere Ausprägungen von Unselbstständigkeit und eingeschränkte Fähigkeiten in diesen Modulen weisen eine starke Abhängigkeit zu den anderen Modulen auf, sodass „PGrad 5" kaum variierende Bewertungen zwischen den Modulen zulässt.

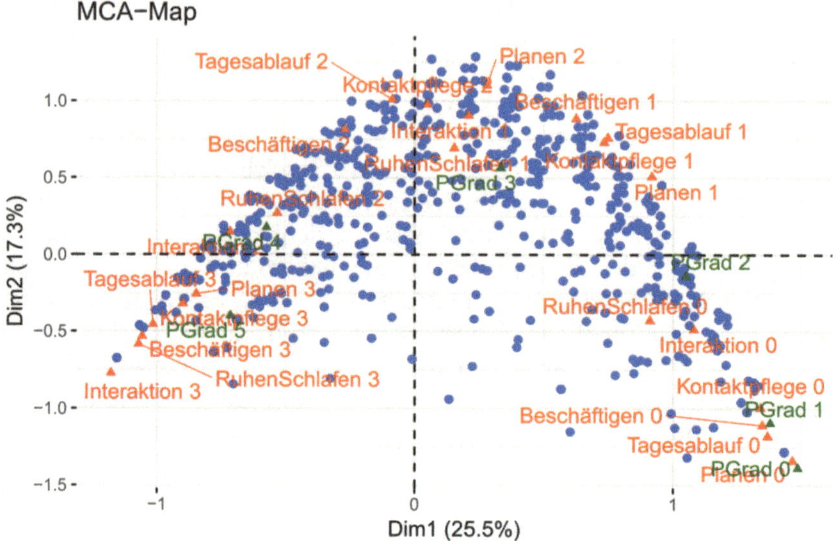

Abbildung 41: MCA-Map zum Modul 6

In *Abbildung* 42 wird die passive quantitative Variable **GesamtMinuten** durch einen Vektor grafisch im Korrelationszirkel dargestellt. Darin ist zu sehen, dass die Variable mit der Ausprägung der ersten Hauptachse $r = -0.416$ negativ korreliert. Dies bedeutet, dass die Pflegebedürftigen, die durch positive Koordinaten auf der ersten Achse definiert sind, weniger Gesamtleistungszeit beansprucht haben. Im Gegensatz dazu korrespondiert der negative Bereich der ersten Hauptachse mit den Kategorien, die die Unselbstständigkeit im Modul 6 definieren. Die Pflegebedürftigen, die in diesem Bereich lokalisiert sind, beanspruchen tendenziell mehr Gesamtleistungszeit.

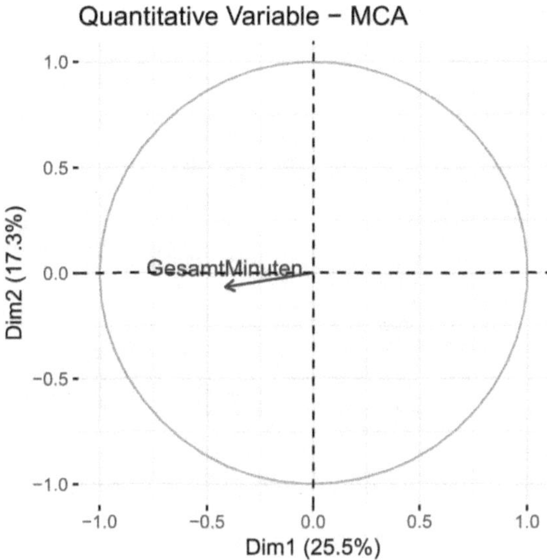

Abbildung 42: Repräsentation der passiven quantitativen Variablen „Gesamt-Minuten" im Korrelationszirkel zum Modul 6

Die Interpretation der Hauptachsen ist durch die Kategorien des Moduls 6 möglich, die einen großen Anteil zur Inertia zu den jeweiligen Hauptachsen beitragen. Das trifft auf alle Kategorien in *Abbildung 43* und *Abbildung 44* zu, deren Beitrag über dem durchschnittlichen Beitrag von 4.16 Prozent, der durch die rot gestrichelte Linie makiert wird, liegt. Folglich tragen die ersten 12 Kategorien in *Abbildung 43* überdurchschnittlich zur Dimension 1 bei. Insbesondere die Kategorien „Tagesablauf 3" und „Beschäftigen 3", die jeweils über 8 Prozent der Inertia erklären, leisten einen bedeutsamen Beitrag zur ersten Hauptachse.

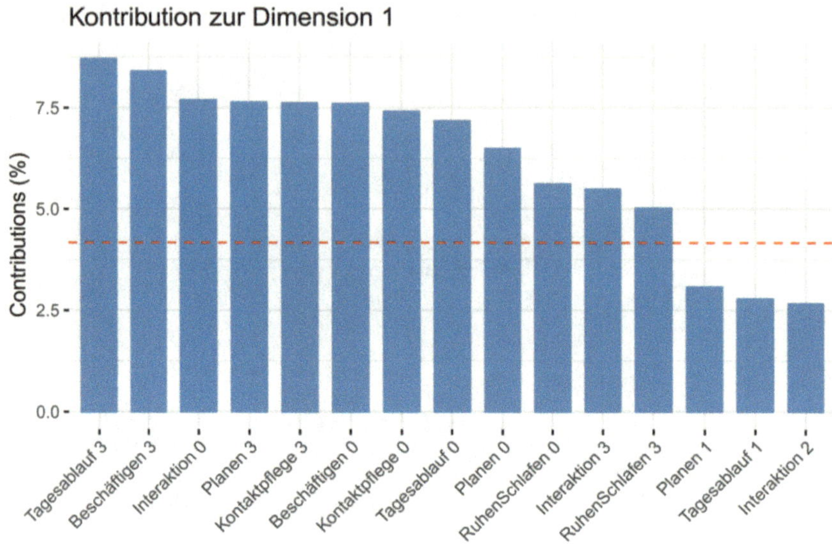

Abbildung 43: Kontribution der Kategorien zu den Modul 6-Items für die Dimension 1

Abbildung 44 bildet die Kontributionswerte zu den Kategorien ab, die für die Dimension 2 besonders informativ sind. Davon erreichen die ersten zwei Kategorien „Planen 2“ und „Planen 0“ Beitragswerte von 8 Prozent und sind somit bedeutsam für die inhaltliche Interpretation der zweiten Hauptachse.

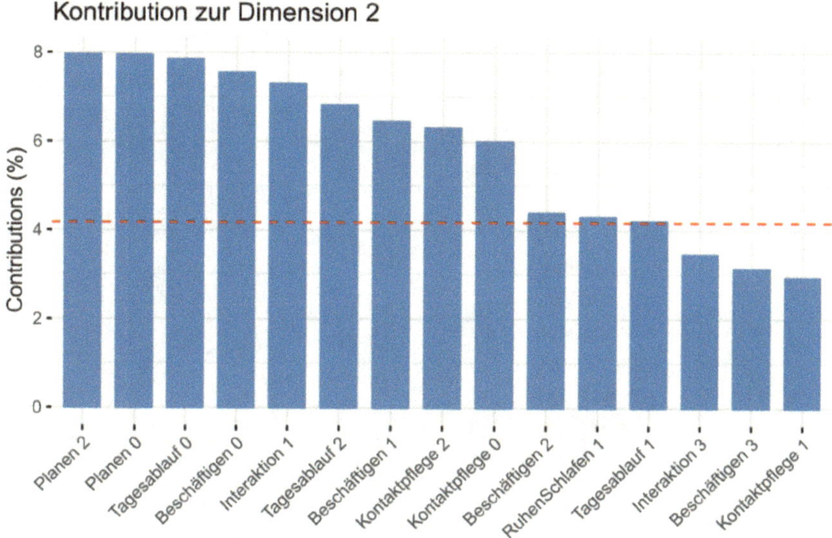

Abbildung 44: Kontribution der Kategorien zu den Modul 6-Items für die Dimension 2

Abbildung 45 zeigt den Corrplot mit den Cosinus-Quadrat Werten zu den Kategorien des Moduls 6. Tendenziell weisen die Kategorien, die einen hohen Beitragswert zur Erklärung der Inertia für die Dimension 1 und die Dimension 2 definieren, auch erhöhte Cosinus-Quadrat-Werte für die entsprechende Dimension auf.

Auffallend ist, dass die Kategorien „RuhenSchlafen 1" und „RuhenSchlafen 2"der Items **Ruhen und Schlafen** hohe Cosinus-Quadrat-Werte für die Dimensionen 4 und 6 aufweisen und somit schlecht in der zweidimensionalen MCA-Map repräsentiert sind.

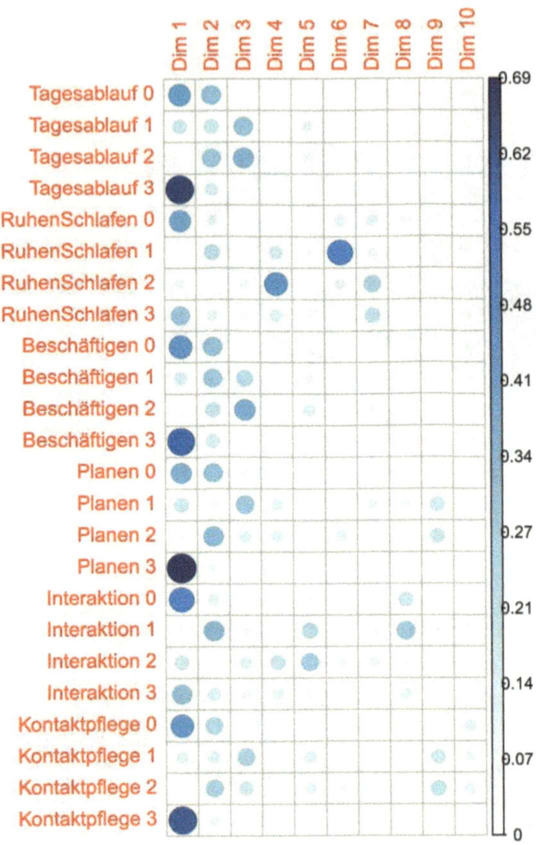

Abbildung 45: Corrplot mit den Cosinus-Quadrat-Werten zum Modul 6

Abbildung 46 visualisiert die Cosinus-Quadrat-Werte zu den Kategorien für die zweidimensionale MCA-Map. Dabei ist jeweils der höchere Cosinus-Quadrat-Wert (Dimension 1 oder Dimesnion 2) farblich markiert.

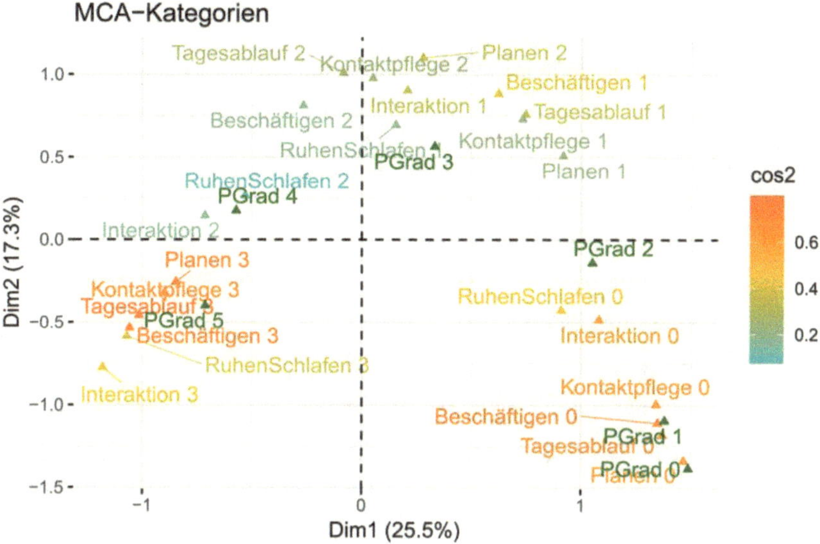

Abbildung 46: 2D-Darstellung der Cosinus-Quadrat-Werte in der MCA-Map zu Modul 6

Im folgenden Analyseschritt werden die Ergebnisse zur hierarchischen Clusteranalyse, die auf Basis der Hauptkomponenten der zuvor berichteten MCA durchgeführt wurden, vorgestellt. *Abbildung 47* zeigt das Dendrogramm zur hierarchischen Clusteranalyse. Eine Betrachtung der abgebildeten Clusterstruktur in der Vertikalen zeigt, dass die Anzahl der Cluster sich stets verfeinert. Auf der untersten Ebene stehen die 2347 Pflegebedürftigen, die auf dieser Ebene 2347 Cluster bilden. Der „Inertia gain“, der oben rechts in der Abbildung zu sehen ist, zeigt den Zugewinn der „between-clusters Inertia“ für die ersten 15 Verfeinerungsschritte. Dabei bringt die erste Aufsplittung in zwei Cluster den höchsten Zugewinn an Inertia und die zweite Aufsplittung in drei Cluster den zweithöchsten Zugewinn an „between-clusters Inertia“ usw. Aufgrund des hohen Zugewinns an Inertia, der durch die ersten drei Verfeinerungsschritte (dies entspricht einer Vier-Cluster-Lösung) erzielt wird und die niedrigeren homogenen Zugewinne, die durch die weiteren Verfeinerungsschritte erzielt werden, wurde folglich eine Vier-Cluster-Lösung gewählt.

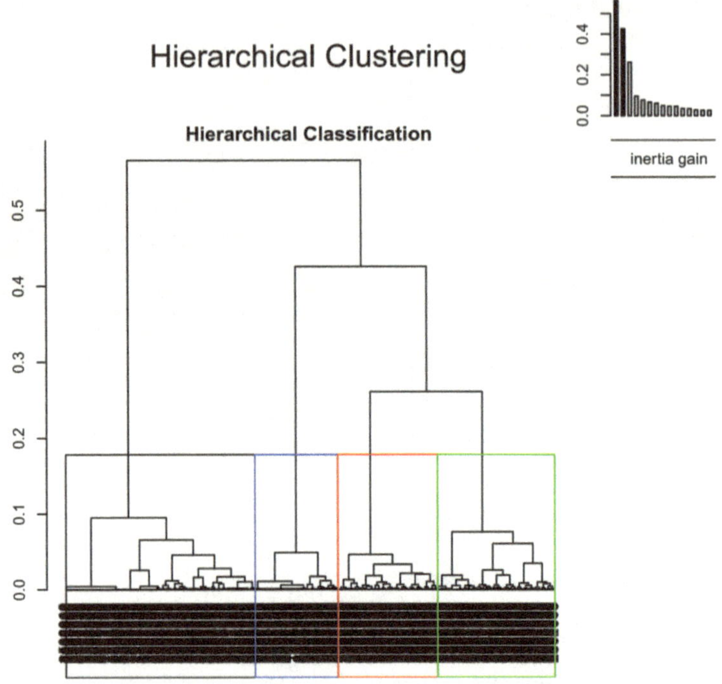

Abbildung 47: Dendrogramm zum Modul 6

Der Anteil der „between-clusters Inertia" beträgt für die Vier-Cluster-Lösung 49.02 Prozent. Für die Berechnung dieser Clusterlösung wurden nur die ersten 10 Achsen der MCA, die in *Tabelle 40* markiert sind, berücksichtigt. Das entspricht 85.12 Prozent der Total Inertia. *Abbildung 48* markiert die vier Cluster durch konvexe Hüllen in der MCA-Map.

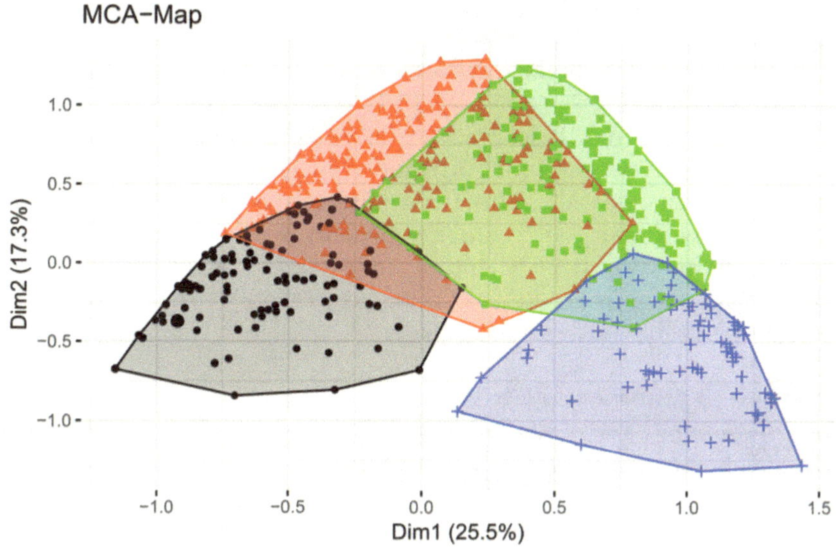

(Cluster 1 = schwarz, Cluster 2 = rot, Cluster 3 = grün, Cluster 4 = blau)

Abbildung 48: Darstellung der Clusterlösung in der MCA-Map zu Modul 6

Die Kategorien in *Tabelle 41*, die die Cluster definieren, sind entsprechend ihrer Signifikanz in absteigender Reihenfolge sortiert, sodass die ersten Kategorien die niedrigsten p-Werte aufweisen. Alle in der Tabelle aufgeführten Kategorien, die zur Beschreibung der Cluster verwendet werden, erfüllen die $p < 0.05$-Bedingung. Im Folgenden werden die Verteilungen der Topkategorien zu den vier Clustern berichtet.

Die Kategorie „Planen 3 (75.19 %, 98.40 %, 49.95 %)“ der Variable „Vornehmen von in die Zukunft gerichteten Planungen“, die für Cluster 1 an erster Stelle aufgeführt wird, ist im Datensatz von 49.95 Prozent der Pflegebedürftigen belegt. Dies entspricht dem letzten Prozentwert in der Klammer. Insgesamt sind 75.19 Prozent von den 1149 Pflegebedürftigen in *Tabelle 39*, die unselbstständig beim „Vornehmen von in die Zukunft gerichteten Planungen“ sind, in Cluster 1 enthalten. Dieser Prozentwert entspricht dem ersten Wert in der Klammer. Von den 878 Pflegebedürften in Cluster 1 belegen 98.40 Prozent die Kategorie „Planen 3 (75.19 %, 98.40 %, 49.95 %)“, was dem zweiten Prozentwert in der Klammer entspricht. Somit kann das Auftreten der Kategorie „Planen 3 (75.19 %, 98.40 %, 49.95 %)“ als Indikator zur Zugehörigkeit zum Cluster 1 verstanden werden.

Die Topkategorien von Cluster 2, Cluster 3 und Cluster 4 sind mit den folgenden Prozentwerten, die in der gleichen Reihenfolge zu interpretieren sind wie bei der vorangegangenen Kategorie zu Cluster 1, definiert: „Tagesablauf 2 (88.39 %, 81.73 %, 20.92 %)“, „Tagesablauf 1 (85.60 %, 85.76 %, 22.79 %)“ und „Beschäftigen 0 (82.66 %, 92.07 %, 19.17 %).

Treten zwei clusterspezifische Kategorien in *Tabelle 41* auf, dann steigt die Wahrscheinlichkeit der Clusterzugehörigkeit. Sind drei oder mehrere clusterspezifische Kategorien zutreffend, dann ist die Clusterzuordnung, bezogen auf diesen Datensatz, nahezu eindeutig. Grundsätzlich gilt: Je höher die Kategorien in der Rangordnung von *Tabelle 41* sind, desto wahrscheinlicher ist die Clusterzugehörigkeit.

Tabelle 41: Definitionen der Cluster durch die Kategorien des Moduls 6

Cluster1 (n = 878)	Cluster2 (n = 531)	Cluster3 (n = 534)	Cluster4 (n = 404)
Planen 3	Tagesablauf 2	Tagesablauf 1	Beschäftigen 0
Beschäftigen 3	Beschäftigen 2	Beschäftigen 1	Tagesablauf 0
Tagesablauf 3	Kontaktpflege 2	Planen 1	Planen 0
Kontaktpflege 3	Planen 2	Kontaktpflege 1	Kontaktpflege 0
Interaktion 3	Interaktion 1	Interaktion 1	Interaktion 0
RuhenSchlafen 3	RuhenSchlafen 2	PGrad 3	RuhenSchlafen 0
PGrad 5	PGrad 4	RuhenSchlafen 1	PGrad 1
Interaktion 2	PGrad 3	PGrad 2	PGrad 2
PGrad 4	Interaktion 2	Planen 2	PGrad 0
RuhenSchlafen 2	RuhenSchlafen 1	Interaktion 0	
		RuhenSchlafen 0	

Tabelle 42 zeigt die Häufigkeitsverteilung zu den Pflegegraden und den Pflege- und Betreuungszeiten für die vier Cluster der AHC. Cluster 1 unterscheidet sich deutlich von den anderen Clustern, da es sich fast ausschließlich aus Pflegebedürftigen mit den Pflegegraden 4 und 5 zusammensetzt. Die bewohnerbezogenen Pflege- und Betreuungszeiten sind hier erwartungsgemäß deutlich höher als in den übrigen Clustern. Sowohl für die Pflegegrade als auch in den Gesamtleistungszeiten ist eine Abstufung zwischen allen Clustern ersichtlich. Daraus kann geschlussfolgert werden, dass die Clusterung für das Modul 6 geeignet ist, um Unterschiede zwischen den Pflegegraden und den Gesamtleistungszeiten darzustellen.

Tabelle 42: Verteilung der Pflegegrade und der Gesamtleistungszeit zur Clusterlösung des Moduls 6

Gruppen	Cluster 1	Cluster 2	Cluster 3	Cluster 4	p
Beobachtungen	878	531	534	404	
PGrad 0	0.11 % (1)	0 % (0)	0.56 % (3)	9.2 % (37)	<0.001
PGrad 1	0.11 % (1)	0.56 % (3)	3.9 % (21)	24 % (95)	
PGrad 2	0.34 % (3)	6 % (32)	30 % (159)	36 % (147)	
PGrad 3	8.5 % (75)	40 % (210)	46 % (248)	19 % (75)	
PGrad 4	42 % (366)	44 % (232)	11 % (61)	2.5 % (10)	
PGrad 5	49 % (432)	10 % (54)	7.9 % (42)	9.9 % (40)	
fehlend	0 % (0)	0 % (0)	0 % (0)	0 % (0)	
GesamtMinuten *M(SD)*	223 (107)	173 (103)	137 (84)	121 (82)	<0.001
Gültig (fehlend)	878 (0)	531 (0)	534 (0)	404 (0)	

5.7 Performanz-Items zur Motorik der oberen Extremitäten

Tabelle 43 bietet eine Übersicht zu den Performanz-Items. In der zweiten und dritten Spalte sind die Zuordnungen zwischen den Kategorien und den Kurznamen, die zu den statistischen Ergebnissen in diesem Kapitel berichtet werden, abgebildet.

Tabelle 43: Kategorienbeschreibungen und Kurznamen zu den Performanz-Items

Variable	**Kategorien der Variable**	**Kurznamen**
Linkshändig Münzen stapeln	(1) Die Fähigkeit ist vorhanden (2) Die Fähigkeit ist größtenteils vorhanden (3) Die Fähigkeit ist in geringem Maße vorhanden (4) Die Fähigkeit ist nicht vorhanden	(1) MünzenL 0 (2) MünzenL 1 (3) MünzenL 2 (4) MünzenL 3
Rechtshändig Münzen stapeln	(1) Die Fähigkeit ist vorhanden (2) Die Fähigkeit ist größtenteils vorhanden (3) Die Fähigkeit ist in geringem Maße vorhanden (4) Die Fähigkeit ist nicht vorhanden	(1) MünzenR 0 (2) MünzenR 1 (3) MünzenR 2 (4) MünzenR 3
Handtuch falten	(1) Die Fähigkeit ist vorhanden (2) Die Fähigkeit ist größtenteils vorhanden (3) Die Fähigkeit ist in geringem Maße vorhanden (4) Die Fähigkeit ist nicht vorhanden.	(1) Handtuch 0 (2) Handtuch 1 (3) Handtuch 2 (4) Handtuch 3

Variable	Kategorien der Variable	Kurznamen
Linkshändig Blatt wenden	(1) Die Fähigkeit ist vorhanden (2) Die Fähigkeit ist größtenteils vorhanden (3) Die Fähigkeit ist in geringem Maße vorhanden (4) Die Fähigkeit ist nicht vorhanden	(1) BlätterL 0 (2) BlätterL 1 (3) BlätterL 2 (4) BlätterL 3
Rechtshändig Blatt wenden	(1) Die Fähigkeit ist vorhanden (2) Die Fähigkeit ist größtenteils vorhanden (3) Die Fähigkeit ist in geringem Maße vorhanden (4) Die Fähigkeit ist nicht vorhanden	(1) BlätterR 0 (2) BlätterR 1 (3) BlätterR 2 (4) BlätterR 3
Einschenken	(1) Die Fähigkeit ist vorhanden (2) Die Fähigkeit ist größtenteils vorhanden (3) Die Fähigkeit ist in geringem Maße vorhanden (4) Die Fähigkeit ist nicht vorhanden	(1) Einschenken 0 (2) Einschenken 1 (3) Einschenken 2 (4) Einschenken 3

Ergänzend zu den Performanz-Items werden die **Pflegegrade**, die mit „PGrad 0“ bis „PGrad 5“ abgekürzt werden, und die Gesamtleistungszeit der bewohnerbezogenen Pflege- und Betreuungszeiten, die mit GesamtMinuten abgekürzt werden, in den Ergebnissen als passive Variablen berichtet. Die Häufigkeitsverteilungen zu den Kategorien in *Tabelle 43*, den Pflegegraden und der Gesamtleistungszeit sind in der nachfolgenden *Tabelle 44* abgebildet. Betrachtet man die Häufigkeitsverteilungen zwischen den Performanz-Items, dann ist es auffallend, dass die Items nur geringfügig voneinander abweichen. Dabei ist keine der nachfolgenden aufgelisteten Kategorien der Performanz-Items niedrig frequentiert (unter 5 %) (Le Roux & Rouanet, 2010).

Tabelle 44: Beobachtungswerte zu den Kategorien der Performanz-Items, den Pflegegraden und der Gesamtleistungszeit zu den bewohnerbezogenen Pflege- und Betreuungszeiten

Beobachtungen	**100 % (2308)**		
MünzenL 0	33 % (752)	BlätterL 3	32 % (742)
MünzenL 1	17 % (399)	BlätterR 0	35 % (813)
MünzenL 2	15 % (356)	BlätterR 1	18 % (416)
MünzenL 3	35 % (801)	BlätterR 2	15 % (344)
MünzenR 0	34 % (795)	BlätterR 3	32 % (735)
MünzenR 1	18 % (413)	Einschenken 0	40 % (916)
MünzenR 2	15 % (349)	Einschenken 1	17 % (403)
MünzenR 3	33 % (751)	Einschenken 2	13 % (289)
Handtuch 0	35 % (797)	Einschenken 3	30 % (700)
Handtuch 1	19 % (435)	GesamtMinuten $\overline{M}$ (SD)	175 (105)
Handtuch 2	16 % (365)	PGrad 0	2.2 % (51)
Handtuch 3	31 % (711)	PGrad 1	5.2 % (119)
BlätterL 0	33 % (772)	PGrad 2	14 % (334)
BlätterL 1	19 % (428)	PGrad 3	26 % (595)
BlätterL 2	16 % (366)	PGrad 4	28 % (652)

Die Anwendung der MCA erfolgt mit den $Q = 6$ aktiven Items der Performanz-Items und den zugehörigen 24 Kategorien. Zudem werden die Pflegegrade als qualitative passive Kategorien und die bewohnerbezogenen Pflege- und Betreuungszeiten (Gesamtleistungszeit) als quantitative passive Variable in den Analysen berücksichtigt. Die Total Inertia, die sich durch die aktiven Variablen und Kategorien berechnen lässt, beträgt $\frac{24}{6} - 1 = 3$ und die Anzahl der Achsen in *Tabelle 45*, die die Dimensionalität des Korrespondenzraums der MCA beschreiben, ist insgesamt 18. Die Achsen sind entsprechend dem Anteil der erklärten Inertia, der auf die jeweiligen Eigenwerte entfällt, angeordnet. Dabei beträgt der durchschnittliche Eigenwert $\overline{\lambda} = 1/Q = 0.166$ und erklärt 5.55 Prozent der Total Inertia.

Die ersten drei Eigenwerte in *Tabelle 45* liegen um ein Vielfaches über dem durchschnittlichen Eigenwert. Die prozentuale Abnahme zwischen den einzelnen Eigenwerten ergibt, dass die Differenz zwischen dem dritten und dem vierten Eigenwert am größten ist. Der durchschnittliche Eigenwert wird zwischen dem vierten und fünften Eigenwert unterschritten.

Der Inertiaanteil der ersten Achse hebt sich unverkennbar von den nachfolgenden Achsen ab, was sich zudem anhand der modifizierten Inertia bestätigt. Die modifizierte kumulierte Inertia erreicht mit Hinzuziehen der zweiten Achse einen Wert von 88.66 Prozent. Dieser Wert fällt im Vergleich zu den vorherigen Modulen niedrig aus. Das liegt darin begründet, dass die dritte Hauptachse einen höheren Erklärungsanteil als in den vorherigen Analysen aufweist. Dies spiegelt sich auch in der Abbildung der

Cosinus-Quadrat Werte wider, die im weiteren Verlauf zu den Ergebnissen der Performanz-Items berichtet werden. Die Darstellung in *Abbildung 49* ist auf die Achsen mit den Trägheitsgewichten λ_1 und λ_2 beschränkt.

Tabelle 45: Inertia-Verteilung zu den Achsen (Eigenwerten) der Performanz-Items

Achsen	Inertia %	Kumulierte Inertia %	Modufizierte inertia %	Modifizierte kumulierte Inertia %
1	**28.54**	**28.54**	**59.18**	**59.18**
2	**21.77**	**50.31**	**29.48**	**88.66**
3	15.59	65.90	11.28	99.94
4	6.30	72.20	0.06	100.00
5	5.03	77.22	0.00	100.00
6	**3.85**	**81.08**	**0.00**	**100.00**
7	3.66	84.74	0.00	100.00
8	3.61	88.35	0.00	100.00
9	2.28	90.63	0.00	100.00
10	1.68	92.32	0.00	100.00
11	1.47	93.78	0.00	100.00
12	1.37	95.15	0.00	100.00
13	1.23	96.38	0.00	100.00
14	1.07	97.46	0.00	100.00
15	0.85	98.31	0.00	100.00
16	0.78	99.09	0.00	100.00
17	0.64	99.72	0.00	100.00
18	0.28	100.00	0.00	100.00

$\lambda_1$erklärt 28.54 Prozent und λ_2 erklärt 21.77 Prozent der Total Inertia. Daraus berechnet sich der Inertiaanteil von 50.31 Prozent, der durch die zweidimensionale MCA-Map in *Abbildung 49* erklärt wird. Die Kurznamen in der MCA-Map repräsentieren die Kategorien der Performanz-Items und die Punkte lokalisieren die Positionen der 2308 Pflegebedürftigen im Korrespondenzraum der MCA.

Die Itembatterie zu den Performanz-Items besteht aus einem Set von Fragen, die ein ordinales Meßniveau über eine Likert-Skala ausgeben. Die Performanz-Items sollen die Fähigkeiten der Pflegebedürftigen in Bezug auf das latente Merkmal „Motorik der oberen Extremitäten – Bewegungsabläufe in alltagsrelevanten Handlungen“ messen.

Damit eine möglichst eindimensionale Messung möglich ist, wurden Items definiert, die alle das gleiche latente Merkmal messen. Dabei fragen zwei der Performanz-Items identische Bewegungsabläufe ab, die sich nur dadurch unterscheiden, dass sie linksseitig oder rechtsseitig durchgeführt werden. Die detaillierte Beschreibung der Items ist in **Kapitel 2.2 Performanz-Items zur Motorik der oberen Extremitäten** nachzulesen. Die Itemkonstruktion folgt der Annahme, dass es eine Hauptdimension gibt, mit der die Fähigkeiten im Bereich der Feinmotorik der oberen Extremitäten gemessen wird. Wird die uneingeschränkte Fähigkeit im extremen positiven Bereich und die eingeschränkte Fähigkeit im extremen negativen Bereich abgetragen, so sollten alle Ausprägungen (Kategorien) der manifesten Items entsprechend ihrem Niveau zwischen den beiden Extremen liegen.

Das Ergebnis in *Abbildung 49* ist erwartungsgemäß und führt zu einer starken Ausprägung der ersten Dimension. Das ordinale Messniveau bleibt auf der ersten Dimension für die Items erhalten, was dadurch ersichtlich wird, dass die Ausprägungen der einzelnen Items für alle Kategorien in der richtigen Reihenfolge sind. Dadurch wird die Interpretation der ersten Dimension einfach: Der positive Bereich ist durch Kategorien gekennzeichnet, die die Selbstständigkeit darstellen, und der negative Bereich ist durch Kategorien gekennzeichnet, die die Unselbstständigkeit bezüglich der Feinmotorik der oberen Extremitäten definieren. Die erste Hauptachse der Performanz-Items ist stärker gewichtet als es bei den NBA-Modulen 1 bis 6 der Fall ist. Das ist dadurch zu erklären, dass die Performanz-Items stärker miteinander zusammenhängen und weniger in ihrem Schwierigkeitsniveau variieren.

Das ist daran zu erkennen, dass die Performanz-Items die Fähigkeiten auf einem Niveau messen, das sich nur zwischen den gleichrangigen Ausprägungen (Kategorien) minimal unterscheidet. So weisen alle Kategorien, die die eingeschränkten Fähigkeiten beschreiben, hohe Korrelationen und ein vergleichbares Schwierigkeitsniveau auf der ersten Hauptachse aus. Im positiven Bereich der ersten Hauptachse differenziert sich das Item **Einschenken** mit den Kategorien „Einschenken 1“ und „Einschenken 0“ etwas von den gleichrangigen Kategorien der anderen Items, sodass das höchste Maß an motorischen Fähigkeiten durch die Kategorien „Handtuch 0“ und „BlätterL 0“ definiert wird.

Die passiven Kategorien der Variablen **Pflegegrad**, die in der MCA-Map in *Abbildung 49* dargestellt sind, folgen weitestgehend dem ordinalen Messniveau der manifesten Variablen. Die Abstufungen zwischen den Pflegegraden „PGrad 0“ bis „PGrad 2“ ist gering, sodass eine Differenzierung in den unteren Pflegegraden über die Performanz-Items nur bedingt möglich ist. Hier ist anzumerken, dass die Performanz-Items im Gegensatz zu den NBA-Modulen nicht in die Berechnung der Pflegegrade eingehen.

Dennoch korrespondiert der fünfte Pflegegrad deutlich mit den 3er- Kategorien, die die eingeschränkten Fähigkeiten im Bereich „Motorik der oberen Extremitäten – Bewegungsabläufe in alltagsrelevanten Handlungen“ definieren. Die eingeschränkten Fähigkeiten bei den Performanz-

Items weisen eine starke Abhängigkeit zu den NBA-Modulen auf, sodass „PGrad 5“ über alle analysierten NBA-Module und die Performanz-Items kaum variiert.

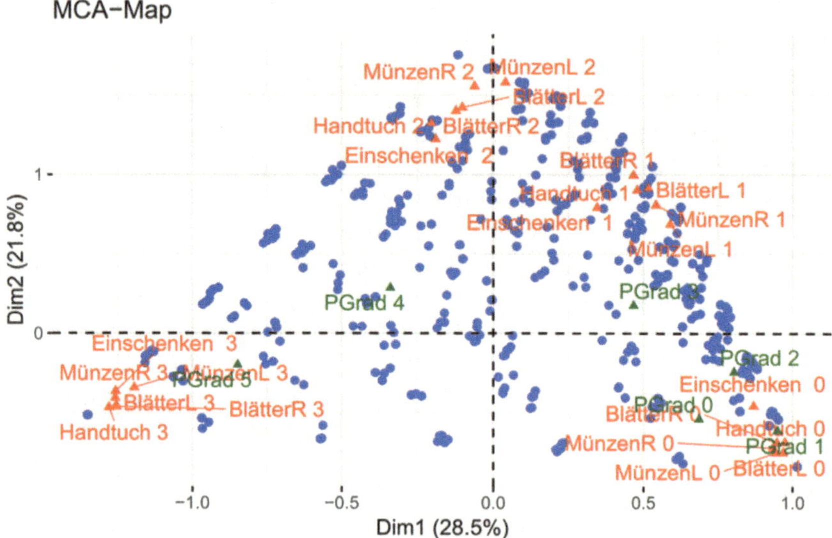

Abbildung 49: MCA-Map zu den Performanz-Items

Abbildung 50 stellt die passive quantitative Variable **GesamtMinuten** durch einen Vektor grafisch im Korrelationszirkel dar. Darin ist zu sehen, dass die Variable mit der Ausprägung der ersten Hauptachse $r = -0.408$ negativ korreliert. Dies bedeutet, dass die Pflegebedürftigen, die durch positive Koordinaten auf der ersten Achse definiert sind, weniger Gesamtleistungszeit beansprucht haben. Im Gegensatz dazu korrespondiert der negative Bereich der ersten Hauptachse mit den Kategorien, die eingeschränkte Fähigkeiten der Performanz-Items definieren. Die Pflegebedürftigen, die in diesem Bereich lokalisiert sind, beanspruchen tendenziell mehr Gesamtleistungszeit.

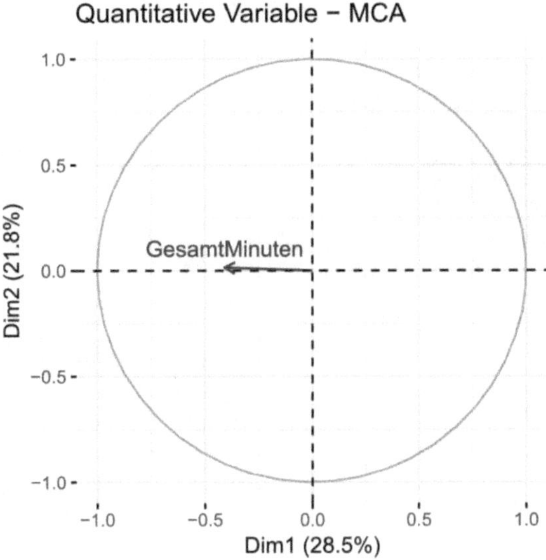

Abbildung 50: Repräsentation der passiven quantitativen Variablen „Gesamt-Minuten" im Korrelationszirkel für die Performanz-Items

Die Interpretation der Hauptachsen ist durch die Kategorien der Performanz-Items möglich, die einen großen Anteil zur Inertia zu den Hauptachsen beitragen. Das trifft auf alle Kategorien in *Abbildung 51* und *Abbildung 52* zu, deren Beitrag über dem durchschnittlichen Beitrag von 4.16 Prozent, der durch die rot gestrichelte Linie markiert wird, liegt. Folglich tragen die ersten 12 Kategorien überdurchschnittlich zur Dimension 1 bei. Insbesondere die sechs 3er-Kategorien, die jeweils über 9 Prozent der Inertia erklären, leisten einen bedeutsamen Beitrag zur Dimension 1.

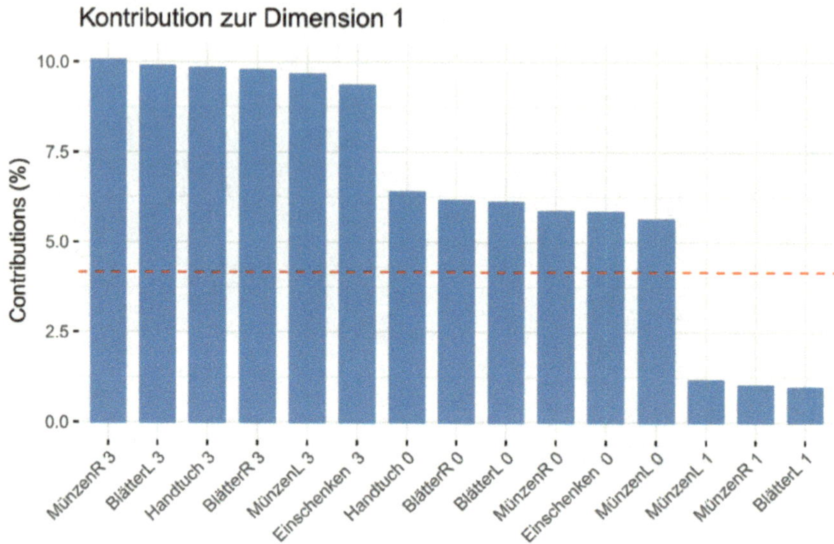

Abbildung 51: Kontribution der Kategorien zu den Performanz-Items für die Dimension 1

Abbildung 52 plottet die Kontributionswerte zu den Kategorien, die für die Dimension 2 besonders informativ sind. Davon erreichen die ersten fünf Kategorien Beitragswerte von über 7 Prozent und sind somit für die Interpretation der zweiten Hauptachse bedeutsam.

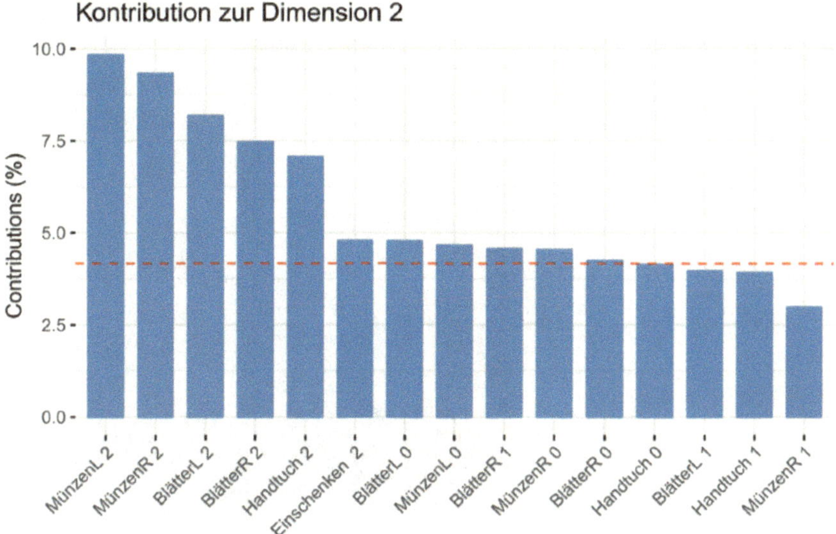

Abbildung 52: Kontribution der Kategorien zu den Performanz-Items für die Dimension 2

Abbildung 53 zeigt den Corrplot mit den Cosinus-Quadrat-Werten der Kategorien. Tendenziell weisen die Kategorien, die einen hohen Beitragswert zur Erklärung der Inertia für die Dimension 1 und die Dimension 2 definieren, auch erhöhte Cosinus-Quadrat-Werte für die entsprechende Dimension auf. Auffallend ist, dass die Kategorien „Einschenken 1“ und „Einschenken 2“des Items **Einschenken** hohe Cosinus-Quadrat-Werte für die Dimensionen 5 aufweisen und somit schlecht in der zweidimensionalen MCA-Map repräsentiert sind. Die Kategorien der anderen Items werden am besten durch die ersten drei Dimensionen repräsentiert. Die Items, die sich durch linksseitige und rechtsseitige Bewegungsabläufe unterscheiden, weisen hohen Übereinstimmungen in der Repräsentation (Cosinus-Quadrat-Werte) auf. So bestehen starke Korrelationen zwischen den Kategorien der Items **Linkshändig Blatt wenden** und **Rechtshändig Blatt wenden**.

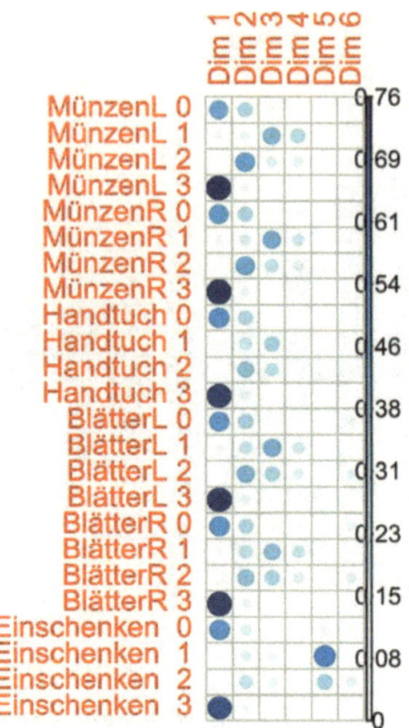

Abbildung 53: Corrplot mit den Cosinus-Quadrat-Werten zu den Performanz-Items

Abbildung 54 visualisiert die Cosinus-Quadrat Werte zu den Kategorien für die zweidimensionale MCA-Map. Dabei ist jeweils der höhere Cosinus-Quadrat-Wert (Dimension 1 oder Dimension 2) farblich markiert.

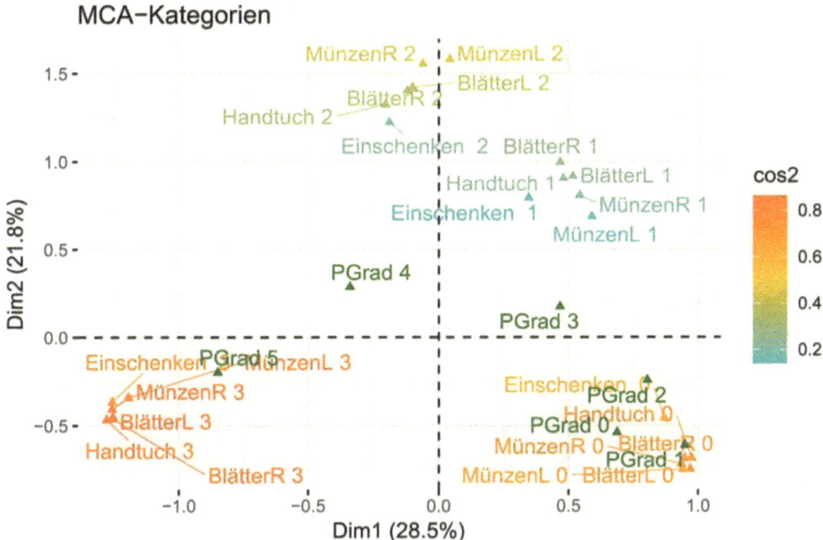

Abbildung 54: 2D-Darstellung der Cosinus-Quadrat-Werte in der MCA-Map zu den Performanz-Items

Im folgenden Analyseschritt werden die Ergebnisse zur hierarchischen Clusteranalyse, die auf Basis der Hauptkomponenten der MCA durchgeführt wurden, vorgestellt. *Abbildung 55* zeigt das Dendrogramm zur hierarchischen Clusteranalyse. Eine Betrachtung der abgebildeten Clusterstruktur in der Vertikalen zeigt, dass die Anzahl der Cluster sich stets verfeinert. Auf der untersten Ebene stehen die 2308 Pflegebedürftigen, die auf dieser Ebene 2308 Cluster bilden. Der „Inertia gain", der oben rechts in der Abbildung zu sehen ist, zeigt den Zugewinn der „between-clusters Inertia" für die ersten 15 Verfeinerungsschritte. Dabei bringt die erste Aufsplittung in zwei Cluster den höchsten Zugewinn an Inertia und die zweite Aufsplittung in drei Cluster den zweithöchsten Zugewinn an „between-clusters Inertia" usw. Aufgrund des hohen Zugewinns an Inertia, der durch die ersten drei Verfeinerungsschritte (entspricht einer Vier-Cluster-Lösung) erzielt wird und die niedrigeren homogenen Zugewinne, die durch die weiteren Verfeinerungsschritte erzielt werden, wurde folglich eine Vier-Cluster-Lösung gewählt.

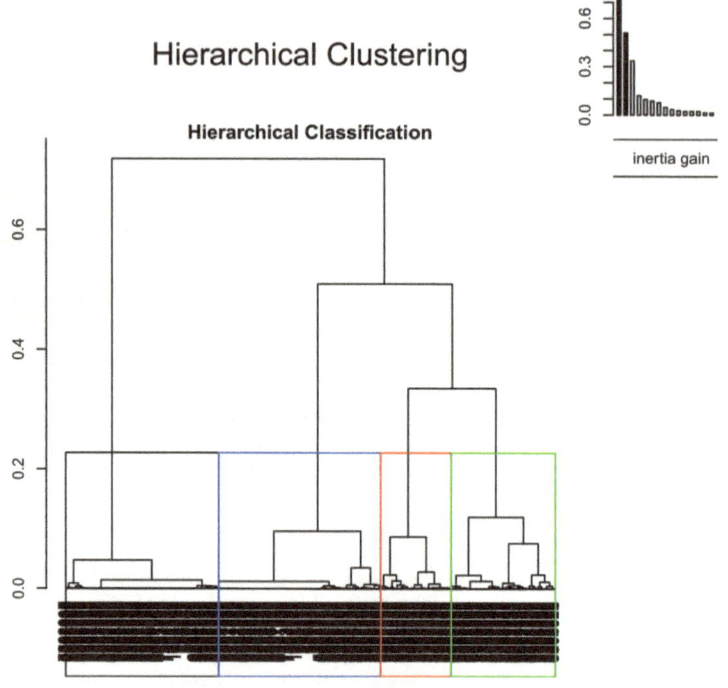

Abbildung 55: Dendrogramm zu den Performanz-Items

Der Anteil der „between-clusters Inertia“ beträgt für die Vier-Cluster-Lösung 64.26 Prozent. Für die Berechnung der Clusterlösung wurden die ersten 6 Achsen der MCA, die in *Tabelle 45* markiert sind, berücksichtigt. Das entspricht 81.08 Prozent der Total Inertia. *Abbildung 56* markiert die vier Cluster durch konvexe Hüllen in der MCA-Map.

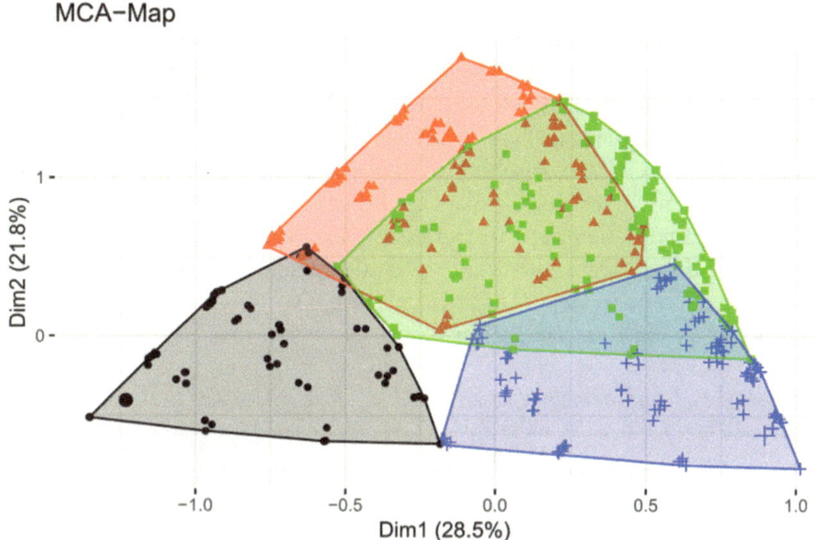

(Cluster 1 = schwarz, Cluster 2 = rot, Cluster 3 = grün, Cluster 4 = blau)

Abbildung 56: Darstellung der Clusterlösung in der MCA-Map zu den Performanz-Items

Die Kategorien in *Tabelle 46*, die die Cluster definieren, sind entsprechend ihrer Signifikanz in absteigender Reihenfolge sortiert, so dass die ersten Kategorien die niedrigsten p-Werte aufweisen. Dabei erfüllen alle in der Tabelle aufgeführten Kategorien die $p < 0.05$-Bedingung. Im Folgenden werden die Verteilungen, auf denen die Signifikanzberechnungen basieren, zu den Topkategorien der vier Cluster berichtet:

Die Kategorie „Einschenken 3 (88.71 %, 87.21 %, 30.32 %)“ des Items **Einschenken**, die für Cluster 1 an erster Stelle aufgeführt wird, ist im Datensatz von 30.3 Prozent der Pflegebedürftigen belegt. Dies entspricht dem letzten Prozentwert in der Klammer. Insgesamt sind 88.7 Prozent von insgesamt 700 Pflegebedürftigen in *Tabelle 46*, die eingeschränkt in der Fähigkeit beim „Einschenken“ sind, in Cluster 1 enthalten. Dieser Prozentwert entspricht dem ersten Wert in der Klammer. Von den 712 Pflegebedürften in Cluster 1 belegen 87.2 Prozent die Kategorie „Einschenken 3 (88.71 %, 87.21 %, 30.32 %)“, was dem zweiten Prozentwert in der Klammer entspricht. Die Beurteilung der Kategorie „Einschenken 3 (88.71 %, 87.21 %, 30.32 %)“ ist ein starker Indikator zur Zugehörigkeit zum Cluster 1.

Die Topkategorien von Cluster 2, Cluster 3 und Cluster 4 sind mit den folgenden Prozentwerten, die in der gleichen Reihenfolge zu interpretieren sind wie bei der vorangegangenen Kategorie zu Cluster 1, definiert: „BlätterL 2 (76.22 %, 81.57 %, 15.85 %)“, „BlätterL 1 (89.01 %, 81.58 %, 18.54 %)“ und „BlätterR 0 (89.79 %, 92.75 %, 35.22 %).

Treten zwei clusterspezifische Kategorien in *Tabelle 46* auf, dann steigt die Wahrscheinlichkeit der Clusterzugehörigkeit. Sind drei oder mehrere clusterspezifische Kategorien zutreffend, dann ist die Clusterzuordnung, bezogen auf diesen Datensatz, nahezu eindeutig. Grundsätzlich gilt: Je höher die Kategorien in der Rangordnung von *Tabelle 46* sind, desto wahrscheinlicher ist die Clusterzugehörigkeit.

Tabelle 46: Definitionen der Cluster durch die Kategorien der Performanz-Items

Cluster1 (*n* = 712)	Cluster2 (*n* = 342)	Cluster3 (*n* = 467)	Cluster4 (*n* = 787)
Einschenken 3	BlätterL 2	BlätterL 1	BlätterR 0
BlätterR 3	BlätterR 2	BlätterR 1	BlätterL 0
BlätterL 3	Handtuch 2	Handtuch 1	Handtuch 0
Handtuch 3	MünzenR 2	MünzenR 1	MünzenR 0
MünzenR 3	MünzenL 2	MünzenL 1	MünzenL 0
MünzenL 3	Einschenken 2	Einschenken 1	Einschenken 0
PGrad 5	PGrad 4	PGrad 3	PGrad 2
PGrad 4	Einschenken 1	MünzenL 2	PGrad 1
		Einschenken 0	PGrad 3
			PGrad 0

Tabelle 47 enthält die Häufigkeitsverteilungen zu den Pflegegraden und den Pflege- und Betreuungszeiten für die vier Cluster. Cluster 1 unterscheidet sich deutlich von den anderen Clustern, da es sich mehrheitlich aus Pflegebedürftigen mit dem Pflegegrad 5 zusammensetzt. Die bewohnerbezogenen Pflege- und Betreuungszeiten sind hier erwartungsgemäß deutlich höher als in den übrigen Clustern. Sowohl für die Pflegegrade als auch in den Gesamtleistungszeiten ist eine Abstufung zwischen allen Clustern ersichtlich.

Tabelle 47: Verteilung der Pflegegrade und der Gesamtleistungszeit zur Clusterlösung der Performanz-Items

Gruppen	Cluster 1	Cluster 2	Cluster 3	Cluster 4	p
Beobachtungen	712	342	467	787	
PGrad 0	0.7 % (5)	0.88 % (3)	1.9 % (9)	4.3 % (34)	<0.001
PGrad 1	0.14 % (1)	0 % (0)	5.6 % (26)	12 % (92)	
PGrad 2	0.7 % (5)	7 % (24)	17 % (79)	29 % (226)	
PGrad 3	8 % (57)	30 % (102)	36 % (166)	34 % (270)	
PGrad 4	37 % (264)	41 % (140)	30 % (142)	13 % (106)	
PGrad 5	53 % (380)	21 % (73)	9.6 % (45)	7.5 % (59)	
fehlend	0 % (0)	0 % (0)	0 % (0)	0 % (0)	
GesamtMinuten *M(SD)*	232 (112)	179 (95)	155 (96)	133 (83)	<0.001
Gültig (fehlend)	712 (0)	342 (0)	467 (0)	787 (0)	

6 Diskussion

Die Ergebnisse zeigen, dass die kombinierte Anwendung von MCA und AHC (MCA-AHC) zu den Performanz-Items und allen NBA-Modulen, mit Ausnahme des Moduls 5, erfolgreich durchgeführt werden konnte. Eine wesentliche Einschränkung in der Analyse zu Modul 5 ist dadurch gegeben, dass einige Kategorien gar nicht oder nicht hinreichend frequentiert sind, wodurch die statistischen Voraussetzungen zur Berechnung von MCA-AHC nicht erfüllt werden. Hierzu befindet sich eine ausführlichere Beschreibung im **Kapitel 5.5 Modul 5 - Neues Begutachtungsassessment**.

Die Ergebnisse zu den ausgewerteten Modulen und den Performanz-Items zeigen, dass sich die Differenzierung der Pflegebedürftigkeit (Messung der Selbstständigkeit oder der Fähigkeit) zwischen den Analysen deutlich unterscheidet. Das kennzeichnet sich sowohl in der Anzahl der identifizierten Typen (Cluster) als auch in der Güte der Clusterlösungen (Anteil der erklärten Inertia). Zudem ergeben sich Unterschiede in den Zuordnungen der Pflegegrade und den Pflege- und Betreuungszeiten in den jeweiligen Clustern. So wurde analysiert, wie stark der Zusammenhang zwischen der ersten Hauptachse und der Pflege- und Betreuungszeit ist. Dabei weist die Hauptachse des Moduls 4 „Selbstversorgung" den stärksten Zusammenhang zur Pflege- und Betreuungszeit auf, während sich der schwächste Zusammenhang bei dem Modul 3 „Verhaltensweisen und psychische Problemlagen" zeigt.

In Bezug zu der hier angewandten Methodik und deren Anknüpfpunkte zu vorangegangenen Untersuchungen, die andere methodischen Zugängen gewählt haben, können die nachfolgenden Ergebnisse festgehalten werden. Die MCA und die AHC zählen zu den explorativen statistischen Verfahren und werden im Regelfall nicht zum Prüfen eines Messmodells (Eindimensionalität, lokale stochastische Unabhängigkeit und Ordinalität) angewandt. Prüfverfahren, die sich zur Beantwortung von solchen Fragenstellungen eignen, sind beispielsweise das Rasch-Modell und die konfirmatorische Faktorenanalyse (Rost, 2004). Dennoch konnte gezeigt werden, dass man durch die MCA-AHC Analysen hilfreiche Informationen zur Ordinalität, dem Messniveau und der Dimensionalität der NBA-Module gewinnt, die die Ergebnisse aus anderen Beiträgen, in denen die zuvor aufgeführten Prüfverfahren angewandt wurden, stützen. So kommen Bensch

(Bensch, 2013) und Franken (Franken, 2010) in ihren Beiträgen zu dem Ergebnis, dass die Ordinalität der Daten gegeben ist, aber die Annahme der Eindimensionalität für die Module 1 „Mobilität" und 2 „Kognitive und kommunikative Fähigkeiten" verletzt wird. Franken zeigt, dass die Faktorenanalysen zu einem mehrdimensionalen Modell der Subskala „Kognitive und kommunikative Fähigkeiten" führt, dass zwischen den Items zu Orientierung/Gedächtnis, praktischen und sprachlichen Fähigkeiten differenziert.

Obwohl die Ergebnisse, die zu Modul 1 (Bensch, 2013) berichtet werden, auf anderen methodischen Zugängen (Konfirmatorische Faktorenanalyse und Rasch-Modell) basieren, weisen sie starke Parallelen in der Interpretation zum **Kapitel 5.1 Modul 1 - Neues Begutachtungsassessment** auf: Das Item **Treppensteigen** (Fehlervarianz = 0.18) stellt eine Ausnahme dar, weil die Höhe der Ladung von den anderen Items abweicht, sodass angenommen werden kann, dass eine weitere latente Variable Einfluss auf den Testwert nimmt. Dadurch wird die Annahme der Eindimensionalität verletzt und die Testwerte dürften aus methodologischer Sicht nicht summiert werden. Des Weiteren belegen die Ergebnisse des Rasch-Modells, dass **Treppensteigen** ein sehr schwieriges Item ist (Bensch, 2013). Die Ergebnisse der MCA-AHC Analyse bestätigen diese Ergebnisse. Die Verteilung der Kategorien in der MCA-Map verdeutlicht, dass das Item **Treppensteigen** die „Mobilität" auf einem höheren Schwierigkeitsniveau misst und die Cosinus-Quadrat-Werte zeigen, dass die Kategorien (TreppSteigen 0 und TreppSteigen 1), die die Selbstständigkeit im **Treppensteigen** definieren, besser durch höhere Dimensionen (nicht durch die erste Hauptachse) repräsentiert werden.

Ein Item, das vergleichbar zu dem Item **Treppensteigen** in Modul 1 zu bewerten ist, ist das Item **Duschen und Baden einschließlich Waschen der Haare** im Modul 4 „Selbstversorgung". Die Kategorie „DuschenBaden 0", die für die Selbstständigkeit in diesem Bereich steht, ist mit Abstand die schwierigste Selbstversorgungskategorie im Modul 4. Hinzu kommt, dass diese Kategorie schlecht durch die erste Hauptachse repräsentiert wird und somit von der ansonsten eindimensionalen Verteilung der Randkategorien abweicht. Die Kategorie korreliert stark mit dem Pflegegrad 0, sodass es unwahrscheinlich ist, dass eine Person selbstständig im **Duschen und Baden einschließlich Waschen der Haare** sein kann und gleichzeitig pflegebedürftig (gemäß der Logik des NBA) ist. Zu diesem Item gibt keine Ergebnisse aus anderen Untersuchungen, die einen direkten Vergleich ermöglichen, wie es bei dem Item **Treppensteigen** der Fall ist. Allerdings weist die Definition des Items eine Ähnlichkeit zu dem Item **Ba-**

den im Barthel-Index auf. Hierzu gibt es eine Untersuchung, die zeigt, dass das Item **Bathing** das schwierigste Item im Barthel-Index ist, dass im mittleren Score auf einem Fähigkeitswert von – 0.323 logits im ordinalen Rasch-Modell nicht gelöst (Selbständig, benötigt keine Hilfe) werden konnte (=0) (Brühl, Hoffmann, Sottong, Isfort, & Tucman, 2017).

Das Ordinalskalenniveau ist für die Performanz-Items und alle analysierten Module, mit Ausnahme des Moduls 3, gegeben. Das Modul 3 „Verhaltensweisen und psychische Problemlagen" stellt in mehrerlei Hinsicht einen Sonderfall dar: Während in den zuvor benannten Fällen einzelne Items von der Eindimensionalität abweichen, deuten die Ergebnisse zu Modul 3 unverkennbar auf ein mehrdimensionales Konstrukt hin. Dies zeigt sich in den Cosinus-Quadrat-Werten, die die Qualität der Repräsentation für die Dimensionen beschreiben, darin, dass beispielsweise die Items (Itemgruppen) **Wahnvorstellungen, Ängste und Antriebslosigkeit bei depressiver Stimmungslage** auf anderen Dimensionen abgebbildet werden als die Items **Motorisch geprägte Verhaltensauffälligkeiten** und **Nächtliche Unruhe.** Dieses Ergebnis ist auch aus inhaltlichen Gründen erwartbar und nachvollziehbar. Eine inhaltliche Betrachtung von Modul 3 legt nahe, dass es sich bei den Items zu den „Verhaltensweisen und psychischen Problemlagen" um Bereiche handelt, deren Messung im Regelfall durch eigenständige Fragebogeninstrumente erfolgt. So können Ängste beispielsweise mit dem Fragebogen GAD-7 (Generalized Anxiety Disorder 7) und Depressionen mit dem PHQ-9, das dem Depressionsmodul des Gesundheitsbogen für Patienten (PHQ-D) entspricht, erfasst werden (Kroenke, Spitzer, & Williams, 2001; Spitzer, Kroenke, Williams, & Löwe, 2006). Ein Beispiel für die Erfassung von Empathie, Prosozialität, Aggressionsbereitschaft und aggressivem Verhalten für Erwachsene ist der FEPAA- E Fragebogen (Lukesch, 2006). An dieser Stelle könnten viele weitere Beispiele aufgelistet werden, die allesamt belegen, dass das Modul 3 Verhaltensweisen und psychischen Problemlagen zusammenfasst, die eigenständige Bereiche abbilden und deswegen getrennt erfasst und gemessen werden.

Die empirischen Ergebnisse dieser Untersuchung belegen, dass die Typenbildung zu Modul 3 „Verhaltensweisen und psychische Problemlagen" deutlich schlechtere statistische Kennzahlen aufweist, als dies bei den anderen Modulen der Fall ist.

Das ordinale Messniveau bleibt, bis auf wenige Ausnahmen, für die meisten Kategorien erhalten. Allerdings fällt der Anteil der ersten Achse an erklärter Inertia im Vergleich zu den anderen Modulen deutlich geringer aus. Deshalb sind viele Items besser auf den höheren Dimensionen repräsentiert. Dies hat auch zur Folge, dass alle Pflegegrade über die Items im Modul 3 „Verhaltensweisen und psychische Problemlagen“ nur eingeschränkt differenziert werden.

Die Analysen zu den Modulen und den Performanz-Items zeigen, dass die identifizierten Clusterlösungen (Typen) im Zusammenhang mit der Ordinalität der Daten stehen. Dies gilt, mit den zuvor beschriebenen Einschränkungen, auch für das Modul 3. Dabei gelingt die Abgrenzung der Cluster besonders gut in den Bereichen, die mit einer höheren Pflegebedürftigkeit assoziiert sind. So korrespondiert der Pflegegrad 5, in deutlicher Abgrenzung zu den anderen Pflegegraden, mit den jeweiligen oberen Extremkategorien der Module, welche die eingeschränkten Fähigkeiten oder die Unselbstständigkeit definieren. Dass dem so ist, begründet sich aus der Bewertungslogik des NBA, weil nur ein hoher Punktwert (ab 90 Punkten) zu dieser Graduierung führt. Das gilt gleichermaßen für den Pflegegrad 0, der aufgrund der Bewertungslogik mit den unteren Extremkategorien (gegebene Fähigkeiten oder gegebene Selbstständigkeit) korrespondiert. Allerdings erkennt man in den Analysen zu den einzelnen Modulen in **Kapitel 5 Ergebnisse**, dass sich die Pflegegrade 0 bis 2 räumlich nur geringfügig voneinander unterscheiden. Das ist beispielsweise beim Modul 2 „Kognitive und kommunikative Fähigkeiten“ der Fall, weil der Pflegegrad 2 stärker mit den unteren Extremkategorien korrespondiert als mit den mittleren Kategorien. Für die Module 4 „Selbstversorgung“ und 6 „Gestaltung des Alltagslebens und sozialer Kontakte“ ist der Pflegegrad 2 zwischen den unteren Extremkategorien und den mittleren Kategorien lokalisiert. Dies deutet darauf hin, dass die einzelnen Modulausprägungen bei niedrigeren Pflegegraden stärker variieren. Ein Beispiel hierfür wäre gegeben, wenn Pflegebedürftige im Modul 2 geringe oder keine Einschränkungen haben und dafür in anderen Modulen, beispielsweise im Modul 4 „Selbstversorgung“ leichte (überwiegend selbstständig) bis mittlere (überwiegend unselbstständig) Unselbstständigkeit aufweisen. Umgekehrt könnte es theoretisch für einzelne Module der Fall sein, dass ein niedrigerer Pflegegrad (beispielsweise Pflegegrad 3) stärker mit den oberen Extremkategorien korrespondiert, wenn dies durch geringere Ausprägung in anderen Modulen ausgeglichen wird.

Diese theoretische Annahme findet sich empirisch nicht wieder und kann als Beleg dafür angesehen werden, dass die Ausprägungen zwischen den Modulen bei den unteren Pflegegraden (Pflegegrad 0, Pflegegrad 1 und Pflegegrad 2) stärker variiert als bei den oberen Pflegegraden (Pflegegrad 3, Pflegegrad 4 und insbesondere Pflegegrad 5). Ein Beispiel zum Modul 1 „Mobilität“, das diesen Differenzierungsunterschied für die Pflegegrade visualisiert, ist bei Brühl und Planer auf Seite 99 zu finden (Brühl &

Planer, 2019). Interessanterweise verhält es sich bei den Pflege- und Betreuungszeiten umgekehrt. Die Heterogenität in den Zeitaufwänden steigt mit zunehmender Pflegebedürftigkeit. Dieses Ergebnis trifft nicht nur auf die in dieser Untersuchung identifizierten Typen zu, sondern wurde auch in anderen Untersuchungen zu den Versorgungszeiten und Zeitaufwände für die einzelnen Pflegegrade belegt (Rothgang et al., 2015). Das heißt, dass die Zeitmessungen bei geringerer Ausprägung der Pflegebedürftigkeit homogener (geringere Ausprägung der Varianz) sind.

In den nachfolgenden Ausführungen wird der zuvor beschriebene Zusammenhang zwischen der Ausprägung der Pflegebedürftigkeit und der Heterogenität, die sich aus den NBA Daten ergibt, beschrieben. Hier geht es nicht um die Pflegegrade (auch wenn sich diese aus den Daten berechnen lassen) oder die Pflege- und Betreuungszeiten, sondern ausschließlich um die qualitativen Unterschiede, die sich aus den NBA-Daten (Kategorien) abbilden lassen. Dazu hilft eine Betrachtung der Pattern (Kombinationsmuster), die sich aus den Clustern zu den Modulen zusammenstellen lassen. Da die Cluster zu den Modulen, die Ausprägungsunterschiede, die durch Module abgebildet werden, aufdecken und diese im Zusammenhang mit dem ordinalen Messniveau stehen, können die Cluster entsprechend ihrer Ausprägung in eine Reihenfolge gebracht werden. Ziel ist es, die Cluster in der Reihenfolge darzustellen, dass die Zahl „1“ mit dem Cluster assoziiert ist, das die geringste Ausprägung an Pflegebedürftigkeit repräsentiert und dass die Zahl „3“ oder „4“ (je nach Gesamtanzahl der Cluster) für das Cluster steht, das die höchste Ausprägung von Pflegebedürftigkeit beschreibt. Die *Tabelle 48* beschreibt die Zuordnungen zwischen den Clustern zu den Pattern. In der dritten Spalte werden zur besseren Übersicht die „Top 5“ der signifikanten Kategorien (ohne die Pflegegrade) aus den Ergebnissen in **Kapitel 5 Ergebnisse** zu den jeweiligen Modulen zusammengetragen.

Tabelle 48: Pattern Codierung zu den Clusterlösungen der NBA-Module

Module	Cluster	Signifikante Kategorien (Top 5)	Codierung im Pattern
Modul 1 „Mobilität“	**Cluster 1**	Fortbewegen 0 Umsetzen 0 PositwBett 0 StabSitz 0 TreppSteig 1	**1**
	Cluster 2	Umsetzen 1 PositwBett 1 Umsetzen 2 Fortbewegen 2 StabSitz 1	**2**
	Cluster 3	Fortbewegen 3 Umsetzen 3 PositwBett 3 StabSitz 3 TreppSteig 3	**3**
Modul 2 „Kognition und Kommunikation“	**Cluster 1**	Entscheidungen 0 VerstehenInfo 0 Erinnern 0 Handlungsschritte 0 ZeitOrient 0	**1**
	Cluster 2	Entscheidungen 1 VerstehenInfo 1 Handlungsschritte 1 Erinnern 1 ZeitOrient 1	**2**
	Cluster 3	ZeitOrient 2 VerstehenInfo 2 Erinnern 2 ÖrtOrient 2 Entscheidungen 2	**3**
	Cluster 4	ErkennenGefahr 3 Entscheidungen 3 Handlungsschritte 3 ZeitOrient 3 ÖrtOrient 3	**4**

Module	Cluster	Signifikante Kategorien (Top 5)	Codierung im Pattern
Modul 3 „Verhaltensweisen und psychische Problemlagen“	**Cluster 1**	Abwehr 0 SozialInadäquat 0 Vok.Auffälligkeiten 0 PflegeInadäquat 0 Aggr.Verbal 0	**1**
	Cluster 2	Abwehr 3 SozialInadäquat 1 Aggr.Verbal 3 Mot.Verhalten 3 Aggr.Verhalten 1	**2**
	Cluster 3	Aggr.Verbal 5 SozialInadäquat 5 Vok.Auffälligkeiten 5 PflegeInadäquat 5 Aggr.Verhalten 5	**3**
Modul 4 „Selbstversorgung“	**Cluster 1**	Toilette 6 KleidenOK 3 ZubereitenET 3 KörperpflegeK 3 WaschenOK 3	**3**
	Cluster 2	WaschenOK 1 KleidenOK 1 KörperpflegeK 1 WaschenI 2 ZubereitenET 1	**2**
	Cluster 3	KleidenOK 0 WaschenOK 0 KörperpflegeK 0 KleidenUK 0 WaschenI 0	**1**
Modul 6 „Gestaltung des Alltagslebens und sozialer Kontakte“	**Cluster 1**	Planen 3 Beschäftigen 3 Tagesablauf 3 Kontaktpflege 3 Interaktion 3	**4**
	Cluster 2	Tagesablauf 2 Beschäftigen 2 Kontaktpflege 2 Planen 2 Interaktion 1	**3**
	Cluster 3	Tagesablauf 1 Beschäftigen 1 Planen 1 Kontaktpflege 1 Interaktion 1	**2**
	Cluster 4	Beschäftigen 0 Tagesablauf 0 Planen 0 Kontaktpflege 0 Interaktion 0	**1**

Die *Tabelle 48* zeigt, dass die Clustercodierung für die NBA-Module 1, 2, 3, 4 und 6 in die gleiche aufsteigende Reihenfolge gebracht wurden. Somit stehen aufsteigende Werte für eine stärkere Ausprägung (eingeschränkte Fähigkeiten oder Unselbstständigkeit) der Pflegebedürftigkeit in den jeweiligen Modulen. In *Tabelle 49* sind die Häufigkeiten zu den Top-20-Pattern der NBA-Module, die durch die Codierungen in *Tabelle 48* definiert sind, in absteigender Reihenfolge aufgelistet. Die Auswertungen umfassen die Häufigkeitsangaben von den 2100 Pflegebedürftigen (Schnittmenge), zu denen valide Ergebnisse für alle Module vorhanden sind. Diese Daten verteilen sich auf 196 unterschiedliche Pattern. Theoretisch wären 432 unterschiedliche Pattern möglich. Die *Tabelle 49* zeigt, dass sich 1244 Pflegebedürftige (Fälle) den Top-20-Pattern zuordnen lassen. Die abgebildeten Pattern können als Typen von Pflegebedürftigen interpretiert werden, da sie die häufig auftretenden Profil-Muster beschreiben.

Tabelle 49: Die Top-20 Pattern der NBA-Module 1, 2, 3, 4 und 6 (grau hinterlegte Pattern = min. 4 obere Extremcluster, gelb hinterlegte Pattern = kein oberes Extremcluster)

Pattern der NBA-Module 1, 2, 3, 4 und 6	Häufigkeiten (n=2100)
34134	**196**
11111	153
34234	**106**
12122	86
22122	58
21122	55
23123	55
24234	53
22123	50
11121	45
13123	45
24134	43
33134	43
11122	42
34334	**40**
12123	38
23223	36
21121	35
12112	34
11112	31

Eine Betrachtung der grau hinterlegten Pattern (34134, 34334, 34234) verdeutlicht, dass eine starke Abhängigkeit zwischen den Extremclustern (obere Extremcluster) der Module, die eine starke Ausprägung der Pflegebedürftigkeit repräsentieren, gegeben ist. Diesen drei Pattern sind insgesamt 342 Fälle zugeordnet, die lediglich im Modul 3 „Verhaltensweisen und psychische Problemlagen“ variieren. Das lässt sich zum einen inhaltlich damit begründen, dass „Verhaltensweisen und psychische Problemlagen“ nicht notwendigerweise in Abhängigkeit zur „Mobilität“, „Selbstversorgung“ usw. stehen und zum anderen, dass die zuvor beschriebenen Einschränkungen zur Clusterlösung von Modul 3, welche die Ordinalität und Mehrdimensionalität des Moduls betreffen, einen Einfluss auf diese Variation haben. Die 14 gelb hinterlegten Pattern bestehen allesamt aus Clusterkombinationen, die keinen oberen Extremcluster beinhalten. Die Clusterkombination 11111 (ausschließlich untere Extremcluster) ist die zweithäufigste Kombination und beinhaltet alle Fälle, die dem Pflegegrad 0 entsprechen. Hinzu kommen Fälle, die dem Pflegegrad 1 entsprechen, da die unteren Extremcluster teilweise auch mit mittleren Kategorien in den Modulen korrespondieren. Das betrifft beispielsweise die Kategorie „TreppSteigen 1“ im Modul 1 „Mobilität“ und die Kategorien „DuschenBaden 1“ und „WaschenI 1“ im Modul 4 „Selbstversorgung“. Für die Mehrheit der gelb hinterlegten Pattern gilt, dass sie stark mit den Pflegegraden 1, 2 und 3 assoziiert sind. Die *Tabelle 49* kann als augenscheinlicher Beweis dafür gesehen werden, dass die Variationsvielfalt der gelb hinterlegten Pattern, die sich aus Clusterkombinationen (ohne obere Extremcluster) zusammensetzen, größer ist. Dies stützt die Annahme, dass Extremausprägungen der Pflegebedürftigkeit in den einzelnen Modulen zu starken Korrelationen zwischen den Modulen führen, sodass andere Module auch Extremausprägungen (siehe die grau markierten Pattern) aufweisen. Ein Gegenbeispiel für die zuvor beschriebene positive Korrelation wären Clusterkombinationen, die beispielsweise obere Extremcluster für das Modul 4 „Selbstversorgung“ beinhalten, wie 11141, 11142 oder 21142, aber nicht im Datensatz vorkommen.

Eine interessante Beobachtung ist, dass die Pflege- und Betreuungszeiten, die für die Pflegebedürftigen gemessen wurden, zu allen Modulen in den oberen Extremclustern die höchsten Werte zur Standardabweichung aufweisen. Dies ist vor dem Hintergrund der vorangegangenen Ausführungen interessant, weil die qualitativen Unterschiede in der Pflegebedürftigkeit, die sich über die NBA-Daten abbilden lassen, zu den schwachen und mittleren Ausprägungen der Module stärker variieren. Demnach liegt die Vermutung nahe, dass diese unterschiedlichen Typen (Pattern) von Pflegebedürftigen stärker im Bedarf variieren und dass sich diese Unterschiede auch in der Varianz zur Gesamtleistungszeit (Pflege- und Betreuungszeiten) zeigen könnten. Allerdings ist das Gegenteil zutreffend, da die Auswertungen in den Ergebnissen zeigen, dass die oberen Extremcluster sowohl durch höhere Gesamtleistungszeiten (zu erwarten) als auch durch höhere Standardabweichungen definiert sind (siehe bspw. *Tabelle 22*). In weiteren Studien, die diese Ergebnisse indirekt stützen, wurde gezeigt, dass die bewohnerbezogenen Versorgungszeiten und die mitarbeiterbezogenen Zeitaufwände mit steigendem Pflegegrad höhere Standardabweichungen aufweisen. Die Analyse der Versorgungszeiten nach Pflegegraden ergibt für den Pflegegrad 4 und Pflegegrad 5 die höchsten Standardabweichungen (Rothgang et al., 2015).

Aufgrund der angeführten Gründe in dem **Kapitel 5.5 Modul 5 - Neues Begutachtungsassessment** konnte in *Tabelle 49* keine Clusterlösung zum Modul 5 berücksichtigt werden. So konnten keine Zusammenhänge zwischen den Modulen 1, 2, 3, 4, 6 und dem Modul 5 abgebildet werden. Dies hat jedoch keine Auswirkungen auf die beschriebenen Zusammenhänge zwischen den analysierten fünf Modulen. Die aufgelisteten Pattern würden sich durch das Modul 5 lediglich weiter aufteilen, wodurch die Gesamtzahl der bestehenden Kombinationsmuster zu den Modulen 1, 2, 3, 4 und 6 unverändert bleiben würde.

Betrachtet man abschließend die Performanz-Items, deren Bewertungslogik stringent mit Handlungsschritten verknüpft wurden, dann kann man zu den Ergebnissen (Ausprägung der ersten Hauptachse) festhalten, dass die Konstruktion dieses „Moduls“ eindimensional ist. Eindimensionalität ist eine grundlegende Voraussetzung zur Quantifizierung, weil Items nur summiert werden dürfen, wenn sie ein und dasselbe latente Merkmal messen (Strobl, Matiaske, & Fantapié Altobelli, 2012). Hinzu kommt, dass die Messniveaus zwischen den Items vergleichsweise ähnlich sind, was sich darin zeigt, dass die Item-Kategorien auf gleicher Ausprägungsstufe miteinander korrelieren. Die Ordinalität der Daten ist somit auch zwischen den Items gegeben. Die genannten statistischen Eigenschaften der Performanz-Items führen zu aussagekräftigen Werten bei der Clusterlösung. So konnten 64.26 Prozent der Inertia durch eine Vier-Cluster-Lösung erklärt werden. Keins von den analysierten NBA-Modulen erreicht diesen Qualitätswert für eine Vier-Cluster-Partition.

Dass die Performanz-Items im höheren Maße die Durchführungsobjektivität gewährleisten können als dies bei den meisten NBA-Items der Fall ist, dürfte aufgrund der folgenden theoretischen Überlegungen nachvollziehbar sein. Das liegt zum einen daran, dass die Beurteilung der Performanz-Items strikt an konkrete Handlungsabläufe gebunden ist und zum anderen daran, dass die Durchführung dieser Handlungsabläufe settingunabhängig ist. Die Betrachtung der Begutachtungsrichtlinien in **Kapitel 1.1.2 Das Neue Begutachtungsassessment als wissenschaftliches Prüfverfahren** hat gezeigt, dass diese Voraussetzung für das Item **Treppensteigen,** das gegebenenfalls (Erdgeschosswohnung ohne Treppe) fremdeingeschätzt werden soll, nicht gegeben ist.

Unstrittig ist sicherlich auch, dass die Bewertungslogik der Performanz-Items durch die Kopplung von motorischen Funktionstests (Bestandteil der einzelnen Handlungsschritte) mit alltäglichen Bewegungsabläufen zu einer besseren Auswertungsobjektivität führt. Somit orientiert sich die Punktvergabe konkret an dem Ausführen einzelner Handlungsschritte. Inwiefern diese Qualitätseigenschaften einen Einfluss auf die Ergebnisse der Clusterlösung hatten, kann hier nicht abschließend geklärt werden.

Abschließend wird noch ein Aspekt angesprochen, der in der vorangegangenen Argumentation zu den messtheoretischen Gütekriterien berechtigterweise unberücksichtigt geblieben ist. Die Erfahrungen während der Datenerhebung haben gezeigt, dass viele Pflegebedürftige Spaß bei der Erhebung der Performanz-Items hatten und diese „Beschäftigungen“ zum Teil auch als Übungen verstanden wurden. Somit bieten Performanz-Items deutlich bessere Möglichkeiten die Pflegebedürftigen in den Begutachtungsprozess einzubinden und können zugleich auch therapeutische Anreize schaffen, die eigenen Fähigkeiten zu verbessern. Aus diesen Gründen wird die Arbeit mit den Performanz-Items in einigen Pflegeeinrichtungen als Beschäftigungstherapie weiterhin eingesetzt.

7 Limitationen

Die Untersuchung weist mehrere Limitationen auf. Eine wesentliche Limitation betrifft die Stichprobe, da sich die Pflegeeinrichtungen selbst für die Teilnahme gemeldet haben und somit nur bedingt von einer repräsentativen Stichprobe ausgegangen werden kann (siehe **Kapitel 4.2 Stichprobe und Studienteilnehmer**). Ein weiterer limitierender Faktor bezieht sich auf die Zeiterfassung der Pflege- und Betreuungszeiten, die einen erheblichen Arbeitsaufwand für die insgesamt 600 Zeiterfasser und Zeiterfasserinnen darstellte, sodass Fehler nicht ausgeschlossen werden können.

Zur Datenerhebung ist zudem anzumerken, dass die Daten zum NBA von den qualifizierten Pflegefachkräften in den Einrichtungen und die Performanz-Items von den Betreuungskräften erhoben wurden. Das Begutachtungsverfahren zur Pflegebedürftigkeit mit Hilfe des NBAs erfolgt in der Praxis durch MitarbeiterInnen des MDK. Ausführlichere Beschreibungen zu den Limitationen, die die Stichprobe und die Datenerhebung betreffen, können im PiBaWü Abschlussbericht nachgelesen werden (Brühl & Planer, 2019).

Abgesehen von den limitierenden Aspekten, die die Datenerhebung betreffen, ist ein Kernkritikpunkt der methodischen Vorgehensweise zu benennen. Die Verfahrenseigenschaften der hier angewandten explorativen Methodik können insbesondere im Entwicklungsprozess eines Fragebogeninstrumentes hilfreich sein, weil sie die Möglichkeiten bieten das Struktur- und Messmodell während der Instrumentenkonstruktion immer wieder auf seine Passung hin zu überprüfen. Obwohl die explorative Anwendung ausschließlich auf der Basis der Profile der Pflegebedürftigen erfolgte, die sich aus den Kombinationen der Ausprägungen der Kriterien des NBAs ergeben, also ohne die Gewichtungen der einzelnen Module oder Items zu berücksichtigen, sind diese Ausgangsbedingungen hier nicht gegeben. Dies ist dadurch begründet, dass der theoretische Rahmen durch die Kriterien des NBA weitestgehend vorgegeben ist und somit die Entwicklungsmöglichkeiten begrenzt sind. Es wurde in der vorliegenden Arbeit nicht kritisch diskutiert, dass die Bemessung der Pflegebedürftigkeit im NBA im Wesentlichen auf die Selbstständigkeit reduziert wird. In erster Linie wurde methodisch (testtheoretisch) die Selbstständigkeitsskala untersucht und nicht die Item-Inhalte in ihren Bezügen zueinander. Ergänzend wäre hierzu eine kritische Reflexion des Spannungsfeldes zwischen Theorieentwicklung (erkenntnistheoretisch/datentheoretisch) und der Prüfung von Gütekriterien standardisierter Instrumente (testtheoretisch) hilfreich gewesen. Insofern ist der vorliegende Beitrag mit seiner testtheoretischen Anwendung im Schwerpunkt als Methodenbeitrag zu verstehen.

Folglich ist die hier gewählte Vorgehensweise für eine Neuentwicklung nur bedingt geeignet, weil sie einzelne Ergebnisse (z. B. Erkenntnisse zu differenzierungsstarken/differenzierungsschwachen Kriterien) zu bereits vordefinierten Kriterien generiert, die im Optimalfall als Informationsquelle in zukünftigen Entwicklungsprozessen berücksichtigt werden können.

Aus diesen Gründen wäre es in zukünftigen Untersuchungen hilfreich, wenn explorative Methoden direkt in den Entwicklungsprozess für ein neu zu konstruierendes Fragebogeninstrument zur Pflegebedürftigkeit einbezogen werden würden, um so die Kriterien fortan im Prozess zu prüfen und zu optimieren.

Zu den Performanz-Items ist anzumerken, dass durch eine bessere theoretische Fundierung der Items im Vorfeld der Untersuchung genaue Hypothesen, die Vorannahmen zu erwartbaren Unterschieden in den Schwierigkeitsniveaus und der Trennschärfe der Kategorien (Items) definieren, möglich gewesen wären. Dadurch wären die Unterschiede in den Bewegungsabläufen, die durch die Items im MCA-Modell abgebildet werden sollen, anhand ihrer inhaltlichen Zusammenhänge und Unterschiede möglicherweise besser zu analysieren gewesen. So zeigen die Ergebnisse, dass nahezu keine Unterschiede in den Schwierigkeitsniveaus der Items abgebildet werden können. Diese Erkenntnisse können aber nicht auf bestimmte Inhalte bspw. Griffarten, Beschaffenheit des Alltagsgegenstands oder bestimmte Armbewegungen der Items zurückgeführt werden.

8 Fazit

Im Fazit werden weiterführende Überlegungen zu zentralen inhaltlichen und methodologischen Ergebnissen/Erkenntnissen angestellt, die zu den Ausgangsbeschreibungen in **Kapitel 1 Einführung** in Verbindung gesetzt werden.

Ein bedeutsames Ergebnis betrifft die Differenzierungsfähigkeit des NBA. Ausgehend von der Aufgabe, die sich an das NBA stellt, sollten sich Pflegebedürftige, die verschiedenen Pflegegraden zugeordnet sind, in den Ausprägungen der Kriterien/Items des Assessments unterscheiden. Hierzu wurde bereits in der Einführung festgehalten, dass durch die Abfolge der fünf Berechnungsschritte, zur Bestimmung der Pflegegrade, viele differenzierende Informationen der Items verloren gehen (Planer & Brühl, 2016).

Die Ergebnisse in dieser Arbeit stützen diese Annahme und liefern darüber hinaus konkrete Informationen dazu, in welchen Bereichen der Pflegebedürftigkeit die kriterialen Unterschiede am größten sind. Die Darstellung der häufig auftretenden Pattern im **Kapitel 6 Diskussion** (siehe *Tabelle 49*), die als Typen von Pflegebedürftigen interpretiert werden können, zeigen, dass die Unterschiede im unteren bis mittleren Ausprägungsbereich am größten sind. Das kann anhand der Variationsvielfalt der Pattern-Kombinationen geschlussfolgert werden. Die Pflegebedürftigen, die diesen 14 gelb hinterlegten Typen zugeordnet sind, und sich somit in den kriterialen Ausprägungen voneinander unterscheiden, verteilen sich im Schwerpunkt auf die Pflegegrade 1 bis 3. Das bedeutet notwendigerweise, dass die Heterogenität innerhalb dieser Pflegegrade ausgeprägt ist und somit ein hoher Informationsverlust entsteht.

Im Gegensatz dazu sind die kriterialen Unterschiede im oberen Ausprägungsbereich (Unselbstständigkeit/Fähigkeit nicht vorhanden) zwischen Modulen geringfügiger ausgeprägt. Die einzige Ausnahme bildet das Modul 3, das selten auftretende „Verhaltensweisen und psychische Problemlagen" beinhaltet und deutlich in der Güte der Clusterlösung von den anderen Modulen abweicht. Das Modul 3 variiert als einziges Modul auch in dem Fall, dass für alle anderen Module obere Extremcluster, die den oberen Ausprägungsbereich (Unselbstständigkeit/Fähigkeit nicht vorhanden) der Kriterien innerhalb dieser Module repräsentieren, gegeben sind.

Aufgrund der Ausprägung des Außen-Kriteriums der Pflege- und Betreuungszeiten liegt die Interpretation nahe, dass die Kriterien/Items des NBA bei schwerer Pflegebedürftigkeit in den oberen Extremclustern unzureichend differenzieren. Obwohl die Pflegebedürftigen im oberen Ausprägungsbereich (Unselbstständigkeit/Fähigkeit nicht vorhanden) der Kriterien durch die Extremcluster eindeutiger (homogener) definiert sind als im unteren bis mittleren Ausprägungsbereich, weisen sie eine höhere Varianz im Außen-Kriterium der Pflege- und Betreuungszeiten auf. So belegen die Auswertungen in den Ergebnissen zu allen Modulen, dass die oberen Extremcluster, die schwere Ausprägungen in der Pflegebedürftigkeit beschreiben, durch höhere Standardabweichungen in den bewohnerbezogenen Pflege- und Betreuungszeiten definiert sind (siehe bspw. *Tabelle 37*). Folglich steht hier die kriteriale Homogenität (Items), die im oberen Ausprägungsbereich (Unselbstständigkeit/Fähigkeit nicht vorhanden) zunimmt, im Widerspruch zur zunehmenden Inhomogenität des Außen-Kriteriums (Pflege- und Betreuungsaufwand).

Es ist nicht auszuschließen, dass dieses Phänomen durch die Unterschiede zwischen den Einrichtungen verstärkt wird, da die bewohnerbezogenen Pflegeaufwände zwischen verschiedenen Einrichtungen sowohl qualitativ - pflegerisch als auch quantitativ personell sehr groß sind (Brühl et al., 2016). Insofern müsste man untersuchen, ob sich diese Unterschiede im besonderen Maße auf die Pflege- und Betreuungszeiten der Subgruppe der schwer Pflegebedürftigen auswirken. Diese Untersuchung bedarf einer anderen Methodik und war nicht Gegenstand der Arbeit.

Die Schlussfolgerungen, die als Ergebnisse für die Methodenanwendung in der Pflege- und Versorgungsforschung Entwicklungen von standardisierten Instrumenten ergeben, lassen sich abschließend folgendermaßen zusammenfassen: Das MCA-AHC-Methodenset eignet sich, um Zusammenhänge und Unterschiede anhand von ordinalen Kriterien/Items, wie bei den Subskalen der Module und den Performanz-Items angewendet, aufzudecken und zu beschreiben. Dabei war es besonders hilfreich, dass die Methodik die Erstellung von Typologien aus Individuen (Pflegebedürftigen) ermöglicht, die sich aus mehreren Perspektiven analysieren lassen. So konnten sowohl die Beziehungen zwischen den Kategorien der Items als auch die Gemeinsamkeiten und Unterschiede zwischen den Pflegebedürftigen analysiert werden. Durch die beschriebenen Zusammenhänge zwischen den Items und den Pflegebedürftigen konnten viele Erkenntnisse zur Differenzierungsfähigkeit des NBA und der Performanz-Items gewonnen werden, sodass abschließend Personengruppen (Typen von Pflegebedürftigen) identifiziert werden konnten, die durch bestimmte Variablen charakterisiert werden. Zudem konnte gezeigt werden, dass man durch die MCA-AHC Analysen hilfreiche Informationen zur Ordinalität, dem Messniveau (Schwierigkeitsniveaus) und der Dimensionalität der NBA-Module gewinnt, die mit den Ergebnissen aus anderen Beiträgen, in denen statistische Prüfverfahren (Rasch-Modell, konfirmatorische Faktorenanalyse)angewandt wurden, stützen (Bensch, 2013; Franken, 2010).

Um konkrete Empfehlungen aus den vorangegangenen Ausführungen für die Instrumentenentwicklung in den Pflege- und Gesundheitswissenschaften zu benennen, können folgende Punkte, die man aus den Untersuchungen zum NBA und den Performanz-Items lernen konnte, ausgeführt werden:

Zunächst kann festgehalten werden, dass sich viele der Kriterien in den Modulen des NBAs eignen, um unterschiedliche Profile von pflegebedürftigen älteren Menschen in der stationären Langzeitpflege zu erfassen/abzubilden. Berücksichtigt man die vorangegangenen Ausführungen zur Differenzierungsfähigkeit der Items und des beschriebenen Widerspruchs, der sich aus der kriterialen Homogenität und der Inhomogenität des Außen-Kriteriums (Pflege- und Betreuungsaufwand) ergibt, dann kann dies ein Nachweis dafür sein, dass die Kriterien im schweren Bereich der Pflegebedürftigkeit nicht ausreichend differenzieren. Dafür sprechen auch die unterschiedlichen Schwierigkeitsniveaus, die einige Kriterien/Items in bestimmten Modulen aufweisen. So finden sich beispielsweise in den Modulen 1 (Mobilität) und 4 (Selbstversorgung) sehr anspruchsvolle (hohes Maß an Selbständigkeit) Kategorien („DuschenBaden 0“, „TreppSteig 0“) wieder, die Selbstständigkeit im Treppensteigen (7.1 % sind selbstständig) und im Duschen und Baden einschließlich Waschen der Haare (2.9 % sind selbstständig) definieren. Diese Kategorien, die in den meisten Fällen zwischen nicht pflegebedürftigen und allenfalls leicht pflegebedürftigen Menschen unterscheiden, sind im Datensatz entsprechend niedrig frequentiert. Im Gegensatz dazu sind die am stärksten differenzierenden Kategorien im Bereich schwerer Pflegebedürftigkeit in Modul 1 („StabSitz 3“) und in Modul 4 („Essen 9“), die Unselbstständigkeit im Essen (17 % sind unselbstständig) und im Halten einer stabilen Sitzposition (15 % sind unselbstständig) beschreiben, deutlich höher frequentiert.

Die Frage nach der Differenzierungsfähigkeit und Anzahl der Kriterien steht unmittelbar mit der Anzahl der zu unterscheidenden Gruppen/Typen/Gerade in Verbindung. Hier konnte in der Arbeit anschaulich gezeigt werden, dass mit Hilfe der Kriterien eine weitaus größere Anzahl an Typen als die der sechs Pflegegrade (einschließlich Pflegegrad 0) unterschieden werden könnten. Somit rechtfertigt die Erfüllung der zentralen Aufgabe keinesfalls den durch die Erhebung anfallenden Arbeitsaufwand und macht die Überlegungen zur weiteren Ausdifferenzierung nichtig.

Grundsätzlich wäre hier wohl weniger mehr, außer man verfügte über fundierte theoretische Überlegungen dazu, welche Pattern welchen Pflegegraden zugeordnet werden müssten – also welche Art von „qualitativer" Unterschiedlichkeit innerhalb eines Pflegegrades erwünscht ist. Das ist nicht der Fall.

Die Empfehlungen zum Modul 3 „Verhaltensweisen und psychische Problemlagen", das einen Sonderfall in den Analysen aufzeigte, sind, dass die darin abgebildeten Items nicht in einer Skala zusammengefasst werden sollten. Darunter sind Kategorien, die selten auftretende Verhaltensweisen und psychische Problemlagen beschreiben und dabei teilweise nicht in Beziehung zueinanderstehen, sodass sie durch unterschiedliche Dimensionen in dem MCA-Modell repräsentiert werden. Eine höhere Qualität in der Clusterlösung hätte man nur erzielt, wenn man diese seltenen Fälle durch eine größere Anzahl an Clustern getrennt erfasst hätte. Da die Items aufgrund mangelnder inhaltlicher Gleichheit offensichtlich nicht dasselbe latente Merkmal messen, sollten sie nicht in einer Skala erfasst und addiert werden.

Abschließend kann folgende Empfehlung für die Konstruktion und Anwendung der Performanz-Items gegeben werden: Ziel war es empirisch überprüfbare Konstruktionsprinzipen der Items zu beschreiben und durch die festgelegten Bewegungsabläufe (Performanz-Leistung) eine hohe Durchführungsobjektivität zu erreichen. Das führt im Vergleich zur Fremdbeurteilung dazu, dass die Güte der Messung, durch die möglichst eindeutige Zuordnung der Kategorien zur Performanz-Leistung, zunimmt. Des Weiteren können empirisch prüfbare Konstruktionsprinzipien besser expliziert werden. So konnten die Annahmen in **Kapitel 2.2 Performanz-Items zur Motorik der oberen Extremitäten - Bewegungsabläufe in alltagsrelevanten Handlungen** zu den unterschiedlichen Schwierigkeitsniveaus der Items und ihrer zugehörigen Kategorien in den empirischen Ergebnissen nicht belegt werden.

Aus den zuvor genannten Gründen sind Performanz-Items für die Messung der Pflegebedürftigkeit zu empfehlen. Dies trifft in jedem Fall auf Bereiche zu, wie Mobilität, Motorik der oberen Extremitäten, Selbstversorgung und Kognition und Kommunikation, die problemlos durch entsprechende Performanz-Leistungen modelliert werden können.

9 Literaturverzeichnis

Alboukadel Kassambara and Fabian Mundt (2017). factoextra: Extract and Visualize the Results of Multivariate Data Analyses (Version R package version 1.0.5) [Computer software]. Retrieved from https://CRAN.R-project.org/package=factoextr

Arens, T., Hettlich, F., Karpfinger, C., Kockelkorn, U., Lichtenegger, K., & Stachel, H. (2015). *Mathematik* (3. Auflage). Berlin, Heidelberg: Springer Spektrum.

Backhaus, K., Erichson, B., Plinke, W., & Weiber, R. (2011). *Multivariate Analysemethoden: Eine anwendungsorientierte Einführung* (13., überarbeitete Auflage). *Springer-Lehrbuch*. Berlin, Dordrecht, London, New York: Springer.

Bensch, S. (2013). *Konstruktvalidität der Module "Mobilität" und "Kognitive und kommunikative Fähigkeiten" des Neuen Begutachtungsassessments zur Feststellung von Pflegebedürftigkeit*. Zugl: Vallendar, Philosophisch-Theologische Hochschule Vallendar, Dissertation, 2011 (1. Aufl.). *Reihe Pflegewissenschaft*. Hungen: Hps-media.

Benzécri, J.-P. (1992). *Correspondence analysis handbook*. *Statistics: Vol. 125*. New York, NY: Dekker. Retrieved from http://www.loc.gov/catdir/enhancements/fy0647/91042430-d.html

Bergmann, J. M. (2015). *Eine Strukturierung der Wahrnehmung von Pflegebedürftigen durch die Pflegenden mit Hilfe der Multidimensionalen Skalierung*. Vallendar: Philosophisch-Theologische Hochschule Vallendar. Retrieved from nbn-resolving.de/urn:nbn:de:0295-opus-718

Bergmann, J. M., Palm, R., Ströbel, A., & Holle, B. (2020). Anwendung der Multiplen Korrespondenzanalyse in Kombination mit hierarchischen Cluster-Analysen (MCA-AHC) in der organisationsbezogenen Pflegeforschung. In A. Brühl & K. Fried (Eds.), *Innovative Statistik in der Pflegeforschung: Impulse aus der Vallendarer Sommerakademie 2018* (1st ed.). Freiburg: Lambertus.

Bergmann, J. M., & Brühl, A. (2017). Dimensionen der Pflegebedürftigkeit – Eine empirische Analyse mit Hilfe der Multidimensionalen Skalierung. *Klinische Pflegeforschung*, *3*, 117–129. https://doi.org/10.6094/KlinPfleg.3.117

Blankenfeld, C., Schmückle, D., Widmaier-Berthold, C., & Tietze, R. (2015). Dokumentation Gemeindepsychiatrischer Verbund Baden-Württemberg 2013/14: Ergebnisse einer Datenerhebungbei den Stadt- und Landkreisenzum 31.12.2013.

Blasius, J., & Greenacre, M. (2014). *Visualization and Verbalization of Data* (First Edition). *Computer Science and Data Analysis Series*. Boca Raton: CRC Press Taylor and Francis Group.

Blasius, J. (2001). *Korrespondenzanalyse* (1. Auflage). *Internationale Standardlehrbücher der Wirtschafts- und Sozialwissenschaften*. München: Oldenbourg Wissenschaftsverlag GmbH.

Borg, I., & Groenen, P. J. F. (2005). *Modern Multidimensional Scaling: Theory and Applications* (Second Edition). *Springer Series in Statistics*. New York, NY: Springer Science+Business Media Inc.

Bourdieu, P., & Russer, A. (2018). *Die feinen Unterschiede: Kritik der gesellschaftlichen Urteilskraft* (26. Auflage 2018). *Suhrkamp-Taschenbuch Wissenschaft: Vol. 658*. Frankfurt am Main: Suhrkamp.

Bourdieu, P., & Wacquant, L. J. D. (1992). *An invitation to reflexive sociology*. Cambridge: Polity Press.

Breithaupt, E. (2017). Die Selbstständigkeit als neues Maß der Pflegebedürftigkeit. *Uro-News*, *21*(2), 26–29. https://doi.org/10.1007/s00092-017-1380-2

Brühl, A., Hoffmann, J., Sottong, U., Isfort, M., & Tucman, D. (2017). Use of the Barthel Index, mini mental status examination and discharge status to evaluate a special dementia care unit. *Journal of Gerontology and Geriatrics*. (3).

Brühl, A. (Ed.) (2012). *Pflegebedürftigkeit messen? Herausforderungen bei der Entwicklung pflegerischer Messinstrumente am Beispiel des Neuen Begutachtungsassessments*. Retrieved from nbn-resolving.de/urn:nbn:de:0295-opus-718

Brühl, A. (2016). Statistik und standardisierte Verfahren der Pflegeforschung. In H. Brandenburg, M. Hülsken-Giesler, & E. Sirsch (Eds.), *Vom Zauber des Anfangs und von den Chancen der Zukunft: Festschrift zum 10-jährigen Bestehen der Pflegewissenschaftlichen Fakultät an der Philosophisch-Theologischen Hochschule Vallendar* (1st ed.). Bern: Hogrefe.

Brühl, A. (2019). Was können Assessmentinstrumente leisten? *Case Management*. (4), 173–179.

Brühl, A., & Fried, K. (Eds.) (2020). *Innovative Statistik in der Pflegeforschung: Impulse aus der Vallendarer Sommerakademie 2018* (1. Auflage). Freiburg: Lambertus.

Brühl, A., & Planer, K. (2019). *PiBaWü: Zur Interaktion von Pflegebedürftigkeit, Pflegequalität und Personalbedarf* (1. Auflage). Freiburg: Lambertus.

Brühl, A., Planer, K., & Bensch, S. (2016). Zur Diskussion: Entwicklungsperspektiven für das Neue Begutachtungsassessment. *Pflege & Gesellschaft*, *21*(1), 78–87.

Soziale Pflegeversicherung § 14 SGB XI Begriff der Pflegebedürftigkeit (2017).

Soziale Pflegeversicherung § 15 SGB XI Ermittlung des Grades der Pflegebedürftigkeit, Begutachtungsinstrument (2017).

Sozialgesetzbuch – Elftes Buch – Soziale Pflegeversicherung Anlage 1 (zu § 15) (2017).

Sozialgesetzbuch – Elftes Buch – Soziale Pflegeversicherung Anlage 2 (zu § 15) (2017).

Büscher, A., & Dorin, L. (2014). *Pflegebedürftigkeit im Alter*. Berlin: DeGruyter.

Cattell, R. B. (1957). *Personality and Motivation Structure and Measurement*. New York: World Book Co.

Costa, P. S., Santos, N. C., Cunha, P., Cotter, J., & Sousa, N. (2013). The Use of Multiple Correspondence Analysis to Explore Associations between Categories of Qualitative Variables in Healthy Ageing. *Journal of Aging Research, 2013*, 302163. https://doi.org/10.1155/2013/302163

Döring, N., & Bortz, J. (2016). *Forschungsmethoden und Evaluation in den Sozial- und Humanwissenschaften* (5. vollständig überarbeitete, aktualisierte und erweiterte Auflage). *Springer-Lehrbuch*. Berlin, Heidelberg: Springer.

Eckart, C., & Young, G. (1936). The approximation of one matrix by another of lower rank. *Psychometrika, 1*(3), 211–218. https://doi.org/10.1007/BF02288367

Fisseni, H.-J. (1997). *Lehrbuch der psychologischen Diagnostik: Mit Hinweisen zur Intervention* (2., überarbeitete und erweiterte Auflage). Göttingen: Hogrefe Verl. für Psychologie.

Fleiss, J. L., & Cohen, J. (1973). The Equivalence of Weighted Kappa and the Intraclass Correlation Coefficient as Measures of Reliability. *Educational and Psychological Measurement, 33*(3), 613–619. https://doi.org/10.1177/001316447303300309

Folstein, M. F., Folstein, S. E., & McHugh PR (1975). "Mini-mental state": A practical method for grading the cognitive state of patients for the clinician. *Journal of Psychiatric Research, 12*(3), 189–198. https://doi.org/10.1016/0022-3956(75)90026-6

Franken, G. (2010). *Konstruktvalidität der Subskala "Kognitive und kommunikative Fähigkeiten" des Neuen Begutachtungsassessments zur Feststellung von Pflegebedürftigkeit (NBA)*. Retrieved from https://kidoks.bsz-bw.de/frontdoor/index/index/docId/26

Furlan, P. (2012). *Lineare Algebra, Differentialrechnung* ([7.Nachdr.]). *Das gelbe Rechenbuch für Ingenieure, Naturwissenschaftler und Mathematiker: Rechenverfahren der Höheren Mathematik in Einzelschritten erklärt; mit vielen ausführlich gerechneten Beispielen / Peter Furlan; 1*. Dortmund: Furlan.

Gansweid, B., Wingenfeld, K., & Büscher, A. (2010). Definition der Pflegebedürftigkeit. Konzepte und Verfahren zur Neudefinition des Pflegebedürftigkeitsbegriffs im SGB XI und zur Entwicklung eines neuen Begutachtungsverfahrens. *Sozialer Fortschritt, 59*(2), 53–60. https://doi.org/10.3790/sfo.59.2.53

Greenacre, M. (2017). *Correspondence Analysis in Practice* (Third Edition). *Chapman & Hall / CRC Interdisciplinary Statistics*. Boca Raton: CRC Press Taylor and Francis Group.

Greenacre, M., & Hastie, T. (1987). The Geometric Interpretation of Correspondence Analysis. *Journal of the American Statistical Association, 82*(398), 437–447. https://doi.org/10.1080/01621459.1987.10478446

Greenacre, M. J. (2010). *Biplots in practice*. Bilbao: Fundación BBVA.

Greenacre, M. J., & Blasius, J. (Eds.) (2006). *Multiple correspondence analysis and related methods: International Conference on Correspondence Analysis and Related Methods (CARME 2003) held at the Universitat Pompeu Fabra in Barcelona from 29 June to 2 July 2003* (First Edition). *Statistics in the social and behavioral sciences series*. Boca Raton, Fla.: Chapman & Hall/CRC.

Grenfell, M., & Lebaron, F. (Eds.) (2014). *Bourdieu and Data Analysis: Methodological Principles and Practice* (First Edition). Bern: Peter Lang AG Internationaler Verlag der Wissenschaften. Retrieved from https://doi.org/10.3726/978-3-0353-0571-5

Guinot, C., Latreille, J., Malvy, D., Preziosi, P., Galan, P., Hercberg, S., & Tenenhaus, M. (2001). Use of multiple correspondence analysis and cluster analysis to study dietary behaviour: Food consumption questionnaire in the SU.VI.MAX. cohort. *European Journal of Epidemiology*, *17*(6), 505–516.

Guralnik, J. M., Branch, L. G., Cummings, S. R., & Curb, J. D. (1989). Physical Performance Measures in Aging Research. *Journal of Gerontology*, *44*(5), M141-M146. https://doi.org/10.1093/geronj/44.5.M141

Guttman, L. (1950). The principal components of scale analysis. In S. A. Stouffer, L. Guttman, E. A. Suchman, P. F. Lazarsfeld, S. A. Star, & J. A. Clausen (Ed.), *Measurement and prediction* (pp. 312–361). Princeton: Princeton University Press.

Husson, F., Lê, S., & Pagès, J. (2017). *Exploratory multivariate analysis by example using R* (Second edition). *4170 CRC computer science and data analysis series*. Boca Raton: CRC Press.

Kimmel, A., Reif, K., Schiebelhut, O., Kowalski, I., Brucker, U., Breuninger, K., & Glasen, M. (2015). Praktikabilitätsstudie zur Einführung des Neuen Begutachtungsassessments zur Feststellung der Pflegebedürftigkeit nach dem SGB XI. Modellprojekt zur Weiterentwicklung der Pflegeversicherung nach § 8 Abs. 3 SGB XI.

Kroenke, K., Spitzer, R. L., & Williams, J. B. (2001). The PHQ-9: Validity of a brief depression severity measure. *Journal of General Internal Medicine*, *16*(9), 606–613. https://doi.org/10.1046/j.1525-1497.2001.016009606.x

Land Nordrhein-Westfalen (2005). Situation und Zukunft der Pflege in NRW: Bericht der Enquete-Kommission des Landtags von Nordrhein-Westfalen.

Landis, J. R., & Koch, G. G. (1977). The Measurement of Observer Agreement for Categorical Data. *Biometrics*, *33*(1), 159. https://doi.org/10.2307/2529310

Lê, S., Josse, J., & Husson, F. (2008). FactoMineR: An R Package for Multivariate Analysis. *Journal of Statistical Software*, *25*(1). https://doi.org/10.18637/jss.v025.i01

Le Roux, B. L., & Rouanet, H. (2006). *Geometric Data Analysis: From Correspondence Analysis to Structured Data Analysis* (First Edition): Springer Netherlands.

Le Roux, B., & Rouanet, H. (2010). *Multiple correspondence analysis*. *Quantitative applications in the social sciences: Vol. 163*. Los Angeles, London, New Delhi: SAGE.

Lebart, L., Morineau, A., & Piron, M. (1995). *Statistique exploratoire multidimensionnelle*. Paris: Dunod.

Lienert, G. A., & Raatz, U. (1998). *Testaufbau und Testanalyse* (6. Auflage). *Grundlagen Psychologie*. Weinheim: Beltz.

Lukesch, H. (2006). *FEPAA: Fragebogen zur Erfassung von Empathie, Prosozialität, Aggressionsbereitschaft und aggressivem Verhalten.* Göttingen: Hogrefe.

Mathes, T., Pieper, D., Jaschinski, T., Mosch, C., Antoine, S.-L., Eikermann, M., & Verhülsdonk, S. (2017). *Instrumente zur Erfassung des individuellen Pflegebedarfs*: DIMDI.

Medizinischer Dienst des Spitzenverbandes Bund der Krankenkassen e.V. (2017). Richtlinien des GKV-Spitzenverbandes zur Feststellung der Pflegebedürftigkeit. nach dem XI. Buch des Sozialgesetzbuches.

Moosbrugger, H., & Kelava, A. (2012). *Testtheorie und Fragebogenkonstruktion* (2., aktualisierte und überarbeitete Auflage). *Springer-Lehrbuch*. Berlin, Heidelberg: Springer Berlin Heidelberg.

Norton, D., McLaren, R., & Exton-Smith, A. N. (1962, pr. 1979). *An investigation of geriatric nursing problems in hospital* (First Edition, repr). Edinburgh: Churchill Livingstone.

Pagès, J. (2014). *Multiple Factor Analysis by Example Using R* (First Edition). *The R Series*. Boca Raton: CRC Press Taylor and Francis Group.

Panagiotakos, D. B., & Pitsavos, C. (2004). Interpretation of Epidemiological Data Using Multiple Correspondence Analysis and Log-linear Models – Semantic Scholar. *Journal of Data Science*. (2), 75–86.

Papastavrou, E., Papaioannou, M., Evripidou, M., Tsangari, H., Kouta, C., & Merkouris, A. (2019). Development of a Tool for the Assessment of Nurses' Attitudes Toward Delirium. *Journal of Nursing Measurement*, *27*(2), 277–296. https://doi.org/10.1891/1061-3749.27.2.277

Patrick, D. L., Guyatt, G. H., & Acquadro, C. (2011). Cochrane Handbook for Systematic Reviews of Interventions. Retrieved from http://handbook-5-1.cochrane.org/

Petersen, P., Sieloff, C., Lin, L. S., & Wallace Raph, S. J. (2019). Understanding the Roles, Responsibilities, and Competencies of Advanced Practice Registered Nurses: Instrument Development and Psychometric Testing. *Journal of Nursing Measurement*, *27*(1), 33–48. https://doi.org/10.1891/1061-3749.27.1.33

Petersen, T., & Schwender, C. (2018). *Die Entschlüsselung der Bilder: Methoden zur Erforschung visueller Kommunikation. Ein Handbuch* (1. Auflage). Magdeburg: Herbert von Halem Verlag.

Planer, K. (2014). *Die Bedeutung der Facettentheorie für die Theorie- und Instrumentenentwicklung in der Pflege am Beispiel des "Family Sense of Coherence (FSOC)"* (Dissertation). Philosophisch-Theologische Hochschule Vallendar, Vallendar. Retrieved from http://nbn-resolving.de/urn:nbn:de:0295-opus-3271

Planer, K., & Brühl, A. (Eds.) (2016). *Plakat zum Struktur- und Messmodell des Neuen Begutachtungsassessement (NBA): Vom einzelnen Kriterium bis zum Pflegegrad 75x108cm*. Freiburg im Breisgau: Lambertus.

R Core Team (2018). R [Computer software]. Vienna, Austria: R Foundation for Statistical. Retrieved from https://www.R-project.org/

Reuschenbach, B., & Mahler, C. (Eds.) (2011). *Pflegebezogene Assessmentinstrumente: Internationales Handbuch für Pflegeforschung und -praxis* (1. Auflage). *Programmbereich Pflege*. Bern: Huber.

Ross, R., & Hess, R. F. (2019). Social Pressure for Pregnancy Scale: Its Development, Psychometric Properties, and Potential Contributions to Infertility and Depression Research. *Journal of Nursing Measurement*, *27*(1), 5–15. https://doi.org/10.1891/1061-3749.27.1.5

Rost, J. (2004). *Lehrbuch Testtheorie – Testkonstruktion* (2., vollständig überarbeitete und erweiterte Aufllage). *Psychologie Lehrbuch*. Bern: Huber.

Rothgang, H., Hasseler, M., Fünfstück, M., Neubert, L., & Czwilka, J. (2015). *Erfassung von Versorgungsaufwänden in stationären Einrichtungen (EVIS): Modellprogramm zur Weiterentwicklung der Pflegeversicherung gemäß § 8 Abs. 3 SGB XI*. Bremen.

Schnell, M. W., & Heinritz, C. (2006). *Forschungsethik: Ein Grundlagen- und Arbeitsbuch mit Beispielen aus der Gesundheits- und Pflegewissenschaft* (1. Auflage). *Programmbereich Pflege*. Bern: Huber.

Schuntermann, M. F. (2009). *Einführung in die ICF: Grundkurs, Übungen, offene Fragen* (3., überarbeitete Auflage). Heidelberg: ecomed Medizin.

Spitzer, R. L., Kroenke, K., Williams, J. B. W., & Löwe, B. (2006). A brief measure for assessing generalized anxiety disorder: The GAD-7. *Archives of Internal Medicine*, *166*(10), 1092–1097. https://doi.org/10.1001/archinte.166.10.1092

Statistisches Landesamt Baden-Württemberg (2019). *Gesetzliche Kranken-, Pflege- und Rentenversicherung in Baden-Württemberg im Jahr 2017* (No. 3842 17001). Stuttgart. Retrieved from Statistisches Landesamt Baden-Württemberg website: www.statistik-bw.d

Strobl, C., Matiaske, W., & Fantapié Altobelli, C. (2012). *Das Rasch-Modell: Eine verständliche Einführung für Studium und Praxis* (2., erweiterte Auflage). *Sozialwissenschaftliche Forschungsmethoden: Vol. 2*. München: Hampp.

Teigeler, A. M. (2017). *Die Multidimensionale Skalierung als grundlegendes Verfahren zur Explikation des Pflegebedürftigkeitsverständnisses von beruflich Pflegenden*. Philosophisch-Theologische Hochschule Vallendar, Vallendar. Retrieved from http://nbn-resolving.de/urn:nbn:de:0295-opus4-10977

Wei, T., & Simko, V. (2017). R package "corrplot" (Version Version 0.84) [Computer software]: R Core Team. Retrieved from https://cran.r-project.org/web/packages/corrplot/citation.html

Weiß, C. (2013). *Basiswissen Medizinische Statistik* (6., überarbeitete Auflage). *Springer-Lehrbuch*. Berlin: Springer. Retrieved from http://dx.doi.org/10.1007/978-3-642-34261-5

Welpe, I. (2014). Messung, formative vs. reflektive. In M. A. Wirtz (Ed.), *Dorsch – Lexikon der Psychologie* (18th ed., p. 1021). Bern: Hogrefe Verlag.

Windeler, J., Görres, S., Thomas, S., Kimmel, A., Langner, I., Reif, K., & Wagner A. (2008). Maßnahmen zur Schaffung eines neuen Pflegebedürftigkeitsbegriffs und eines neuen bundesweit einheitlichen und reliablen Begutachtungsinstruments zur Feststellung der Pflegebedürftigkeit nach dem SGB XI.

Wingenfeld, K., Büscher, A., & Gansweid, B. (2008). Das neue Begutachtungsassessment zur Feststellung von Pflegebedürftigkeit: Studie im Rahmen des Modellprogramms nach § 8, Abs. 3 SGB XI im Auftrag der Spitzenverbände der Pflegekassen. Retrieved from http://www.uni-bielefeld.de/gesundhw/ag6/downloads/Abschlussbericht_IPW_MDKWL_25.03.08.pdf

Wingenfeld, K., Büscher, A., & Schäffer, D. (2007). Recherche und Analyse von Pflegebedürftigkeitsbegriffen und Einschätzungsinstrumenten – Überarbeitete, korrigierte Fassung –. Studie im Rahmen des Modellprogramms nach § 8 Abs. 3 SGB XI im Auftrag der Spitzenverbände der Pflegekassen. Retrieved from http://www.uni-bielefeld.de/gesundhw/ag6/downloads/ipw_bericht_20070323.pdf

World Medical Association (2013). WMA Deklaration von Helsinki – Ethische Grundsätze für die medizinische Forschung am Menschen. Retrieved from http://www.bundesaerztekammer.de/fileadmin/user_upload/downloads/pdf-Ordner/International/Deklaration-von-Helsiniki_2013_DE.pdf

Yang, X., Good, N., Khanna, S., & Boyle, J. (2017). Exploratory multivariate analysis of hospital admissions data in conjunction with workforce data. *Conference Proceedings : ... Annual International Conference of the IEEE Engineering in Medicine and Biology Society. IEEE Engineering in Medicine and Biology Society. Annual Conference*, *2017*, 2626–2629. https://doi.org/10.1109/EMBC.2017.8037396

Anhang

1 Berechnung des durchschnittlichen Zeilen- und Spaltenprofil

$Durchschnittliches\ Spaltenprofil =$

$r_1 = 0.287 = (0.381 * 0.426) + (0.422 * 0.222) + (0.197 * 0.159)$

$r_2 = 0.250 = (0.381 * 0.287) + (0.422 * 0.296) + (0.197 * 0.079)$

$r_3 = 0.172 = (0.381 * 0.164) + (0.422 * 0.111) + (0.197 * 0.318)$

$r_4 = 0.291 = (0.381 * 0.123) + (0.422 * 0.371) + (0.197 * 0.444)$

$Durchschnittliches\ Zeilenprofil =$

$c_1 = 0.381 = (0.287 * 0.565) + (0.250 * 0.438) + (0.172 * 0.363) + (0.291 * 0.161)$

$c_2 = 0.422 = (0.287 * 0.326) + (0.250 * 0.500) + (0.172 * 0.273) + (0.291 * 0.538)$

$c_3 = 0.197 = (0{,}287 * 0.109) + (0{,}250 * 0.062) + (0{,}172 * 0.364) + (0{,}291 * 0.301)$

2 Anwendung der Formel 20 auf die Zellen und Zeilenprofile der Tabelle 7

Berechnet man die Inertia für die Zeilenprofile a_i $(i = 1,2,3,4)$ mit den Zeilenmassen r_i $(i = 1,2,3,4)$ aus der Tabelle 7, indem diese Werte in die Formel 20 einsetzt werden, dann erhält man die folgenden Ergebnisse:

$$Inertia = \sum_i (i - te\ Masse) * (\chi^2 - Distanz\ zwischen\ i - tem\ Profil\ und\ Zentrum)^2$$

Nr	$(i - te\ Masse)$	$(\chi^2 - Distanz)^2$	$Inertia$
1.	**0.287**	$(\mathbf{0.3873})^2$	**0.0430**
2.	**0.250**	$(\mathbf{0.3397})^2$	**0.0288**
3.	**0.172**	$(\mathbf{0.4416})^2$	**0.0335**
4.	**0.291**	$(\mathbf{0.4624})^2$	**0.0622**

Die Summe aus der Inertia der Zeilenprofile ergibt die Total Inertia von 0,167.

3a Anwendung der Formel 21 auf die Zellen und Zeilenprofile der Tabelle 7

$$\phi^2 = \frac{\chi^2}{n} = \sum_i r_i * \|a_i - c\|_c^2$$

$$= \sum_i r_i \sum_j \left(\frac{p_{ij}}{r_i} - c_j\right)^2 / c_j = 0.167$$

Folglich kann die Total Inertia als Summe über alle Zellen der Zeilenprofile berechnet werden:

1. Zeile/ 1. Spalte

$$\left(\left(\frac{0,1625}{0.287} - 0,381\right)^2 \div 0,381\right) \times 0,287 = 0.0258$$

1. Zeile/ 2. Spalte

$$\left(\left(\frac{0,09375}{0.287} - 0,422\right)^2 \div 0,422\right) \times 0,287 = 0.006175$$

1. Zeile/ 3. Spalte

$$\left(\left(\frac{0,03125}{0.287} - 0,197\right)^2 \div 0,197\right) \times 0,287 = 0.01131$$

2. Zeile/ 3. Spalte

$$\left(\left(\frac{0,109375}{0.250} - 0,381\right)^2 \div 0,381\right) \times 0,250 = 0.00209$$

3. Zeile/ 1. Spalte

$$\left(\left(\frac{0{,}0625}{0.172}-0{,}381\right)^2\div 0{,}381\right)\times 0{,}172=0.00014$$

3. Zeile/ 2. Spalte

$$\left(\left(\frac{0{,}046875}{0.172}-0{,}422\right)^2\div 0{,}422\right)\times 0{,}172=0.00911$$

3. Zeile/ 3. Spalte

$$\left(\left(\frac{0{,}0625}{0.172}-0{,}197\right)^2\div 0{,}197\right)\times 0{,}172=0.02416$$

4. Zeile/ 1. Spalte

$$\left(\left(\frac{0{,}046875}{0.291}-0{,}381\right)^2\div 0{,}381\right)\times 0{,}291=0.03693$$

4. Zeile/ 2. Spalte

$$\left(\left(\frac{0{,}15625}{0.291}-0{,}422\right)^2\div 0{,}422\right)\times 0{,}291=0.00911$$

4. Zeile/ 3. Spalte

$$\left(\left(\frac{0{,}0875}{0.291}-0{,}197\right)^2\div 0{,}197\right)\times 0{,}291=0.01588$$

Das ergibt in der Summe die Gesamt-Inertia von 0,167.

3b Anwendung der Formel 21 auf die Zellen und Spaltenprofile in der Tabelle 6:

$$\phi^2 = \frac{\chi^2}{n} = \sum_j c_j * \|b_j - r\|_r^2$$

$$= \sum_j c_j \sum_i \left(\frac{p_{ij}}{c_j} - r_i\right)^2 / r_i = 0.167$$

Folglich kann die Total Inertia als Summe über alle Zellen der Spaltenprofile berechnet werden:

1. Spalte/ 1. Zeile

$$\left(\left(\frac{0,1625}{0,381} - 0,287\right) \div 0,287\right) \times 0,381 = 0,0257$$

1. Spalte/ 2. Zeile

$$\left(\left(\frac{0,1093}{0,381} - 0,250\right)^2 \div 0,250\right) \times 0,381 = 0,0021$$

1. Spalte/ 3. Zeile

$$\left(\left(\frac{0,0625}{0,381} - 0,172\right)^2 \div 0,172\right) \times 0,381 = 0,00014$$

3b Anwendung der Formel 21 auf die Zellen und Spaltenprofile in der Tabelle 6:

1. S alte/ 4. Zeile

$$\left(\left(\frac{0{,}04687}{0{,}381} - 0{,}291\right)^2 \div 0{,}291\right) \times 0{,}381 = 0{,}0369$$

2. Spalte/ 1. Zeile

$$\left(\left(\frac{0{,}09375}{0{,}422} - 0{,}287\right)^2 \div 0{,}287\right) \times 0{,}422 = 0{,}0061$$

2. Spalte/ 2. Zeile

$$\left(\left(\frac{0{,}125}{0{,}422} - 0{,}250\right)^2 \div 0{,}250\right) \times 0{,}422 = 0{,}0036$$

2. Spalte/ 3. Zeile

$$\left(\left(\frac{0{,}0468}{0{,}422} - 0{,}172\right)^2 \div 0{,}172\right) \times 0{,}422 = 0{,}0091$$

2. Spalte/ 4. Zeile

$$\left(\left(\frac{0{,}1562}{0{,}422} - 0{,}291\right)^2 \div 0{,}291\right) \times 0{,}422 = 0{,}0090$$

3. Spalte/ 1. Zeile

$$\left(\left(\frac{0{,}0312}{0{,}197} - 0{,}287\right)^2 \div 0{,}287\right) \times 0{,}197 = 0{,}0113$$

3. Spalte/ 2. Zeile

$$\left(\left(\frac{0{,}0156}{0{,}197} - 0{,}250\right)^2 \div 0{,}250\right) \times 0{,}197 = 0{,}0229$$

3. Spalte/ 3. Zeile

$$\left(\left(\frac{0{,}0625}{0{,}197} - 0{,}172\right)^2 \div 0{,}172\right) \times 0{,}197 = 0{,}0241$$

3. Spalte/ 4. Zeile

$$\left(\left(\frac{0{,}0875}{0{,}197} - 0{,}291\right)^2 \div 0{,}291\right) \times 0{,}197 = 0{,}0157$$

Das ergibt in der Summe die Gesamt-Inertia von 0,167.

4 Schrittweise Berechnung der SVD

Die hier aufgeführte Berechnung der SVD wird auf die **Tabelle 9: Tabelle mit den standardisierten Daten z_{ij}** mit vier Nachkommastellen durgeführt. Aus diesem Grund unterscheiden sich die Ergebnisse der Rechnung zu dem R-Code in **Anhang 1.** Im Anschluss an die hier aufgeführte schrittweise Berechnung der SVD ist ein R-Skript eingefügt, um die Rechenschritte nachvollziehbar zu machen.

Z ist eine Matrix mit $n = 3$ Spalten und $m = 4$ Zeilen.

Singulärwertzerlegung von Matrix $\boldsymbol{Z}$

$$\begin{bmatrix} 0.1597 & -0.0790 & -0.1065 \\ 0.0455 & 0.0601 & -0.1514 \\ -0.0118 & -0.0951 & 0.1558 \\ -0.1920 & 0.0960 & 0.1266 \end{bmatrix}$$

Berechnung

1) Bilde $Q = Z^T Z$. Dies ist eine $n \times n$-Matrix.

$$Z^T Z = \begin{bmatrix} 0.06457758 & -0.02719157 & -0.05004239 \\ -0.02719157 & 0.02811302 & -0.00334862 \\ -0.05004239 & -0.00334862 & 0.07456541 \end{bmatrix}$$

2) Berechne die Eigenwerte von Q. Die Rechnung für Q wird hier auf **10 Nachkommastellen** genau angegeben. Diese sind nicht-negativ und werden in der Reihenfolge $\lambda_1 \geq \lambda_2 \geq \cdots \geq \lambda_s > \lambda_{s+1} = \cdot = \lambda_n = 0$ nummeriert. Dabei entspricht s dem Rang der Matrix Z und somit auch der Matrix Q.

$$\boldsymbol{det(Q - \lambda_i E) = 0}$$

Eigenwerte berechnen:

$$\boldsymbol{det} \begin{vmatrix} 0.06457758 - \lambda & -0.02719157 & -0.05004239 \\ -0.02719157 & 0.02811302 - \lambda & -0.00334862 \\ -0.05004239 & -0.00334862 & 0.07456541 - \lambda \end{vmatrix}$$

$= -\lambda^3 + 0{,}16725601\lambda^2 - 0{,}0054721478\lambda + 1{,}639819408 * 10^{-12} = 0$

$$\lambda_1 \approx 0{,}1226343554$$
$$\lambda_2 \approx 0{,}0446216542$$
$$\lambda_3 \approx 2.996666 * 10^{-10}$$

Im nächsten Schritt berechnet man für jeden Eigenwert den Eigenvektor. Man bildet eine ON Basis $\overrightarrow{v_1}, \dots, \overrightarrow{v_n}$ des Raums $\mathbb{R}^n$. Dabei ist $\overrightarrow{v_i}$ Eigenvektor zum Eigenwert λ_i. Setzt man hier die auf 12 Nachkommastellen berechneten Eigenwerte ein, dann erhält man.

$\lambda_1 \approx 0{,}1226343554$

$$Q - \lambda_1 E \approx \begin{pmatrix} -0.0580567754 & -0.02719157 & -0.05004239 \\ -0.02719157 & -0.0945213354 & -0.00334862 \\ -0.05004239 & -0.00334862 & -0.0480689454 \end{pmatrix}$$

$\boldsymbol{Qv = \lambda v}$
$\boldsymbol{(Q - \lambda E)v = 0}$

Dieses homogene lineare Gleichungssystem kann mit dem Gaußverfahren gelöst werden. Anschließend wird der Eigenvektor normiert.

$$v_1 \approx \begin{pmatrix} -0.9770012521 \\ 0.2456331983 \\ 1 \end{pmatrix}$$

Vektor auf die Länge 1 normieren, also mit 1/Betrag malnehmen (hier mit 7 Nachkommastellen angegeben):

$$v_1 = \begin{pmatrix} 0.6882907 \\ -0.1730469 \\ -0.7044932 \end{pmatrix}$$

$\lambda_2 \approx 0.0446216542$

$$Q - \lambda_2 E \approx \begin{pmatrix} 0.01995592575 & -0.02719157 & -0.05004239 \\ -0.02719157 & -0.01650863425 & -0.00334862 \\ -0.05004239 & -0.00334862 & 0.0299437557 \end{pmatrix}$$

$\boldsymbol{Qv = \lambda v}$
$\boldsymbol{(Q - \lambda E)v = 0}$

Dieses homogene lineare Gleichungssystem kann mit dem Gaußverfahren gelöst werden.

$$v_2 \approx \begin{pmatrix} 0.6877423401 \\ -1.335629201 \\ 1 \end{pmatrix}$$

Anschließend wird der Eigenvektor normiert. Vektor auf die Länge 1 normieren, also mit 1/Betrag malnehmen (hier mit 7 Nachkommastellen angegeben):

$$v_2 \approx \begin{pmatrix} 0.3810868 \\ -0.7400891 \\ 0.5541127 \end{pmatrix}$$

$\lambda_3 \approx 2.996666 * 10^{-10}$

$$Q - \lambda_3 E \approx \begin{pmatrix} 0.0645775797 & -0.02719157 & -0.05004239 \\ -0.02719157 & 0.0281130197 & -0.00334862 \\ -0.05004239 & -0.00334862 & 0.0745654097 \end{pmatrix}$$

$$\boldsymbol{Qv = \lambda v}$$
$$\boldsymbol{(Q - \lambda E)v = 0}$$

Dieses homogene lineare Gleichungssystem kann mit dem Gaußverfahren gelöst werden.

$$v_3 \approx \begin{pmatrix} 1.391982007 \\ 1.465470327 \\ 1 \end{pmatrix}$$

Anschließend wird der Eigenvektor normiert. Vektor auf die Länge 1 normieren, also mit 1/Betrag malnehmen (hier mit 7 Nachkommastellen angegeben):

$$v_3 \approx \begin{pmatrix} 0.6172753 \\ 0.6498637 \\ 0.4434506 \end{pmatrix}$$

Die singulären Werte von Z werden als $\beta_i = \sqrt{\lambda_i}$ definiert. Die Matrix $\boldsymbol{D_\beta} = (\beta_{ij})$ ist eine Matrix des Diagonaltypen, d. h. für $i \neq j$ ist $\beta_{ij} = 0$. $\boldsymbol{D_\beta}$ hat dieselbe Form wie $\boldsymbol{Z}$, also $n = 3$ Spalten und $m = 4$ Zeilen.

$\boldsymbol{D_\beta}$ (Singulärwerte von Z) enthält auf der Diagonalen die Wurzeln der

Eigenwerte von Q: $\boldsymbol{D_\beta}$ $\begin{bmatrix} \sqrt{0{,}1226343554} & 0 & 0 \\ 0 & \sqrt{0{,}0446216542} & 0 \\ 0 & 0 & \sqrt{2.996666 * 10^{-10}} \\ 0 & 0 & 0 \end{bmatrix}$

Dann werden für $i \leq s$ die Vektoren $\vec{u_i} = \frac{1}{\sqrt{\lambda_i}} Z\vec{v_i}$ definiert und in einer Matrix zusammengefasst. Die Vektoren bilden ein Orthonormalsystem. Diese Vektoren können zu einer ON Basis $\vec{u}_1 \ldots \vec{u}_m$ des $\mathbb{R}^m$erweitert werden. Für die meisten Rechnungen braucht man weder die Eigenvektoren zum Eigenwert $\lambda = 0$ noch die ergänzten Vektoren $\vec{u}_{s+1}$ bis $\vec{u}_m$. Hier ist es ausreichend die Sparversion der Singulärwertzerlegung zu berechnen, indem die Einträge in diesen Vektoren einfach durch $*$ ersetzt werden.

$$\vec{u_1} = \frac{1}{\sqrt{\lambda_1}} Z\vec{v_1} = \frac{1}{\sqrt{0{,}1226343554}} \begin{pmatrix} 0.1986193 \\ 0.1275774 \\ -0.1014251 \\ -0.2379532 \end{pmatrix} = \begin{pmatrix} 0.5671723 \\ 0.3643068 \\ -0.2896271 \\ -0.6794932 \end{pmatrix}$$

$$\vec{u_2} = \frac{1}{\sqrt{\lambda_2}} Z\vec{v_2} = \frac{1}{\sqrt{0{,}0446216542}} \begin{pmatrix} 0.06031360 \\ -0.11103258 \\ 0.15221642 \\ -0.07406655 \end{pmatrix} = \begin{pmatrix} 0.2855573 \\ -0.5256885 \\ 0.7206751 \\ -0.3506712 \end{pmatrix}$$

$$\overrightarrow{u_3} = \frac{1}{\sqrt{\lambda_3}} Z\overrightarrow{v_3} = \frac{1}{\sqrt{2.996666e-10}} \begin{pmatrix} 1.213753 * 10^{-05} \\ 4.411430 * 10^{-6} \\ 3.717986 * 10^{-6} \\ 1.091159 * 10^{-05} \end{pmatrix} = \begin{pmatrix} 0.7011501 \\ 0.2548357 \\ 0.2147774 \\ 0.6303314 \end{pmatrix}$$

Für die Singulärwertzerlegung von Z erhält man

$$\boldsymbol{Z = UD_{\beta}V^T}$$

$$\begin{bmatrix} 0.1597 & -0.0790 & -0.1065 \\ 0.0455 & 0.0601 & -0.1514 \\ -0.0118 & -0.0951 & 0.1558 \\ -0.1920 & 0.0960 & 0.1266 \end{bmatrix} = \begin{bmatrix} 0.5671723 & 0.2855573 & 0.7011501 & * \\ 0.3643068 & -0.5256885 & 0.2548357 & * \\ -0.2896271 & 0.7206751 & 0.2147774 & * \\ -0.6794932 & -0.3506712 & 0.6303314 & * \end{bmatrix}$$

$$\begin{bmatrix} \sqrt{0,1226343554} & 0 & 0 \\ 0 & \sqrt{0,0446216542} & 0 \\ 0 & 0 & \sqrt{2.996666 * 10^{-10}} \\ 0 & 0 & 0 \end{bmatrix} \begin{bmatrix} 0.6882907 & 0.3810868 & 0.6172753 \\ -0.1730469 & -0.7400891 & 0.6498637 \\ -0.7044932 & 0.5541127 & 0.4434506 \end{bmatrix}$$

Man sieht, dass beim Ausmultiplizieren die $*$-Werte mit den Nullen der vierten Zeile der $\boldsymbol{D_{\beta}}$ Matrix multipliziert werden. Somit haben diese Terme in der Addition keine Auswirkung auf das Ergebnis.

R-Skript zur schrittweisen Berechnung der SVD

```
## Wir haben diesen Code mit R Version 3.6.1 am 2020–08–10 getestet.
## Bitte aktualisieren Sie Ihre R-Version und Pakete entsprechend!

## Matrix Z aus Tabelle Tabelle 9: Tabelle mit den standardisierten Daten z_ij mit vier
## Nachkommastellen

Z_Tab9 <- matrix(c(0.1597, -0.0790, -0.1065,
0.0455, 0.0601, -0.1514, -0.0118, -0.0951, 0.1558, -0.1920,
0.0960, 0.1266), byrow = TRUE, nrow = 4)


## Schritt 1

Q <- t(Z_Tab9) %*% Z_Tab9
Q


## Schritt 2 und 3

eigen(Q)
eigen <-eigen(Q)


## Schritt 4

Dß <- diag(c(3.501919e-01, 2.112384e-01, 1.731088e-05), 4,3)


## Schritt 5: Das Ergebnis der Matrix Z multipliziert mit dem ersten Eigenvektor v1 zur
## Berechnung von u1

Zv1 <- Z_Tab9 %*% eigen$vectors[1:3]
u1 <- 1/sqrt(0.1226343554)* Zv1
u1

## Das Ergebnis der Matrix Z multipliziert mit dem zweiten Eigenvektor v2 zur Berechnung von u2

Zv2 <- Z_Tab9 %*% eigen$vectors[4:6]
u2 <- 1/sqrt(0.0446216542)* Zv2
u2

## Das Ergebnis der Matrix Z multipliziert mit dem dritten Eigenvektor v3 zur Berechnung von u3

Zv3 <- Z_Tab9 %*% eigen$vectors[7:9]
u3 <- 1/sqrt(2.996666e-10)* Zv3
u3
```

```
## Schritt 6
svd <- svd(Z_Tab9)

## Beispiel für die Berechnung der SVD Sparversion
Dß <- diag(c(3.501919e-01, 2.112384e-01, 1.731088e-05), 4,3)
## Die Platzhalter-Sternchen für den Vektor u_s+1 durch Nullen ersetzt
svd$u <- cbind(svd$u,c(0,0,0,0))
## Berechnung der SVD (vergleiche Schritt 6)
svd$u %*% Dß %*% t(svd$v)
```

5 R-Code Beispiel zur Korrespondenzanalyse

```
## Wir haben diesen Code mit R Version 3.6.1 am 2020-08-10 getestet.
## Bitte aktualisieren Sie Ihre R-Version und Pakete entsprechend!
## Alle folgenden Befehle, mit Ausnahme des Codes zur Abbildung 6, sind im R Base Package
## vorhanden.

## Matrix zum Beispiel der Bewohnerstruktur der Pflegeeinrichtungen in den
## Kontingenztabellen 4 u. 5 ####

a <- c(52, 30, 10)
b <- c(35, 40, 5)
c <- c(20, 15, 20)
d <- c(15, 50, 28)

Konting <- matrix(c(a, b, c, d), 4, byrow = TRUE)
Konting

## Matrix mit relativen Häufigkeiten ####

P <- Konting/sum(Konting)
P

## Berechnen der Zeilenmassen ####

r <- as.vector(rowSums(P))
r

## Berechnen der Spaltenmassen ####

c <- as.vector(colSums(P))
c

## Diagonalmatrix mit den Zeilenmassen erstellen ####

Dr <- diag(r)
Dr

## Diagonalmatrix mit den Spaltenmassen erstellen ####

Dc <- diag(c)
Dc
```

```
## Formel 30 zu Tabelle 7: Matrix mit Zeilenprofilen berechnen ####
## Die Matrix mit den Zellenwahrscheinlichkeiten wird durch die Zeilenwahrscheinlichkeiten
## dividiert. Dazu die Inverse der Diagonalmatrix der Spaltenwahrscheinlichkeiten bilden und mit den
## Zellenwahrscheinlichkeiten multiplizieren

A <- diag(Dr)^(-1) * P
A

## oder

A <- solve(Dr) %*% P
A

## Formel 31 zu Tabelle 6: Matrix mit Spaltenprofilen berechnen ####
## Die Matrix mit den Zellenwahrscheinlichkeiten wird durch die Spaltenwahrscheinlichkeiten
## dividiert. Dazu die Inverse der Diagonalmatrix der Spaltenwahrscheinlichkeiten bilden und mit den
## Zellenwahrscheinlichkeiten multiplizieren

B <- t(diag(Dc)^(-1) * t(P))
B

## oder

B <- P %*% solve(Dc)
B

## Wenn man die Wahrscheinlichkeitsmatrix P mit einem EinserVektor (drei Einsen)
## multipliziert, dann erhält die vier Zeilenmassen ####

P %*% c(1, 1, 1)

## Wenn man die transponierte Wahrscheinlichkeitsmatrix P mit einem EinserVektor
## (vier Einsen) multipliziert, dann erhält die drei Spaltenmassen ####

t(P) %*% c(1, 1, 1, 1)

## Tabelle 6: Standardisierung der Daten (Z): Abweichung von P zum Erwartungswert
## dividiert durch die Quadratwurzel des Erwartungswertes ####

Z <- diag(diag(Dr)^(-0.5)) %*% (P - r%*%t(c)) %*% diag(diag(Dc)^(-0.5))

## Die Summe aller Eigenwerte (LAMBDA) von Z%*%t(Z) entspricht der Total Inertia ####

LAMBDA <- eigen(Z %*% t(Z))
Inertia <- sum(LAMBDA$values)

## Die Summe aller quadrierten Elemente z(i,j) von Matrix Z entspricht der Total Inertia ####

Inertia <- sum(diag(Z %*% t(Z)))

## Tabelle 7,8 und 9: Singular value decomposition SVD (Z = U%*%S%*%t(V)) der
## standardisierten Daten ####

svd <- svd(Z)
```

```
## Berechnung der Hauptkoordinaten (F) zu den Zeilenprofilen mit Hilfe von U (den
## linken singulären Vektoren/Zeilenelementen) und den singulären Werten ####

F <- diag(diag(Dr)^(-0.5)) %*% svd$u %*% diag(svd$d)
F

## Berechnung der Hauptkoordinaten (G) zu den Spaltenprofilen mit Hilfe von V (den
## rechten singulären Vektoren/Spaltenelementen) und den singulären Werten ####

G <- diag(diag(Dc)^(-0.5)) %*% svd$v %*% diag(svd$d)
G

## Berechnung der Standardkoordinaten (PHI) zu den Zeilenprofilen ####

PHI <- diag(diag(Dr)^(-0.5)) %*% svd$u
PHI

## Berechnung der Standardkoordinaten (GAMMA) zu den Spaltenprofilen ####

GAMMA <- diag(diag(Dc)^(-0.5)) %*% svd$v
GAMMA

## Das R-Package FactoMineR installieren und laden ####

install.packages("FactoMineR")
library(FactoMineR)

## Zeilen- und Spaltennamen für die Kontingenztabelle einfügen ####

colnames(Konting) <- c("stationaere Pflege", "betreutes Wohnen", "Tagespflege")
rownames(Konting) <- c("E1", "E2", "E3", "E4")

## Abbildung 6: Symmetrischer Plot der Korrespondenzanalyse mit dem FactoMineR-package
## (Darstellung der Zeilen und der Spalten in Hauptkoordinaten) ####

CA <- CA(Konting)
plot.CA(CA, title = "Korrespondenzanalyse")
```

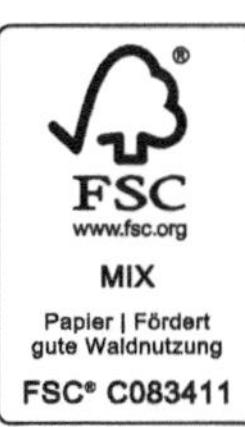

Zeitfracht Medien GmbH
Ferdinand-Jühlke-Straße 7
99095 Erfurt, Deutschland
produktsicherheit@kolibri360.de